Prof. Dr. Helmut Heseker
Dipl. oec. troph. Beate Heseker

# Die Nährwerttabelle

Umschau

# Inhalt

**Einleitung** . . . . . 4
- Unsere Lebensmittel heute . . . . . 4
- Über diese Nährwerttabelle . . . . . 4
- Erläuterungen zum Gebrauch der Tabelle . . . . . 5

**Unsere Nährstoffe** . . . . . 6
- Hauptnährstoffe . . . . . 6
  - Kohlenhydrate . . . . . 7
  - Fette und Cholesterin . . . . . 7
  - Proteine (Eiweiß) . . . . . 8
  - Ballaststoffe . . . . . 8
  - Alkohol . . . . . 9
- Wasser . . . . . 9
- Mineralstoffe und Spurenelemente . . . . . 9
  - Natrium und Kochsalz . . . . . 9
  - Calcium . . . . . 9
  - Eisen und Zink . . . . . 10
  - Jod . . . . . 10
- Vitamine . . . . . 10
  - Vitamin A (Retinol und ß-Carotin) . . . . . 10
  - Vitamin D (Calciferol) . . . . . 10
  - Vitamin E (Tocopherol) . . . . . 10
  - Vitamin $B_1$ (Thiamin) . . . . . 11
  - Vitamin $B_2$ (Riboflavin) . . . . . 11
  - Vitamin $B_6$ (Pyridoxin) . . . . . 11
  - Vitamin $B_{12}$ (Cobalamin) . . . . . 11
  - Folat . . . . . 11
  - Vitamin C . . . . . 11
- Sekundäre Pflanzenstoffe . . . . . 11

**Ernährung und Gesundheit** . . . . . 12
- Energiedichte Lebensmittel . . . . . 12
- Adipositas: Ursache und Folgen . . . . . 12
- Richtlinien einer gesunden Ernährung . . . . . 13
  - Die 10 Regeln der DGE . . . . . 14
  - Lebensmittelbasierte Empfehlungen . . . . . 15
  - Der DGE-Ernährungskreis . . . . . 15
  - Dreidimensionale DGE-Lebensmittelpyramide . . . . . 16
  - D-A-CH-Referenzwerte
  - für die tägliche Energie- und Nährstoffzufuhr . . . . . 18
  - für die tägliche Mineralstoff- und Spurenelementzufuhr . . . . . 19
  - für die tägliche Vitaminzufuhr . . . . . 20

## Tabellen 21

**Getreide und Getreideerzeugnisse** . . . . . 22
- Getreide und Mehle . . . . . 22
- Brot und Brötchen . . . . . 24
- Dauerbackwaren . . . . . 28
- Kuchen, Gebäck . . . . . 30
- Frühstückszerealien und -flocken . . . . . 36
- Teigwaren und Nudeln . . . . . 38

**Gemüse, Hülsenfrüchte, Pilze und Kräuter** . . . . . 38
- Gemüse und Gemüseprodukte . . . . . 38
- Kartoffeln und Kartoffelprodukte . . . . . 48
- Hülsenfrüchte . . . . . 50
- Sprossen . . . . . 52
- Pilze . . . . . 52
- Kräuter . . . . . 54

**Obst, Nüsse und Samen** . . . . . . **54**
- Obst und Obstprodukte . . . . . . 54
- Nüsse und Samen . . . . . . 62

**Milch, Milchprodukte, Käse** . . . . . . **66**
- Milch . . . . . . 66
- Milchmischgetränke . . . . . . 66
- Milchprodukte . . . . . . 66
- Frischkäse und Speisequark . . . . . . 70
- Käse . . . . . . 72

**Fleisch, Fleischprodukte, Eier** . . . . . . **78**
- Fleisch (inkl. Geflügelfleisch) . . . . . . 78
- Fleischgerichte . . . . . . 82
- Fleisch- und Wurstwaren . . . . . . 86
- Eier . . . . . . 90

**Fisch, Meeresfrüchte und ihre Erzeugnisse** . . . . . . **90**
- Fisch . . . . . . 90
- Krusten- und Weichtiere . . . . . . 94
- Fischwaren und Fischgerichte . . . . . . 94

**Fette und Öle** . . . . . . **96**
- Pflanzliche Öle und Fette . . . . . . 96
- Streich- und sonstige Fett . . . . . . 98
- Tierische Fette . . . . . . 100

**Getränke** . . . . . . **100**
- Wasser und Erfrischungsgetränke . . . . . . 100
- Kaffee und Tee . . . . . . 102
- Bier . . . . . . 104
- Wein und Sekt . . . . . . 104
- Liköre und Spirituosen . . . . . . 106

**Süßwaren, Fertiggerichte, Saucen und Würzmittel** . . . . . . **108**
- Speiseeis . . . . . . 108
- Nachspeisen . . . . . . 110
- Süßwaren . . . . . . 110
- Zucker . . . . . . 114
- Brotaufstriche . . . . . . 114
- Saucen und Würzmittel . . . . . . 116
- Zutaten . . . . . . 118
- Fertigsalate . . . . . . 120
- Suppen und Eintöpfe . . . . . . 122
- Nudelgerichte . . . . . . 124
- Weitere Gerichte . . . . . . 126

- Laktoseunverträglichkeit und Laktosegehalt von Lebensmitteln . . . . . . 130
- Fruktoseunverträglichkeit und Fruktosegehalt von Lebensmitteln . . . . . . 131
- Puringehalt von Lebensmitteln . . . . . . 134
- Jodgehalt von Lebensmitteln . . . . . . 135
- Trans-Fettsäuren und trans-Fettsäuren-Gehalt von Lebensmitteln . . . . . . 136

Literaturhinweise . . . . . . 138

Register . . . . . . 138

# Einleitung

Leben ist mit einem ständigen Verbrauch von Nahrungsenergie verbunden, sodass wir auf die regelmäßige Aufnahme von Nahrung angewiesen sind. Unsere Nahrung liefert aber nicht nur Energie, die wir in Kilokalorien (kcal) oder Kilojoule (kJ) messen, sondern auch zahlreiche Nährstoffe. Diese benötigen wir in unterschiedlichen Mengen für den Aufbau und Erhalt unseres Körpers sowie für viele lebenswichtige Körperfunktionen.

## Unsere Lebensmittel heute

Heutzutage steht uns ein vielfältiges, fast unüberschaubar großes Angebot an Lebensmitteln und Gerichten zur Verfügung, aus dem wir wählen können. Dabei sind die Menge und die Zusammensetzung der mit den Mahlzeiten (und zwischendurch) aufgenommenen Lebensmittel entscheidend für unser Wohlbefinden, unsere körperliche und geistige Leistungsfähigkeit sowie für unsere kurz- und langfristige Gesundheit. Leider sind auf vielen Lebensmitteln keine oder nur unvollständige Nährstoffangaben vorhanden.

In vielen Fällen ist der Energie- und Nährstoffgehalt eines Lebensmittels weder äußerlich noch durch unsere Sinnesorgane erkennbar. Daher ist eine aktuelle Nährwerttabelle, die alle häufig verzehrten Lebensmittel und Gerichte enthält, für die Auswahl und die Beurteilung von Lebensmitteln von großem Wert.

Das Lebensmittelangebot und unsere Verzehrsgewohnheiten unterliegen einem ständigen Wandel. Es werden heute, im Vergleich zu früher, vielfach neue Lebensmittel oder altbekannte Lebensmittel mit geänderten Zusammensetzungen angeboten. So sind Fleisch und daraus hergestellte Fleisch- und Wurstwaren heute oft deutlich fettärmer, eiweißreicher und damit energieärmer als früher; der Salzgehalt mancher Produkte wurde vermindert. Zudem hat der Verzehr von neuen Lebensmitteln, Fast-Food-Gerichten, Fertigprodukten und anderen verzehrsfertigen Produkten (z. B. in Bäckereien und Metzgereien) stark zugenommen. Mit diesen Entwicklungen verändert sich auch das Spektrum an Lebensmitteln, über die Informationen zu Nährwertgehalten benötigt werden. Daher ist eine regelmäßige Überarbeitung und Weiterentwicklung einer Nährwerttabelle erforderlich.

## Über diese Nährwerttabelle

In diesem Tabellenwerk finden Sie eine Auswahl von über 1300 Lebensmitteln mit ihren wichtigsten Inhaltsstoffen. Entscheidungsgrundlage für die Aufnahme eines Lebensmittels in diese Nährwerttabelle waren einerseits verschiedene Verzehrsstudien und andererseits das aktuelle Lebensmittelangebot. Somit konnten die Lebensmittel und Gerichte, die in Deutschland am häufigsten verzehrt werden, in die vorliegende Tabelle aufgenommen werden.

Neben den Grundnahrungsmitteln werden auch zahlreiche verarbeitete Lebensmittel und verzehrsfertige Gerichte in dieser Tabelle berücksichtigt. Säuglingsmilchpräparate, Beikost und andere diätetische Lebensmittel wurden dagegen nicht aufgenommen. Bei diesen Lebensmitteln liefern die rechtlich vorgeschriebenen Herstellerangaben in der Regel zuverlässigere Informationen über die Zusammensetzung als eine auf Durchschnittswerten basierende Nährwerttabelle.

Die Nährwertangaben in diesem Werk stützen sich auf die aktuellen Daten bekannter Standardwerke und einschlägiger Lebensmitteldatenbanken (inkl. der aktuellen Version des Bundeslebensmittelschlüssels). Lagen in Deutschland keine verwertbaren Angaben vor, wurde auf internationale Standardwerke und Datenbanken zurückgegriffen. Nährwertangaben, z. B. für Gerichte und Wurstwaren, wurden mithilfe von Standardrezepten berechnet.

Die große natürlich vorkommende Streubreite in der Zusammensetzung unserer Lebensmittel und Gerichte sowie unterschiedliche Lagerungs- und Zubereitungsverluste, Reifezustände und Erntezeitpunkte führen dazu, dass die Nährwertangaben vielfach nur Schätzungen der tatsächlichen Gehalte sein können. Daher haben wir in der vorliegenden Tabelle bei vielen Inhaltsstoffen darauf verzichtet, Kommastellen anzugeben. Außerdem haben wir viele Nährstoffangaben auf- oder abgerundet, um nicht eine Genauigkeit vorzutäuschen, die in Wirklichkeit nicht vorhanden ist, und um das Berechnen der Gesamtaufnahme eines Nährstoffs zu vereinfachen. Es versteht sich von selbst, dass ein „übergenaues" Rechnen bei Nährwertberechnungen grundsätzlich vermieden werden sollte. Geringe Abweichungen der Nährwertangaben, z. B. auf der Verpackung eines Lebensmittels, von den Angaben in einer Nährwerttabelle sind eher die Regel als die Ausnahme.

Trotz methodisch bedingter Ungenauigkeiten von Nährstoffangaben ist diese Nährwerttabelle ein unentbehrlicher Helfer für alle, deren Aufgabe und Ziel eine bedarfsgerechte Ernährung ist oder die einfach mehr über die Zusammensetzung unserer Lebensmittel wissen möchten. Suchen Sie beispielsweise Lebensmittel mit relativ geringem Energiegehalt, dann können Sie ganz einfach innerhalb einer Lebensmittelgruppe die Energiedichten vergleichen und eine energieärmere Alternative auswählen. Genauso einfach können Sie z. B. auch besonders vitamin- oder ballaststoffreiche Lebensmittel ermitteln.

## Erläuterungen zum Gebrauch der Tabelle

Die Angaben für einzelne Nährstoffe, kcal und kJ beziehen sich auf den essbaren Anteil im verzehrsfertigen Lebensmittel. Bei gekochten Lebensmitteln wurde in dieser Auflage ein üblicher Salzgehalt berücksichtigt. Viele Lebensmittel enthalten auch nicht essbare Anteile, wie z. B. Kerne, Schalen oder Knochen. Es ist natürlich nur der Nährstoffgehalt im essbaren Anteil von Interesse und in der Tabelle berücksichtigt. Schließlich essen wir nur das Fruchtfleisch einer Kiwi und das Fleisch eines Koteletts. Die Nährwertangaben beziehen sich daher auf 100 g Kiwifruchtfleisch und 100 g Kotelettfleisch.

Ein aus den Hauptnährstoffmengen eines Lebensmittels errechneter Energiewert muss nicht genau mit dem angegebenen Energiewert übereinstimmen, da Lebensmittel häufig weitere energieliefernde Inhaltsstoffe (z. B. organische Säuren) enthalten, die in der Nährwerttabelle nicht aufgeführt sind.

Neben den Energiewerten sind auf den linken Tabellenseiten die durchschnittlichen Protein-, Fett-, Cholesterin-, Kohlenhydrat-, Ballaststoff-, Kochsalz- und Wassergehalte aufgeführt. Diese enthalten für Fette auch Angaben über den Gehalt an gesättigten sowie einfach und mehrfach ungesättigten Fettsäuren. Für Kohlenhydrate finden sich Angaben über Mono- und Disaccharide (Summe) sowie Polysaccharide (überwiegend Stärke). Außerdem werden Angaben zu üblichen Portionsgrößen gemacht.

Folgendes Rechenbeispiel verdeutlicht die Berechnung der Nährstoffgehalte (hier: Cholesterin) für die Portionsgröße am Beispiel eines Eis: 100 g Ei enthalten 400 mg Cholesterin, der verzehrbare Anteil eines Eis sind lediglich 60 g.

Cholesterin pro Ei =

$$\frac{\text{Portionsgröße des Eis} \times \text{Cholesteringehalt in 100 g}}{\text{100 g}} =$$

$$\frac{60\text{ g} \times 400\text{ mg}}{100\text{ g}} = 240\text{ mg}$$

Die rechten Tabellenseiten informieren über Mineralstoffgehalte (Natrium, Kalium, Calcium, Magnesium, Phosphat), über einige Spurenelementgehalte (Eisen, Zink) und über viele Vitamingehalte (fettlösliche Vitamine: Vitamin A in der Form des Retinols und ß-Carotins sowie Vitamin E; wasserlösliche Vitamine: $B_1$, $B_2$, $B_6$, $B_{12}$, Folat und C). Für Vitamin A sind die Retinol- sowie ß-Carotin-Gehalte der Lebensmittel getrennt angegeben (6 µg ß-Carotin entspricht 1 µg Retinoläquivalent). Die Summe aus Retinolgehalt und dem in Retinoläquivalente umgerechneten ß-Carotin-Gehalt ergibt die Gesamtvitamin-A-Aufnahme.

Für Vitamin E ist die Gesamtaktivität an Vitamin E angegeben (Tocopherol-Äquivalente). Für Vitamin $B_6$ ist die Summe von Pyridoxin, Pyridoxal und Pyridoxamin angegeben.

| **Abkürzungen** | |
|---|---|
| $B_1$ | Vitamin $B_1$ (Thiamin) |
| $B_2$ | Vitamin $B_2$ (Riboflavin) |
| $B_6$ | Vitamin $B_6$ (Pyridoxin) |
| $B_{12}$ | Vitamin $B_{12}$ (Cobalamin) |
| Ball. | Ballaststoffe |
| C | Vitamin C (Ascorbinsäure) |
| Ca | Calcium |
| Caro. | ß-Carotin |
| Chol. | Cholesterin |
| E | Vitamin E (Tocopherol) |
| EUFS | einfach ungesättigte Fettsäuren |
| Fe | Eisen |
| F.i.Tr. | Fettgehalt in der Trockenmasse |
| Fol. | Folat |
| ges. | Gesamtgehalt (kann aufgrund von Rundungen kleiner als die Summe der in der Tabelle aufgeführten Einzelwerte sein) |
| GFS | gesättigte Fettsäuren |
| K | Kalium |
| KH | Kohlenhydrate |
| Mg | Magnesium |
| Monos./Dis. | Summe aus Mono- und Disacchariden |
| MUFS | mehrfach ungesättigte Fettsäuren |
| Na | Natrium |
| NaCl | Kochsalz |
| P | Phosphor |
| Polys. | Polysaccharide (Mehrfachzucker, überwiegend Stärke) |
| Ret. | Retinol |
| Zn | Zink |
| zub. | zubereitet |
| EL | Esslöffel (bei festen Lebensmitteln: leicht gehäuft) |
| TL | Teelöffel (bei festen Lebensmitteln: leicht gehäuft) |
| Spr | Spritzer |
| • | nicht bekannt |
| + | Spuren |
| Vol.-% | Volumenprozent |

# Unsere Nährstoffe

Lebensmittel bestehen zum einen aus den energiehaltigen Nährstoffen, zu denen neben den Kohlenhydraten, Fetten und Eiweißen (= Proteine) mit Einschränkung der Alkohol zählt. Zum anderen enthalten sie wichtige, energiefreie Nährstoffe. Hierzu zählen Wasser, Mineralstoffe, Spurenelemente und Vitamine. Ein weiterer wichtiger Bestandteil vieler Lebensmittel sind die Ballaststoffe. Schließlich enthalten unsere Lebensmittel noch eine mehr oder minder große Anzahl an Geschmacks- und Aromastoffen, die den Appetit anregen und Essen erst zum Genuss werden lassen. Pflanzliche Lebensmittel liefern außerdem zahlreiche sekundäre Pflanzenstoffe, wie z. B. Carotinoide, Flavonoide oder Phenolsäuren, für die inzwischen verschiedene gesundheitsförderliche Wirkungen nachgewiesen wurden.

Allerdings enthält kein einziges Lebensmittel alle Nährstoffe in ausreichenden Mengen. Erst die richtige Auswahl bzw. abwechslungsreiche Zusammenstellung führt zu einer vollwertigen, bedarfsdeckenden Ernährung.

## Hauptnährstoffe

Unser Körper verbraucht ständig Energie, die wir mit den Hauptnährstoffen der Nahrung

aufnehmen. Nach der EG-Richtlinie über die Nährwertkennzeichnung liefern:
1 g Kohlenhydrate 4 kcal (17 kJ)
1 g Fette 9 kcal (37 kJ)
1 g Eiweiß 4 kcal (17 kJ)
1 g Alkohol 7 kcal (29 kJ)

Die Maßeinheiten Kilokalorie (kcal) und Kilojoule (kJ) lassen sich folgendermaßen umrechnen:
1 kcal = 4,18 kJ; 1 kJ = 0,24 kcal

Referenzwerte für die tägliche Energie- und Nährstoffzufuhr werden von der Deutschen Gesellschaft für Ernährung e.V. (DGE) herausgegeben. Diese sind für die verschiedenen Altersgruppen den Tabellen auf S. 18–20 zu entnehmen. Übersteigt die tägliche Energieaufnahme über längere Zeit den Energieverbrauch, dann führt dies meistens zu einer unerwünschten Gewichtszunahme, zu Übergewicht und möglicherweise auch zu Adipositas (= Fettsucht).

**Kohlenhydrate**

Kohlenhydrate stellen mengenmäßig die wichtigste Energiequelle dar. Es wird empfohlen, bei der Energieaufnahme auf einen Anteil von mehr als 50 % Kohlenhydrate zu achten, wobei diese zum größten Teil aus Polysacchariden (= Stärke) bestehen sollten. Stärkereiche Lebensmittel sind Getreide, Kartoffeln und einige Gemüse sowie daraus hergestellte Produkte. Viele dieser Lebensmittel haben einen hohen Sättigungswert und enthalten auch lebenswichtige Vitamine und Ballaststoffe. Besonders Lebensmittel, in denen sich die Stärke im botanischen Verbund mit Ballaststoffen befindet (z.B. Vollkornprodukte) führen zu einem aus ernährungsphysiologischer Sicht erwünschten, eher langsameren Anstieg des Blutglukosespiegels.

Mono- und Disaccharide (z.B. Trauben- und Fruchtzucker sowie Haushaltszucker) sollten nach der Empfehlung der Weltgesundheitsbehörde (WHO) nicht mehr als 10 % der Gesamtenergieaufnahme ausmachen, da häufiger und hoher Verzehr die Kariesentstehung fördern, sie als reine Energieträger die Energiedichte von Lebensmitteln erhöhen und sie keine Vitamine oder Mineralstoffe enthalten.

Viele Menschen vertragen keine größeren Mengen Fruktose (= Fruchtzucker) oder Laktose (= Milchzucker). Für sie ist es sehr wichtig, diese Zucker weitgehend zu meiden oder sogar ganz darauf zu verzichten. Aus diesem Grund wurden Zusatztabellen mit den Fruktose- und Laktosegehalten ausgewählter Lebensmittel erstellt (S. 130–133).

**Fette und Cholesterin**

Auch wenn Fette und Öle einen hohen Sättigungswert haben, Träger wichtiger fettlöslicher Vitamine sind und die Schmackhaftigkeit von Speisen erhöhen, sollte unsere tägliche Kost nicht mehr als 30 % der Energie in Form von Fett enthalten. Dies entspricht bei einer angenommenen Gesamtenergieaufnahme von 2400 kcal einer täglichen Fettaufnahme von höchstens 80–90 g. Eine fettreiche Ernährung fördert die Entstehung von Übergewicht und kann zu einer Erhöhung der Blutfette führen (Plasma-Cholesterin und Plasma-Triglyceride).

Die gesundheitliche Bedeutung eines Fettes wird durch den Gehalt an gesättigten, einfach und mehrfach ungesättigten Fettsäuren bestimmt. Die verzehrten Fette sollten in etwa zu je einem Drittel aus gesättigten, einfach oder mehrfach ungesättigten Fettsäuren bestehen.

Insgesamt sollten gesättigte Fettsäuren nicht mehr als 10 % der Gesamtenergiezufuhr ausmachen. Die Hauptquellen gesättigter Fettsäuren sind fetthaltige Milchprodukte (z.B. Butter, Sahne und fette Käsesorten), fette Fleischwaren und andere tierische Fette (z.B. Schweineschmalz), einige pflanzliche Fette (z.B. Platten- bzw. Frittierfette) sowie fettreiche Snacks (z.B. Pommes frites, Kuchen, viele fettreiche Feinbackwaren und viele Süßigkeiten)

Viele pflanzliche Öle und Fette, Nüsse sowie fette Meereskaltwasserfische (z.B. Hering, Lachs) enthalten einen hohen Anteil ungesättigter Fettsäuren, die – wie die Vitamine – für den Körper lebensnotwendig sind und sich günstig auf den Cholesterinspiegel auswirken. Raps-, Walnuss-, Weizenkeim-, Soja- oder Olivenöl haben ein besonders günstiges Fettsäuremuster. Tierische Fette enthalten dagegen mehr gesättigte Fettsäuren.

In gehärteten Fetten (z. B. in Blätterteig, frittierten Speisen, Snackartikeln) sind häufig trans-Fettsäuren enthalten. Diese entstehen durch natürliche (z. B. in Milchfett) sowie durch lebensmitteltechnologische Prozesse. Eine an trans-Fettsäuren reiche Ernährung führt zu erhöhten Blutfettspiegeln und steigert das Risiko für Herz-Kreislauf-Krankheiten. Der Verzehr an trans-Fettsäuren sollte daher so niedrig wie möglich sein.

Bei Fertiglebensmitteln, die gehärtete Fette enthalten, findet sich ein entsprechender Hinweis („pflanzliches Fett gehärtet oder teilweise gehärtet") auf der Verpackung. Im Fett von Wiederkäuern (z. B. Lamm, Rind) sowie in Milchfett finden sich ebenfalls trans-Fettsäuren. Ein Überblick über den trans-Fettsäuren-Gehalt ausgewählter Lebensmittel findet sich in der Zusatztabelle auf S. 136.

Cholesterin ist nur in Lebensmitteln tierischen Ursprungs enthalten. Der Körper braucht zwar Cholesterin zum Aufbau von Hormonen und Gallensäuren, kann es aber in ausreichenden Mengen selbst bilden, sodass wir auf eine Aufnahme mit der Nahrung nicht angewiesen sind. Bei entsprechender erblicher Veranlagung kann eine übermäßige Zufuhr von Cholesterin mit der Nahrung zu ungünstigen Veränderungen der Blutfettwerte führen.

### Proteine (Eiweiß)

Zu den Hauptaufgaben der Nahrungsproteine zählen der Aufbau und die ständige Erneuerung körpereigener Proteinverbindungen (z. B. Muskeln, Organe, Haut, Haare, Blutzellen, Transportproteine, Hormone, Antikörper). Proteine sind sehr komplex aufgebaut und bestehen aus 20 verschiedenen Aminosäuren. Die Nahrungsproteine werden im Rahmen der Verdauung zunächst in die einzelnen Aminosäuren zerlegt und resorbiert. Hieraus werden dann nach einem genetisch festgelegten Bauplan neue körpereigene Proteine aufgebaut.

Bei der Zufuhr kommt es nicht nur auf die Menge, sondern auch auf die Verdaulichkeit und die physiologische Qualität des Proteins an. Der Körper kann einige der Aminosäuren, die unentbehrlichen (früher: essenziellen) Aminosäuren, nicht selbst bilden. Andere Aminosäuren, die sogenannten entbehrlichen (früher: nicht-essenziellen) Aminosäuren, kann der Körper zwar ineinander überführen, aber auch diese Aminosäuren werden natürlich in ausreichenden Mengen benötigt.

Für die Proteinqualität ist daher das Aminosäurenmuster bzw. der Gehalt an unentbehrlichen Aminosäuren von großer Bedeutung. Fleisch-, Ei- und Milchproteine sind besonders reich an unentbehrlichen Aminosäuren und haben demzufolge eine hohe biologische Wertigkeit. Aber auch pflanzliche Lebensmittel wie z. B. Getreide, Hülsenfrüchte und Kartoffeln enthalten nennenswerte Proteinmengen und tragen ganz erheblich zur Proteinversorgung bei.

Über den Bedarf hinaus aufgenommenes Protein wird zur Energiegewinnung herangezogen (4 kcal/g). Die empfohlene Proteinzufuhr für einen Erwachsenen liegt bei 0,8 g Protein/kg Körpergewicht.

### Ballaststoffe

Hierzu zählen die für den Menschen weitgehend unverdaulichen Bestandteile pflanzlicher Nahrungsmittel (Zellulose, Hemizellulose, Pektin u. a.). Ballaststoffe erfordern mehr Kautätigkeit, sorgen für eine stärkere Magen- und Darmfüllung, sättigen länger und enthalten keine bzw. nur wenige Kalorien.

Eine regelmäßige und hohe Aufnahme, als Orientierungswert gilt mindestens 30 g/Tag, beugt u. a. verschiedenen Verdauungsstörungen

(z. B. Darmträgheit) vor. Aus Vollkorngetreide hergestellte Produkte, Kartoffeln, Gemüse, Hülsenfrüchte, Obst und Nüsse zeichnen sich durch einen hohen Ballaststoffgehalt aus.

### Alkohol

Alkohol liefert 7 kcal/g. Alkoholische Getränke (besonders Spirituosen) haben daher einen beträchtlichen Energiegehalt, tragen aber nicht oder nur in geringem Umfang zur Versorgung mit unentbehrlichen Nährstoffen bei. Chronisch hoher Alkoholkonsum kann zu ernsten Gesundheitsbeeinträchtigungen (z. B. Leberzirrhose, Nervenschädigungen) führen.

## Wasser

Wasser ist der mengenmäßig wichtigste Bestandteil des menschlichen Organismus. Der Körper scheidet ständig Wasser über Nieren, Haut und Lunge aus. Daher ist eine regelmäßige Wasserzufuhr unverzichtbar. Wassermangel führt sehr schnell zu schwerwiegenden gesundheitlichen Schäden. Je weniger gegessen wird, desto mehr sollte getrunken werden, da bei geringen Verzehrsmengen die in Lebensmitteln enthaltene Flüssigkeit fehlt.

Insbesondere ältere Menschen müssen, da sie häufig ein vermindertes Durstempfinden haben, auf eine regelmäßige und ausreichende Flüssigkeitsaufnahme achten. Erwachsenen wird empfohlen, täglich ca. 1,5 l Getränke zuzuführen. Um einer überhöhten Energieaufnahme vorzubeugen, sollten als Durstlöscher zuckerarme und alkoholfreie Getränke (Wasser ohne oder mit Kohlensäure) bevorzugt werden. Dies ist besonders wichtig, da die mit Getränken zugeführten Kalorien kaum zur Sättigung beitragen.

## Mineralstoffe und Spurenelemente

Mineralstoffe und Spurenelemente sind für den reibungslosen Ablauf zahlreicher Stoffwechselprozesse unentbehrlich. Sie sind Bestandteile des Skeletts und wichtiger biologischer Verbindungen (z. B. Eisen in roten Blutkörperchen) sowie von Körperflüssigkeiten. Diese unentbehrlichen Nährstoffe müssen täglich mit der Nahrung aufgenommen werden. Eine unzureichende Zufuhr führt zu charakteristischen Mangelerscheinungen. In der Nährwerttabelle sind Daten für Natrium, Kalium, Phosphor, Calcium und Magnesium berücksichtigt. Zusätzlich finden Sie auf der linken Seite der Tabelle die Angabe des Kochsalzgehaltes.

Bei einer abwechslungsreichen Kost, besonders dann, wenn sie auch regelmäßig den Verzehr von Lebensmitteln tierischen Ursprungs umfasst, ist für die meisten Spurenelemente von einer ausreichenden Versorgung auszugehen.

### Natrium und Kochsalz

Natrium wird in Verbindung mit Chlorid als Kochsalz (NaCl) bezeichnet. 1 g Natrium entspricht etwa 2,5 g Kochsalz bzw. 1 g Kochsalz entspricht etwa 0,4 g Natrium.

Die Kochsalzaufnahme ist bei uns in allen Altersgruppen, vom Kleinkind- bis ins Seniorenalter, zu hoch. Insbesondere verarbeitete Lebensmittel wie Wurst, Käse, Fertigprodukte, Brot und Salzgebäck enthalten relativ viel Kochsalz. Je nach genetischer Veranlagung kann eine überhöhte Kochsalzzufuhr zu Bluthochdruck führen.

### Calcium

Calcium ist der mengenmäßig bedeutsamste Mineralstoff im Körper mit zahlreichen Aufgaben. Zusammen mit Vitamin D ist Calcium für die Stabilität der Knochen verantwortlich, hat eine wichtige Aufgabe bei der Blutgerinnung und ist an der Weiterleitung von Reizen im Nervensystem beteiligt. Milch, Milchprodukte und Käse sind besonders gute Calciumquellen, aber auch Grünkohl, Brokkoli und andere Gemüse können ganz erheblich zur Versorgung beitragen.

### Eisen und Zink

In der Tabelle finden sich außerdem die Gehalte an Eisen und Zink. Eisenmangelzustände sind bei Risikogruppen (z. B. Frauen im gebärfähigen

Alter) relativ häufig. Zink ist Bestandteil zahlreicher Enzyme und von Hormonen. Besonders gute Zinklieferanten sind Fleisch, Meeresfrüchte und Vollkornerzeugnisse. Wie bei vielen anderen Spurenelementen auch werden Zink und Eisen aus tierischen Lebensmitteln besser als aus pflanzlichen Lebensmitteln aufgenommen.

### Jod

Mit Ausnahme von Seefisch und Milch bzw. Milchprodukten sind unsere Lebensmittel von Natur aus jodarm. Daher ist die Jodzufuhr deutlich niedriger als empfohlen. Der Körper benötigt Jod für die Produktion der Schilddrüsenhormone. Jodunterversorgung hat eine Vergrößerung der Schilddrüse (= Kropfbildung) zur Folge. Zur Verbesserung der Jodversorgung sollte auch im Haushalt bevorzugt jodangereichertes Kochsalz (= Jodsalz) mit 15–25 mg Jod/kg Salz verwendet werden. Auf S. 135 finden sich die Jodgehalte ausgewählter Lebensmittel.

## Vitamine

Vitamine sind für unseren Körper lebensnotwendige Nahrungsbestandteile. Da der Körper sie nicht oder nicht in ausreichenden Mengen bilden kann, müssen sie täglich mit der Nahrung aufgenommen werden. Die einzelnen Vitamine haben im Stoffwechsel sehr unterschiedliche Aufgaben zu erfüllen, sind chemisch nicht miteinander verwandt und können sich folglich auch nicht gegenseitig vertreten. Der Bedarf an den verschiedenen Vitaminen ist ebenfalls sehr unterschiedlich (siehe S. 20: Referenzwerte für die Vitaminzufuhr). Viele Vitamine werden durch Hitze, Licht und Sauerstoff leicht zerstört oder gehen mit dem Kochwasser verloren. Durch eine sachgerechte Lagerung und schonende Zubereitung können die Verluste erheblich vermindert werden.

Bei länger anhaltender Unterversorgung entstehen die für die einzelnen Vitamine typischen Mangelerkrankungen. Diese sind bei uns heute allerdings sehr selten. Dagegen können bei den häufiger auftretenden, leichten Formen eines Vitaminmangels ebenfalls Gesundheitsstörungen beobachtet werden (z. B. mangelnde Konzentrationsfähigkeit, erhöhte Müdigkeit und Infektanfälligkeit).

### Vitamin A (Retinol und ß-Carotin)

Vitamin A hat u. a. eine wichtige Bedeutung für den Sehprozess und das Immunsystem. Das fettlösliche Vitamin kommt in Lebensmitteln tierischen Ursprungs in Form von Retinol und in solchen pflanzlichen Ursprungs in Form von ß-Carotin (= Provitamin A) vor. ß-Carotin wird im Körper teilweise in Retinol umgewandelt, wobei aus 6 µg ß-Carotin etwa 1 µg Retinol gebildet wird. Die besten Quellen für Vitamin A sind Leber sowie farbintensive Gemüse (z. B. Möhren (Karotten), Feldsalat, Grünkohl).

### Vitamin D (Calciferol)

Vitamin D regelt u. a. den Calcium- und Phosphatstoffwechsel, fördert die Knochenbildung und -härte und hat zahlreiche weitere positive Wirkungen, z. B. auf die Muskulatur. Neben der Eigenproduktion der Haut nach Sonnenbestrahlung tragen nur wenige Lebensmittel zur Vitamin-D-Versorgung bei (z. B. fette Meereskaltwasserfische, Eigelb, Butter und Margarine).

### Vitamin E (Tocopherole)

Das fettlösliche Vitamin E bildet ein Schutzsystem für die Zellen, indem es wichtige Zellbestandteile vor Oxidation und Zellschädigungen schützt. Mangelerscheinungen werden beim Menschen nur sehr selten beobachtet. Gute Vitamin-E-Quellen sind einige Pflanzenöle (z. B. Raps-, Sonnenblumen- und Sojaöl), Weizenkeime, Mandeln und Haselnüsse.

### Vitamin $B_1$ (Thiamin)

Vitamin $B_1$ hat wichtige Funktionen im Energie- und Kohlenhydratstoffwechsel sowie im Nervensystem. Da dieses Vitamin im Körper kaum gespeichert werden kann, ist eine tägliche Aufnahme mit der Nahrung besonders wichtig. Bei Personen mit chronisch hohem Alkoholkonsum wird häufig eine sehr schlechte Vitamin-$B_1$-Versorgung festgestellt. Gute Vitamin-$B_1$-Quellen sind Muskelfleisch, Leber, Vollkornprodukte (z. B. Haferflocken) und Hülsenfrüchte.

**Vitamin $B_2$ (Riboflavin)**

Vitamin $B_2$ hat wichtige Funktionen im Energie- und Proteinstoffwechsel. Besonders reich an Vitamin $B_2$ sind Milch und Milchprodukte, Fleisch, Fisch, Eier und bestimmte Gemüsearten sowie Vollkornprodukte.

**Vitamin $B_6$ (Pyridoxin)**

Vitamin $B_6$ ist im Stoffwechsel an zahlreichen Auf-, Ab- und Umbauprozessen beteiligt. Es wird zur Bildung des Hämoglobins sowie im Nerven- und Immunsystem benötigt. Da Vitamin $B_6$ in fast allen Lebensmitteln vorkommt, werden schwere Mangelzustände weltweit nur selten beobachtet. Besonders gute Vitamin-$B_6$-Quellen sind Fleisch, Fisch, einige Gemüsearten, Kartoffeln und Bananen.

**Vitamin $B_{12}$ (Cobalamin)**

Vitamin $B_{12}$ hat wichtige Funktionen bei der Blutbildung und im Nervensystem. Vitamin $B_{12}$ ist ein sehr großes komplexes Vitamin, dass vom Körper nur mithilfe eines in der Magenschleimhaut gebildeten „Intrinsic Factor" (= innerer Faktor) aufgenommen werden kann. Daher führt eine operative Entfernung des Magens oder eine zu geringe Bildung dieses Faktors, die im Alter relativ häufig ist (z. B. bei chronischer Gastritis), zu einem Vitamin-$B_{12}$-Mangel. Vitamin $B_{12}$ kommt nur in Lebensmitteln tierischen Ursprungs vor (z. B. Fleisch, Leber, Fisch, Eier). Daher haben streng vegetarisch lebende Menschen und Veganer ein erhöhtes Risiko für einen Vitamin-$B_{12}$-Mangel.

**Folat (Folsäure)**

Das Vitamin Folat ist an der Zellteilung und Zellneubildung sowie der Blutbildung und am Proteinstoffwechsel beteiligt. Da Folat eine zentrale Stellung bei der Zellteilung hat, kann eine unzureichende Versorgung während der Schwangerschaft zu erheblichen Komplikationen führen (z. B. Fehlbildungen beim Säugling). Daher sollten Schwangere ganz besonders auf eine ausreichende Folatversorgung achten. Damit sich das ungeborene Kind optimal entwickeln kann, wird Frauen, die schwanger werden wollen oder können, grundsätzlich empfohlen, täglich ein Vitaminpräparat mit zusätzlich 400 µg Folsäure einzunehmen. Besonders gute Folatquellen sind grünes Gemüse und Salat, Kohl, Tomaten, Weizenkeime, einige Obstarten, Vollkornprodukte, Milch, Fleisch und Eier.

**Vitamin C (Ascorbinsäure)**

Vitamin C greift in viele Stoffwechselprozesse ein. Es ist am Aufbau des Bindegewebes und der Knochen beteiligt, schützt aufgrund seiner antioxidativen Wirkung vor Zellschädigungen, verbessert die Verwertung von Eisen aus der Nahrung und verhindert die Bildung von krebsauslösenden Nitrosaminen. Vitamin C kommt nur in pflanzlichen Lebensmitteln vor. Besonders hohe Gehalte finden sich in Obst, Gemüse und daraus hergestellten Produkten bzw. Säften.

## Sekundäre Pflanzenstoffe

Neben den Vitaminen enthalten Lebensmittel pflanzlichen Ursprungs zahlreiche weitere Inhaltsstoffe, für die ebenfalls gesundheitsförderliche Wirkungen wahrscheinlich sind. Diese Substanzen, die zusammenfassend als sekundäre Pflanzenstoffe bezeichnet werden, haben teilweise antioxidative Eigenschaften, senken möglicherweise das Risiko für bestimmte Krebserkrankungen und auch Herz-Kreislauf-Krankheiten, sie üben eventuell einen positiven Einfluss auf das Immunsystem aus oder hemmen das Wachstum von Mikroorganismen. Zu den bisher am besten erforschten Substanzgruppen zählen neben den

Carotinoiden (z. B. in gelben, grünen und roten Gemüse- und Obstsorten) u. a. die Flavonoide (z. B. in roten Trauben, grünem Tee, Äpfeln und Birnen), die Glucosinolate (z. B. in Kohlarten, Kresse, Radieschen), die Phytosterine (z. B. in Nüssen, Samen und Hülsenfrüchten), die Sulfide (z. B. in Zwiebeln, Lauch und Knoblauch) und die Phytoöstrogene (z. B. in Sojaprodukten, Leinsamen und Getreide).

Interessant ist, dass in bisherigen Studien die gesundheitsförderlichen Wirkungen der sekundären Pflanzenstoffe besonders dann zu beobachten waren, wenn diese mit den entsprechenden Lebensmitteln (z. B. Obst, Gemüse), nicht aber in isolierter Form, z. B. in Form von Nahrungsergänzungsmitteln, aufgenommen wurden.

Weitergehende, leicht verständliche Informationen über die Bedeutung einzelner Nährstoffe finden sich z. B. in der DGE-Broschüre „Die Nährstoffe – Bausteine für Ihre Gesundheit".

# Ernährung und Gesundheit

Eine vollwertige und bedarfsgerechte Ernährung ist von fundamentaler Bedeutung für die normale Entwicklung, für die Beibehaltung eines normalen Körpergewichts sowie die Gesundheit und Leistungsfähigkeit des Menschen. Eine gesundheitsförderliche Ernährung und ein körperlich aktiver Lebensstil sind notwendige Voraussetzungen für die langfristige Erhaltung der Gesundheit sowie für ein langes, selbst bestimmtes Leben.

In den zurückliegenden Jahrzehnten haben sich unsere Lebensbedingungen sehr stark verändert und zu einer deutlichen Abnahme der körperlichen Aktivität in Beruf und Freizeit geführt. Hinzu kommt das große Angebot von jederzeit und überall verfügbaren, relativ preiswerten und häufig sehr schmackhaften Lebensmitteln, von denen zahlreiche eine hohe Energiedichte haben.

## Energiedichte von Lebensmitteln

Die hohe Energiedichte wird in vielen Lebensmitteln durch „versteckte" Fette und durch Zucker erzielt. Fette, Zucker und Alkohol stellen reine Energieträger in konzentrierter Form dar. Die Energiedichte ist definiert als Energie pro Gramm Lebensmittel (kcal/g). Unverarbeitetes Obst und Gemüse haben in der Regel weniger als 1 kcal/g, während verarbeitete Produkte häufig eine Energiedichte von 3–5 kcal/g aufweisen. Da für den Organismus nicht der Energiegehalt einer Speise/eines Lebensmittels, sondern lediglich das Volumen erkennbar ist, haben wir eine „angeborene Schwäche", Lebensmittel mit hoher Energiedichte zu erkennen. Auch mit Getränken aufgenommene Kalorien tragen beim gleichzeitigen Verzehr von festen Lebensmitteln kaum zur Sättigung bei.

Vor diesem Hintergrund ist es nicht einfach, bei dem bestehenden Lebensmittelangebot und einem überwiegend sitzenden Lebensstil dauerhaft eine ausgeglichene Energiebilanz zu erreichen.

Diese vielfältigen Veränderungen der Lebensmittelzusammensetzung, der Ernährung überhaupt und der Freizeitaktivitäten sind sehr schnell und nur innerhalb weniger Generationen eingetreten, sodass die Zeitspanne für den Stoffwechsel zu kurz war, um sich an diese veränderte Situation anzupassen. Gegensteuernde Veränderungen im Lebensstil wurden in aller Regel auch nicht bzw. nicht in ausreichendem Umfang vollzogen.

## Adipositas: Ursachen und Folgen

Die weltweit zu beobachtende starke Zunahme und Verbreitung von Übergewicht und Fettsucht in allen Altersgruppen der Bevölkerung lässt die Schlussfolgerung zu, dass in Zeiten des Nahrungsüberflusses und des Bewegungsmangels Übergewicht (fast) unweigerlich die Folge ist, wenn nicht bewusst gegengesteuert wird. Die Gene des Menschen und der dadurch bedingte Stoffwechsel sind zwar gut darauf eingerichtet, Situationen des Hungers und des Mangels, nicht aber solche der Überernährung zu meistern.

Den von der DGE im Auftrag der Bundesregierung herausgegebenen Ernährungsberichten zufolge führen die überreichliche Ernährung und der verbreitete Bewegungsmangel dazu, dass bei uns heute jeder zweite Erwachsene übergewichtig ist. Starkes Übergewicht bzw. Fettsucht (Adipositas) haben häufig, besonders wenn dies seit dem Kindes-, Jugend- oder jungen Erwachsenenalter besteht, ganz erhebliche Auswirkungen auf die individuelle Gesundheits- und Lebenserwartung. Einerseits belastet Übergewicht die Gelenke und Knochen. Anderseits führt Übergewicht häufig zu Diabetes mellitus (Typ 2), zu einer Hyperurikämie (= erhöhter Harnsäurespiegel) mit Gichtanfällen und geht mit erhöhten Blutlipidwerten und erhöhtem Blutdruck einher. Diese Veränderungen im Stoffwechsel belasten das Herz und den Kreislauf, sodass es bei stark Übergewichtigen häufiger zu einem Herzinfarkt oder Schlaganfall kommt als bei normalgewichtigen Menschen. Auch nimmt das Risiko für einige Krebskrankheiten zu.

Das Körpergewicht kann relativ einfach durch den Body-Mass-Index (BMI) beurteilt werden. Der BMI wird wie folgt berechnet:

$$\text{BMI} = \frac{\text{Körpergewicht (kg)}}{\text{Größe (m)} \times \text{Größe (m)}}$$

Man spricht von Übergewicht, wenn der BMI über 25 ist und von Fettsucht, wenn der BMI über 30 ist. Bei einer Beispielperson mit einem Körpergewicht von 80 kg und einer Größe von 1,75 m ergibt sich folgende Rechnung:

$$\text{BMI} = \frac{80 \text{ kg}}{1{,}75 \text{ m} \times 1{,}75 \text{ m}} = 26{,}1 \text{ kg/m}^2$$

Die Beispielperson hat mit einem BMI von 26,1 bereits leichtes Übergewicht.

Ein ausgewogener Verzehr von energiearmen, nährstoffreichen Lebensmitteln (z. B. Obst, Salat und Gemüse) und regelmäßige körperliche Bewegung sind langfristig am ehesten geeignet, Übergewicht und Adipositas zu vermeiden. Hierzu sind gute Kenntnisse über die Zusammensetzung unserer Lebensmittel erforderlich.

Wenn eine Körpergewichtsabnahme gewünscht wird, sollte nach energie- und besonders fett- und zuckerärmeren Alternativen im Speisenplan gesucht werden. Bei Untergewicht, das bei jungen Menschen, im hohen Alter sowie in der Rekonvaleszenz ein Problem darstellen kann, werden dagegen eher energie- und besonders nährstoffreiche Lebensmittel erwünscht sein.

Durch einfache Änderungen der Nahrungsauswahl, wie z. B. durch den Austausch von fettreichen Produkten gegen fettärmere Alternativen, von fettem Fleisch gegen mageres Fleisch oder gegen Fisch, von fetten gegen fettärmere Käse- oder Wurstsorten, durch die Wahl von pflanzlichen Fetten anstelle tierischer Fette bei der Speisenzubereitung sowie durch die Bevorzugung zuckerfreier oder zuckerarmer Getränke lässt sich ein erheblicher Nutzen erreichen. Die hierdurch erzielte verminderte Gesamtfettzufuhr und verbesserte Fettzusammensetzung der Ernährung kann signifikant dazu beitragen, Übergewicht zu vermeiden oder abzubauen sowie das Risiko für Herz-Kreislauf-Krankheiten zu reduzieren.

## Richtlinien einer gesunden Ernährung

Viele ernährungs(mit)bedingte Krankheiten entstehen nicht von heute auf morgen, sondern entwickeln sich sehr langsam und oft erst nach vielen Jahren oder Jahrzehnten. Eine an den individuellen Bedarf nicht angepasste Ernährung ist häufig mit einem Zuviel an Nahrungsenergie und einem Zuwenig an Vitaminen, Mineralstoffen und Spurenelementen verbunden. Die übermäßige Aufnahme von Nahrungsenergie ist gleichzeitig durch eine zu fette, zu cholesterinreiche, zu süße, zu salzige, zu einseitige und zu ballaststoffarme Ernährung gekennzeichnet.

Eine abwechslungsreiche und vollwertige Kost sollte mehrmals täglich frisches Obst, frisches Gemüse, frischen Salat, Obst- oder Gemüsesäfte enthalten. Ebenso gehören Kartoffeln, Vollkornprodukte, Milch oder Milchprodukte, fettarmes Fleisch oder Fleischprodukte regelmäßig auf den Speiseplan. Reine Kalorienträger („leere Kalorien") wie Süßigkeiten, zuckerreiche Erfrischungsgetränke und fettreiche Lebensmittel sollten, da sie wesentlich zu der weitverbreiteten energetischen Überernährung beitragen, möglichst wenig verzehrt werden. Eine derartige Kostform enthält alle für unser Wohlbefinden notwendigen Nährstoffe in sicher ausreichenden Mengen. Durch die richtige Auswahl von Lebensmitteln ist es möglich, Ernährungsfehler zu vermeiden und das spätere Auftreten ernährungsabhängiger Krankheiten zu verhüten.

**Vollwertig essen und trinken nach den 10 Regeln der DGE**

Die DGE (Deutsche Gesellschaft für Ernährung) hat auf der Basis aktueller wissenschaftlicher Erkenntnisse 10 Regeln für eine gesund erhaltende Ernährung formuliert.

**1. Die Lebensmittelvielfalt genießen**

Vollwertiges Essen und Trinken beinhaltet eine abwechslungsreiche Auswahl, angemessene Menge und Kombination nährstoffreicher und energiearmer Lebensmittel. Wählen Sie überwiegend pflanzliche Lebensmittel. Diese haben eine gesundheitsfördernde Wirkung und unterstützen eine nachhaltige Ernährungsweise.

**2. Reichlich Getreideprodukte sowie Kartoffeln**

Brot, Getreideflocken, Nudeln, Reis, am besten aus Vollkorn, sowie Kartoffeln enthalten reichlich Vitamine, Mineralstoffe sowie Ballaststoffe und sekundäre Pflanzenstoffe. Verzehren Sie diese Lebensmittel mit möglichst fettarmen Zutaten. Mindestens 30 g Ballaststoffe, vor allem aus Vollkornprodukten, sollten es täglich sein. Eine hohe Zufuhr senkt die Risiken für verschiedene ernährungsmitbedingte Krankheiten.

**3. Gemüse und Obst – Nimm „5 am Tag"**

Genießen Sie 5 Portionen Gemüse und Obst am Tag, möglichst frisch, nur kurz gegart oder gelegentlich auch als Saft oder Smoothie – zu jeder Hauptmahlzeit und als Zwischenmahlzeit: Damit werden Sie reichlich mit Vitaminen, Mineralstoffen sowie Ballaststoffen und sekundären Pflanzenstoffen versorgt und verringern das Risiko für ernährungsmitbedingte Krankheiten. Bevorzugen Sie saisonale Produkte.

**4. Milch- und Milchprodukte täglich, Fisch ein- bis zweimal in der Woche, Fleisch, Wurstwaren sowie Eier in Maßen**

Diese Lebensmittel enthalten wertvolle Nährstoffe, wie z. B. Calcium in Milch, Jod, Selen und Omega-3-Fettsäuren in Seefisch. Entscheiden Sie sich bei Fisch für Produkte mit anerkannt nachhaltiger Herkunft. Im Rahmen einer vollwertigen Ernährung sollten Sie nicht mehr als 300–600 g Fleisch und Wurst pro Woche essen. Fleisch ist Lieferant von Mineralstoffen und Vitaminen ($B_1$, $B_6$ und $B_{12}$). Weißes Fleisch (Geflügel) ist unter gesundheitlichen Gesichtspunkten günstiger zu bewerten als rotes Fleisch (Rind, Schwein). Bevorzugen Sie fettarme Produkte, vor allem bei Fleischerzeugnissen und Milchprodukten.

**5. Wenig Fett und fettreiche Lebensmittel**

Fett liefert lebensnotwendige (essenzielle) Fettsäuren und fetthaltige Lebensmittel enthalten auch fettlösliche Vitamine. Da es besonders energiereich ist, kann die gesteigerte Zufuhr von Nahrungsfett die Entstehung von Übergewicht fördern. Zu viele gesättigte Fettsäuren erhöhen das Risiko für Fettstoffwechselstörungen, mit der möglichen Folge von Herz-Kreislauf-Krankheiten. Bevorzugen Sie pflanzliche Öle und Fette (z. B. Raps- und Sojaöl und daraus hergestellte Streichfette). Achten Sie auf unsichtbares Fett, das in Fleischerzeugnissen, Milchprodukten, Gebäck und

Süßwaren sowie in Fast Food und Fertigprodukten meist enthalten ist. Insgesamt 60–80 g Fett pro Tag reichen aus.

**6. Zucker und Salz in Maßen**

Verzehren Sie Zucker und Lebensmittel bzw. Getränke, die mit verschiedenen Zuckerarten (z. B. Glucosesirup) hergestellt wurden, nur gelegentlich. Würzen Sie kreativ mit Kräutern und Gewürzen und wenig Salz. Wenn Sie Salz verwenden, dann angereichert mit Jod und Fluorid.

**7. Reichlich Flüssigkeit**

Wasser ist lebensnotwendig. Trinken Sie rund 1,5 l Flüssigkeit jeden Tag. Bevorzugen Sie Wasser – ohne oder mit Kohlensäure – und energiearme Getränke. Trinken Sie zuckergesüßte Getränke nur selten. Diese sind energiereich und können bei gesteigerter Zufuhr die Entstehung von Übergewicht fördern. Alkoholische Getränke sollten wegen der damit verbundenen gesundheitlichen Risiken nur gelegentlich und nur in kleinen Mengen konsumiert werden.

**8. Schonend zubereiten**

Garen Sie die Lebensmittel bei möglichst niedrigen Temperaturen, soweit es geht kurz, mit wenig Wasser und wenig Fett – das erhält den natürlichen Geschmack, schont die Nährstoffe und verhindert die Bildung schädlicher Verbindungen. Verwenden Sie möglichst frische Zutaten. So reduzieren Sie überflüssige Verpackungsabfälle.

**9. Sich Zeit nehmen und genießen**

Gönnen Sie sich eine Pause für Ihre Mahlzeiten und essen Sie nicht nebenbei. Lassen Sie sich Zeit, das fördert Ihr Sättigungsempfinden.

**10. Auf das Gewicht achten und in Bewegung bleiben**

Vollwertige Ernährung, viel körperliche Bewegung und Sport (30–60 Minuten pro Tag) gehören zusammen und helfen Ihnen dabei, Ihr Gewicht zu regulieren. Gehen Sie zum Beispiel öfter einmal zu Fuß oder fahren Sie mit dem Fahrrad. Das schont auch die Umwelt und fördert Ihre Gesundheit.

**Lebensmittelbasierte Empfehlungen**

Die Nährwerttabelle zeigt deutlich, dass bestimmte lebenswichtige Nährstoffe in bestimmten Lebensmitteln enthalten sind. Mit einer den Energiebedarf deckenden, abwechslungsreichen Mischkost nehmen wir in der Regel auch alle lebensnotwendigen Nährstoffe in ausreichenden Mengen auf.

Ideal ist es, wenn die tägliche Nahrung hauptsächlich aus Lebensmitteln pflanzlichen Ursprungs besteht, wenn wir also reichlich Gemüse, Salat, Obst und Getreide bzw. daraus hergestellte Produkte sowie Kartoffeln essen. Lebensmittel tierischen Ursprungs wie Fleisch, Fisch, Milch und Eier bzw. daraus hergestellte Produkte gehören zwar auch zu einer ausgewogenen, nährstoffreichen Ernährung, aber täglich 200–250 g fettarme Milch und Milchprodukte und 2 Scheiben Käse sowie wöchentlich bis zu 300–600 g fettarmes Fleisch und Wurst, 1–2 Portionen Fisch und bis zu 3 Eier reichen vollkommen aus.

**Der DGE-Ernährungskreis**

Der DGE-Ernährungskreis gibt eine gute Orientierung für eine gesundheitsbewusste Lebensmittelauswahl. Im Ernährungskreis sind die Lebensmittel in sieben Gruppen eingeteilt.

Jede Lebensmittelgruppe liefert bestimmte Nährstoffe in unterschiedlichen Mengen. Der DGE-Ernährungskreis zeigt auf einen Blick, wie sich

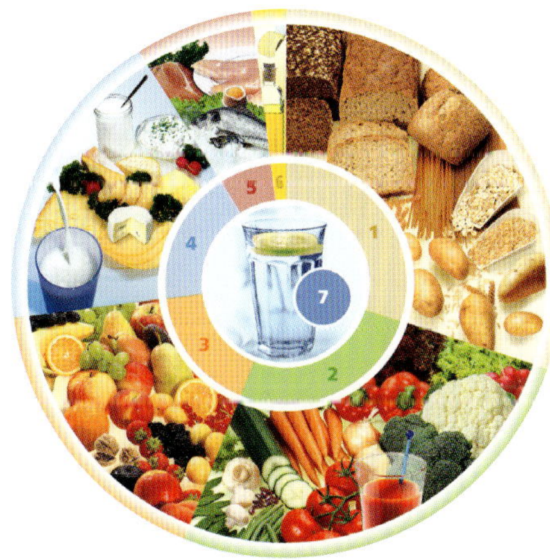

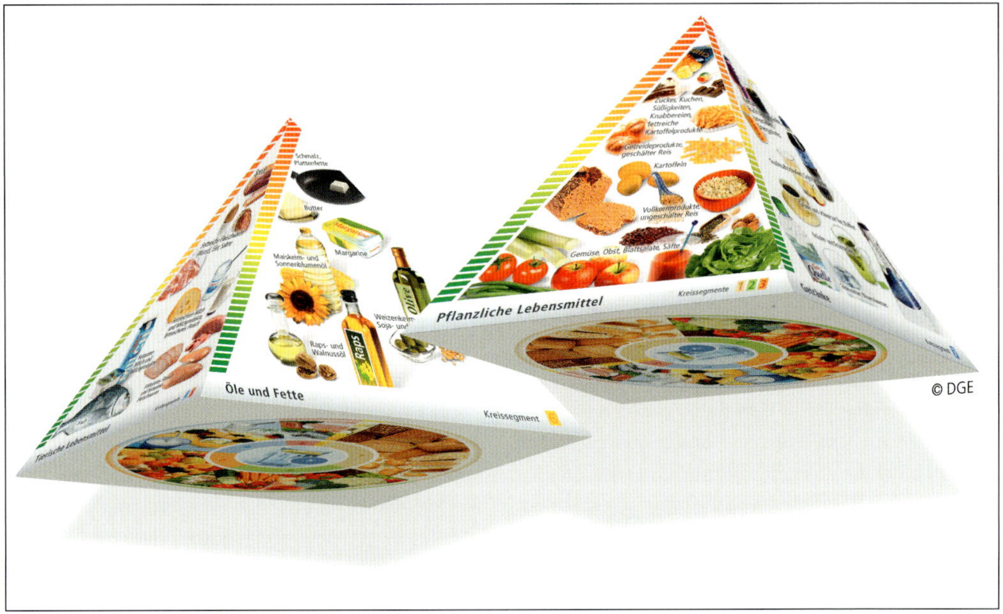

© DGE

eine vollwertige Ernährung, die alle lebensnotwendigen Nährstoffe enthält, zusammensetzt. Je größer ein Feld ist, desto größere Mengen sollten aus dieser Lebensmittelgruppe verzehrt werden.

**Dreidimensionale DGE-Lebensmittelpyramide**
Zusätzlich zu den im DGE-Ernährungskreis visualisierten quantitativen Empfehlungen bietet die Dreidimensionale DGE-Lebensmittelpyramide eine Anleitung für eine optimierte Lebensmittelauswahl. Auf den vier Seiten der Pyramide finden sich Angaben zur ernährungsphysiologischen Qualität von:

- Pflanzlichen Lebensmitteln
- Tierischen Lebensmitteln
- Ölen und Fetten
- Getränken

Für jede der vier Lebensmittelgruppen wurden spezifische Bewertungskriterien formuliert. Ausschlaggebend hierbei waren die ernährungsphysiologische Qualität der Lebensmittel sowie wissenschaftlich belegte, präventive Wirkungen (z. B. bei Krebs- oder Herz-Kreislauf-Krankheiten). Vor dem Hintergrund der weitverbreiteten Überernährung, die in Verbindung mit Bewegungsmangel die Entstehung von Übergewicht begünstigt, werden Lebensmittel, die eine relativ geringe Energiedichte und hohe Nährstoffgehalte aufweisen, generell günstiger beurteilt als jene mit hoher Energiedichte und geringeren Nährstoffgehalten bzw. geringerer Nährstoffdichte. Außerdem wurden eventuell in den Lebensmitteln vorhandene unerwünschte Inhaltsstoffe (z. B. trans-Fettsäuren und Cholesterin) in die Bewertung einbezogen.

Die Pyramidenseiten geben Auskunft darüber, welche der Lebensmittel innerhalb einer Gruppe aus ernährungsphysiologischen Gründen bevorzugt und welche eher gemieden werden sollten.

Je weiter unten ein Lebensmittel im gelben oder grünen Bereich steht, desto günstiger wird es bewertet. Die am wenigsten zu empfehlenden Lebensmittel sind im oberen, roten Bereich dargestellt. Somit verschafft die Ampelleiste einen schnellen Überblick über die ernährungsphysiologische Qualität unserer Lebensmittel. Die auf den Pyramidenseiten abgebildeten Lebensmittel stehen dort stellvertretend für andere, ähnlich zusammengesetzte Lebensmittel.

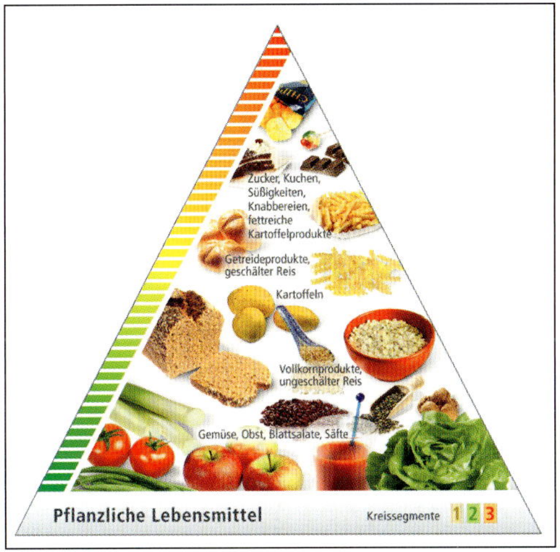


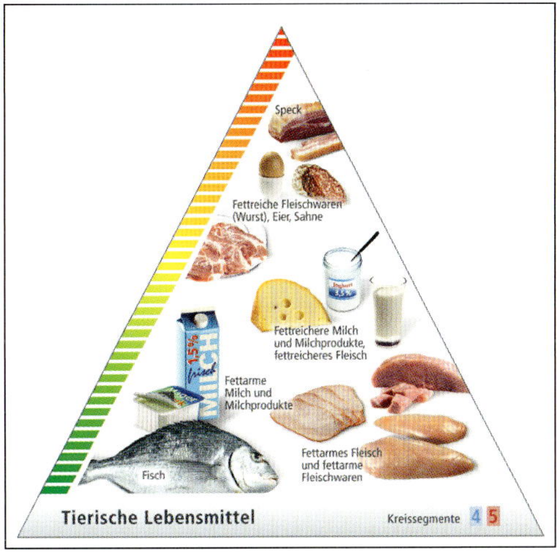


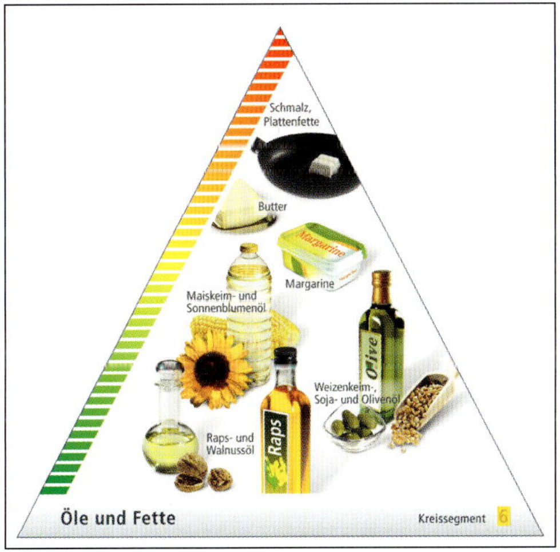


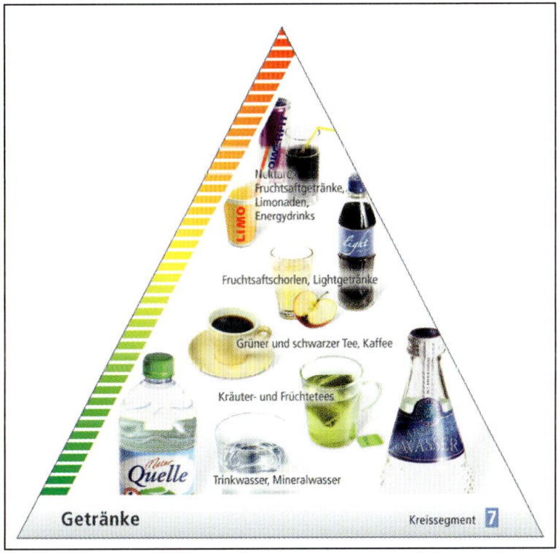


## Ernährungsphysiologische Qualitätskriterien

### Pflanzliche Lebensmittel

- Energie- und Nährstoffdichte
- Sekundäre Pflanzenstoffe
- Präventive Wirkungen (z. B. bei Krebs- und Herz-Kreislauf-Krankheiten)

### Tierische Lebensmittel

- Energie- und Nährstoffdichte
- Fettqualität (gesättigte, einfach und mehrfach ungesättigte Fettsäuren)
- Präventive Wirkungen (z. B. bei Herz-Kreislauf-Krankheiten)

### Öle und Fette

- Fettsäurezusammensetzung (gesättigte Fettsäuren sowie Omega-3- und Omega-6-Fettsäuren)
- Verhältnis von Omega-6- zu Omega-3-Fettsäuren
- Vitamin E Gehalt
- Gehalt an Cholesterin und trans-Fettsauren

### Getränke

- Energiegehalt
- Gehalt an unentbehrlichen Nährstoffen (z. B. Mineralstoffe)
- Gehalt an sekundären Pflanzenstoffen
- Süßungsmittel und anregende Substanzen (z. B. Koffein)

## D-A-CH-Referenzwerte für die tägliche Energie- und Nährstoffzufuhr[1, 2]

| Alter | Nahrungsenergie kcal/Tag m | Nahrungsenergie kcal/Tag w | Nahrungsenergie MJ/Tag m | Nahrungsenergie MJ/Tag w | Protein g/Tag m | Protein g/Tag w | Fett % der Energie[3] | unentbehrl. FS % der Energie[3] n-6 | unentbehrl. FS % der Energie[3] n-3[6] | Wasser ml/kg/Tag |
|---|---|---|---|---|---|---|---|---|---|---|
| **Säuglinge** | | | | | | | | | | |
| 0 bis unter 4 Monate | 500 | 450 | 2,0 | 1,9 | 11 | | 45–50 | 4,0 | 0,5 | 130 |
| 4 bis unter 12 Monate | 700 | 700 | 3,0 | 2,9 | 10 | | 35–45 | 3,5 | 0,5 | 110 |
| **Kinder** | | | | | | | | | | |
| 1 bis unter 4 Jahre | 1100 | 1000 | 4,7 | 4,4 | 14 | 13 | 30–40 | 3,0 | 0,5 | 95 |
| 4 bis unter 7 Jahre | 1500 | 1400 | 6,4 | 5,8 | 15 | 17 | 30–35 | 2,5 | 0,5 | 75 |
| 7 bis unter 10 Jahre | 1900 | 1700 | 7,9 | 7,1 | 24 | 24 | 30–35 | 2,5 | 0,5 | 60 |
| 10 bis unter 13 Jahre | 2300 | 2000 | 9,4 | 8,5 | 34 | 35 | 30–35 | 2,5 | 0,5 | 50 |
| 13 bis unter 14 Jahre | 2700 | 2200 | 11,2 | 9,4 | 46 | 45 | 30–35 | 2,5 | 0,5 | 40 |
| **Jugendliche u. Erwachsene** | | | | | | | | | | |
| 15 bis unter 19 Jahre | 3100 | 2500 | 13,0 | 10,5 | 60 | 46 | 30[4] | 2,5 | 0,5 | 40 |
| 19 bis unter 25 Jahre | 3000 | 2400 | 12,5 | 10,0 | 59 | 48 | 30[4] | 2,5 | 0,5 | 35 |
| 25 bis unter 51 Jahre | 2900 | 2300 | 12,0 | 9,5 | 59 | 47 | 30[4, 5] | 2,5 | 0,5 | 35 |
| 51 bis unter 65 Jahre | 2500 | 2000 | 10,5 | 8,5 | 58 | 46 | 30 | 2,5 | 0,5 | 30 |
| 65 Jahre und älter | 2300 | 1800 | 9,5 | 7,5 | 54 | 44 | 30 | 2,5 | 0,5 | 30 |
| **Schwangere ab 4. Monat** | | +255 | | +1,1 | | 58 | 30–35 | 2,5 | 0,5 | 35 |
| **Stillende** | | +635 | | +2,7 | | 63 | 30–35 | 2,5 | 0,5 | 45 |

1 DGE, ÖGE, SGE und SVE (2013)
2 Die Energiewerte sind als Richtwerte zu verstehen und gelten für Personen mit vorwiegend sitzender Tätigkeit (Leichtarbeiter).
Für andere Berufsschweregruppen sind folgende Zuschläge erforderlich: Mittelschwerarbeiter: +600 kcal; Schwerarbeiter: +1200 kcal; Schwerstarbeiter: +1600 kcal.
3 Angaben in Prozent der Gesamtenergieaufnahme; für die Kohlenhydratzufuhr wird ein Richtwert von >50 % empfohlen.
4 Personen mit erhöhtem Energiebedarf (PAL > 1,7) können höhere Prozentsätze benötigen. (PAL (physical activity level) = durchschnittlicher täglicher Energiebedarf für körperliche Aktivität als Mehrfaches des Grundumsatzes)
5 Entsprechend bei Männern mit einem Energierichtwert von 10,2 MJ (2400 kcal; PAL 1,4) 80 g Gesamtfett.
6 Hierbei handelt es sich um Schätzwerte.

## D-A-CH-Referenzwerte für die tägliche Mineralstoff- und Spurenelementzufuhr

| Alter | Natrium[1,2] mg/Tag | Calcium mg/Tag | Phosphor[3] mg/Tag | Kalium[1,4] mg/Tag | Magnesium mg/Tag | | Eisen mg/Tag | | Zink mg/Tag | | Jod µg/Tag |
|---|---|---|---|---|---|---|---|---|---|---|---|
| | | | | | m | w | m | w[5] | m | w | |
| **Säuglinge** | | | | | | | | | | | |
| 0 bis unter 4 Monate | 100 | 220[1] | 120[1] | 400 | 24[1] | | 0,5[1,6,7] | | 1[1] | | 40[1] |
| 4 bis unter 12 Monate | 180 | 330[1] | 300 | 650 | 60 | | 8[6] | | 2 | | 80 |
| **Kinder** | | | | | | | | | | | |
| 1 bis unter 4 Jahre | 300 | 600 | 500 | 1000 | 80 | | 8 | | 3 | | 100 |
| 4 bis unter 7 Jahre | 410 | 750 | 600 | 1400 | 120 | | 8 | | 5 | | 120 |
| 7 bis unter 10 Jahre | 460 | 900 | 800 | 1600 | 170 | | 10 | | 7 | | 140 |
| 10 bis unter 13 Jahre | 510 | 1100 | 1250 | 1700 | 230 | 250 | 12 | 15 | 9 | 7 | 180 |
| 13 bis unter 14 Jahre | 550 | 1200 | 1250 | 1900 | 310 | 310 | 12 | 15 | 9,5 | 7 | 200 |
| **Jugendliche u. Erwachsene** | | | | | | | | | | | |
| 15 bis unter 19 Jahre | 550 | 1200 | 1250 | 2000 | 400 | 350 | 12 | 15 | 10 | 7 | 200 |
| 19 bis unter 25 Jahre | 550 | 1000 | 700 | 2000 | 400 | 310 | 10 | 15 | 10 | 7 | 200 |
| 25 bis unter 51 Jahre | 550 | 1000 | 700 | 2000 | 350 | 300 | 10 | 15 | 10 | 7 | 200 |
| 51 bis unter 65 Jahre | 550 | 1000 | 700 | 2000 | 350 | 300 | 10 | 10 | 10 | 7 | 180 |
| 65 Jahre u. älter | 550 | 1000 | 700 | 2000 | 350 | 300 | 10 | 10 | 10 | 7 | 180 |
| **Schwangere ab 4. Monat** | | 1000[8] | 800[9] | | | 310 | | 30 | | 10 | 230 |
| **Stillende** | | 1000[8] | 900[9] | | | 390 | | 20[10] | | 11 | 260 |

1 Hierbei handelt es sich um Schätzwerte.
2 Mindestbedarf an Natrium; allgemein wird eine Kochsalzaufnahme von 5 g/Tag (= 2 g Natrium) als ausreichend erachtet.
3 Empfohlene Zufuhr.
4 Mindestbedarf an Kalium; für Erwachsene beträgt die durchschnittliche Zufuhr 2–4 g/Tag.
5 Nicht menstruierende Frauen, die nicht schwanger sind oder nicht stillen: 10 mg/Tag.
6 Ausgenommen Unreifgeborene.
7 Ein Eisenbedarf besteht infolge der dem Neugeborenen von der Plazenta als Hb-Eisen mitgegebenen Eisenmenge erst ab dem 4. Monat.
8 Schwangere und Stillende < 19 Jahre: 1200 mg
9 Schwangere und Stillende < 19 Jahre: 1250 mg
10 Diese Angabe gilt für stillende und nicht stillende Frauen nach der Geburt zum Ausgleich der Verluste während der Schwangerschaft.

## D-A-CH-Referenzwerte für die tägliche Vitaminzufuhr

| Alter | Vitamin A mg RÄ[1]/Tag m | Vitamin A w | Vitamin D[2,5] µg/Tag | Vitamin E[6] mg/Tag m | Vitamin E w | Vitamin $B_1$ mg/Tag m | Vitamin $B_1$ w | Vitamin $B_2$ mg/Tag m | Vitamin $B_2$ w | Vitamin $B_6$ mg/Tag m | Vitamin $B_6$ w | Vit. $B_{12}$ µg/Tag | Folat[7] µg/Tag | Vitamin C mg/Tag |
|---|---|---|---|---|---|---|---|---|---|---|---|---|---|---|
| **Säuglinge** | | | | | | | | | | | | | | |
| 0 bis unter 4 Monate | 0,5[3] | | 10[4] | 3 | | 0,2[3] | | 0,3[3] | | 0,1[3] | | 0,4[3] | 60[3] | 50[3] |
| 4 bis unter 12 Monate | 0,6 | | 10[4] | 4 | | 0,4 | | 0,4 | | 0,3 | | 0,8 | 85 | 55 |
| **Kinder** | | | | | | | | | | | | | | |
| 1 bis unter 4 Jahre | 0,6 | | 20[8] | 6 | 5 | 0,6 | | 0,7 | | 0,4 | | 1,0 | 120 | 60 |
| 4 bis unter 7 Jahre | 0,7 | | 20[8] | 8 | 8 | 0,8 | | 0,9 | | 0,5 | | 1,5 | 140 | 70 |
| 7 bis unter 10 Jahre | 0,8 | | 20[8] | 10 | 9 | 1,0 | | 1,1 | | 0,7 | | 1,8 | 180 | 80 |
| 10 bis unter 13 Jahre | 0,9 | 0,9 | 20[8] | 13 | 11 | 1,2 | 1,0 | 1,4 | 1,2 | 1,0 | | 2,0 | 240 | 90 |
| 13 bis unter 15 Jahre | 1,1 | 1,0 | 20[8] | 14 | 12 | 1,4 | 1,1 | 1,6 | 1,3 | 1,4 | | 3,0 | 300 | 100 |
| **Jugendliche u. Erwachsene** | | | | | | | | | | | | | | |
| 15 bis unter 19 Jahre | 1,1 | 0,9 | 20[8] | 15 | 12 | 1,3 | 1,0 | 1,5 | 1,2 | 1,6 | 1,2 | 3,0 | 300 | 100 |
| 19 bis unter 25 Jahre | 1,0 | 0,8 | 20[8] | 15 | 12 | 1,3 | 1,0 | 1,5 | 1,2 | 1,5 | 1,2 | 3,0 | 300 | 100 |
| 25 bis unter 51 Jahre | 1,0 | 0,8 | 20[8] | 14 | 12 | 1,2 | 1,0 | 1,4 | 1,2 | 1,5 | 1,2 | 3,0 | 300 | 100 |
| 51 bis unter 65 Jahre | 1,0 | 0,8 | 20[8] | 13 | 12 | 1,1 | 1,0 | 1,3 | 1,2 | 1,5 | 1,2 | 3,0 | 300 | 100 |
| 65 Jahre u. älter | 1,0 | 0,8 | 20[8] | 12 | 11 | 1,0 | 1,0 | 1,2 | 1,2 | 1,4 | 1,2 | 3,0 | 300 | 100 |
| **Schwangere ab 4. Monat** | | 1,1 | 20[8] | | 13 | | 1,2 | | 1,5 | | 1,9 | 3,5 | 550 | 110 |
| **Stillende** | | 1,5 | 20[8] | | 17 | | 1,4 | | 1,6 | | 1,9 | 4,0 | 450 | 150 |

1 RÄ = Retinoläquivalent; 1 mg RÄ = 1 mg Retinol = 6 mg ß-Carotin = 12 mg andere Provitamin-A-Carotinoide.
2 1 µg = 40 Internationale Einheiten (IE); 1 IE = 0,025 µg
3 Hierbei handelt es sich um Schätzwerte.
4 Der Schätzwert wird durch die Gabe einer Vitamin D-Tablette zur Rachitisprophylaxe ab der 1. Lebenswoche bis zum Ende des 1. Lebensjahres bei gestillten und nicht gestillten Säuglingen erreicht. Die Gabe erfolgt unabhängig von der endogenen Vitamin D-Synthese und der Vitamin D-Zufuhr durch Frauenmilch bzw. Säuglingsmilchnahrungen. Die Prophylaxe sollte im 2. Lebensjahr in den Wintermonaten weiter durchgeführt werden (Deutsche Gesellschaft für Kinder- und Jugendmedizin).
5 Vitamin D bei fehlender endogener Synthese µg/Tag
6 Tocopherol-Äquivalente
7 Summe folatwirksamer Verbindungen
8 Die Vitamin D-Zufuhr über die Ernährung mit den üblichen Lebensmitteln (1 bis 2 µg pro Tag bei Kindern, 2 bis 4 µg pro Tag bei Jugendlichen und Erwachsenen) reicht nicht aus, um den Schätzwert für die angemessene Zufuhr bei fehlender endogener Synthese zu erreichen. Die Differenz zum Schätzwert muss über die endogene Synthese und/oder über die Einnahme eines Vitamin D-Präparates gedeckt werden. Bei häufiger Sonnenbestrahlung kann die gewünschte Vitamin D-Versorgung ohne die Einnahme eines Vitamin D-Präparates erreicht werden.

# TABELLEN

Der essbare Anteil von 100 g verzehrsfertiger Lebensmittel enthält:

| | Energie | | | Eiweiß | Fett | | | | | Kohlenhydrate | | | | NaCl | Wasser | Portion |
|---|---|---|---|---|---|---|---|---|---|---|---|---|---|---|---|---|
| | | | Dichte | | ges. | GFS | EUFS | MUFS | Chol. | ges. | Mono/Di | Poly | Ball. | | | |
| | kcal | kJ | kcal/g | g | g | g | g | g | mg | g | g | g | g | mg | g | g |
| **GETREIDE UND GETREIDEPRODUKTE** | | | | | | | | | | | | | | | | |
| Getreide und Mehle | | | | | | | | | | | | | | | | |
| **Amaranth** | 365 | 1526 | 3,7 | 16 | 9 | 2,0 | 2,1 | 4,1 | 0 | 57 | 2 | 55 | 9,0 | 65 | 6 | 20 (1 EL) |
| **Buchweizen**, geschält | 338 | 1412 | 3,4 | 10 | 2 | 0,3 | 0,6 | 0,6 | 0 | 71 | + | 71 | 3,7 | 5 | 12 | 20 (1 EL) |
| Vollkornmehl | 351 | 1467 | 3,5 | 11 | 3 | 0,5 | 0,9 | 0,9 | 0 | 68 | + | 67 | 3,2 | 3 | 14 | 20 (1 EL) |
| Grütze | 336 | 1406 | 3,4 | 8 | 2 | 0,3 | 0,6 | 0,6 | 0 | 73 | + | 72 | 3,2 | 3 | 13 | 20 (1 EL) |
| **Bulgur**, Weizen- | 325 | 1361 | 3,3 | 9 | 1 | 0,1 | 0,1 | 0,5 | 0 | 69 | 1 | 68 | 10,0 | 15 | 9 | 20 (1 EL) |
| **Gerste**, Vollkornmehl | 315 | 1316 | 3,2 | 10 | 2 | 0,5 | 0,2 | 1,3 | 0 | 64 | 1 | 63 | 9,8 | 50 | 12 | 20 (1 EL) |
| Graupen | 335 | 1400 | 3,4 | 10 | 1 | 0,3 | 0,1 | 0,6 | 0 | 71 | 1 | 69 | 4,6 | 15 | 11 | 20 (1 EL) |
| **Grünkern/Dinkel**, entspelzt | 321 | 1340 | 3,2 | 17 | 2 | 0,3 | 0,2 | 0,8 | 0 | 60 | 1 | 59 | 10,0 | 3 | 10 | 20 (1 EL) |
| Mehl, Typ 630 | 342 | 1430 | 3,4 | 12 | 1 | 0,2 | 0,2 | 0,6 | 0 | 69 | 1 | 68 | 3,7 | 3 | 13 | 20 (1 EL) |
| Vollkornmehl | 332 | 1388 | 3,3 | 13 | 3 | 0,5 | 0,5 | 1,3 | 0 | 64 | 1 | 63 | 8,4 | 5 | 10 | 20 (1 EL) |
| **Hafer**, entspelzt | 326 | 1363 | 3,3 | 11 | 7 | 1,4 | 2,5 | 2,8 | 0 | 56 | 1 | 55 | 9,7 | 20 | 13 | 20 (1 EL) |
| Haferflocken | 348 | 1455 | 3,5 | 13 | 7 | 1,1 | 2,2 | 2,2 | 0 | 59 | 1 | 58 | 10,0 | 15 | 10 | 10 (1 EL) |
| **Hirse**, geschält | 350 | 1463 | 3,5 | 11 | 4 | 1,0 | 0,9 | 1,9 | 0 | 69 | 2 | 60 | 3,8 | 10 | 11 | 20 (1 EL) |
| **Mais**, ganzes Korn | 324 | 1354 | 3,2 | 8 | 4 | 0,6 | 1,1 | 1,6 | 0 | 64 | 1 | 61 | 9,7 | 15 | 11 | 20 (1 EL) |
| Mehl | 323 | 1350 | 3,2 | 8 | 3 | 0,3 | 0,9 | 1,5 | 0 | 66 | 1 | 65 | 9,4 | 3 | 12 | 20 (1 EL) |
| Stärke | 346 | 1446 | 3,5 | + | + | 0,0 | 0,0 | 0,0 | 0 | 86 | + | 86 | 1,0 | 10 | 12 | 20 (1 EL) |
| Grieß (Polenta) | 345 | 1444 | 3,5 | 9 | 1 | 0,1 | 0,4 | 0,4 | 0 | 74 | 1 | 73 | 5,0 | 3 | 10 | 20 (1 EL) |
| **Quinoa** (Reismelde) | 334 | 1396 | 3,4 | 15 | 5 | 0,5 | 1,3 | 2,6 | 0 | 58 | 1 | 57 | 6,6 | 25 | 12 | 20 (1 EL) |
| **Reis**, entspelzt | 345 | 1442 | 3,5 | 8 | 2 | 0,6 | 0,5 | 0,8 | 0 | 74 | + | 73 | 2,2 | 25 | 13 | 30 (1 EL) |
| poliert | 343 | 1434 | 3,4 | 7 | 1 | 0,1 | 0,2 | 0,2 | 0 | 78 | + | 77 | 1,4 | 10 | 13 | 30 (1 EL) |
| parboiled, gekocht | 121 | 507 | 1,2 | 2 | + | + | + | + | 0 | 27 | + | 27 | 0,5 | 5 | 69 | 150 |
| Naturreis, gekocht | 126 | 526 | 1,3 | 3 | 1 | 0,2 | 0,2 | 0,3 | 0 | 27 | + | 26 | 0,8 | 10 | 67 | 150 |

| Mineralstoffe | | | | | | | Vitamine | | | | | | | | | |
|---|---|---|---|---|---|---|---|---|---|---|---|---|---|---|---|---|
| Na mg | K mg | Ca mg | Mg mg | P mg | Fe mg | Zn mg | Ret. µg | Caro. µg | E mg | $B_1$ mg | $B_2$ mg | $B_6$ mg | $B_{12}$ µg | Fol. µg | C mg | |
| | | | | | | | | | | | | | | | | **GETREIDE UND GETREIDEPRODUKTE** |
| | | | | | | | | | | | | | | | | **Getreide und Mehle** |
| 25 | 485 | 215 | 310 | 580 | 9,0 | 3,7 | 0 | 1 | 0,1 | 0,80 | 0,19 | 0,22 | 0,0 | 50 | 4 | **Amaranth** |
| 2 | 390 | 20 | 140 | 320 | 3,8 | 2,7 | 0 | 15 | 0,8 | 0,24 | 0,15 | 0,58 | 0,0 | 50 | 0 | **Buchweizen**, geschält |
| 1 | 680 | 30 | 50 | 260 | 2,2 | 2,0 | 0 | 20 | 1,0 | 0,58 | 0,15 | 0,60 | 0,0 | 40 | 0 | Vollkornmehl |
| 1 | 220 | 10 | 50 | 150 | 2,0 | 2,0 | 0 | 10 | 0,1 | 0,28 | 0,08 | 0,40 | 0,0 | 30 | 0 | Grütze |
| 5 | 260 | 30 | 140 | 320 | 4,5 | 3,0 | 0 | 0 | 0,5 | 0,30 | 0,10 | 0,40 | 0,0 | 30 | 0 | **Bulgur**, Weizen- |
| 20 | 445 | 40 | 115 | 340 | 2,8 | 2,8 | 0 | 1 | 0,7 | 0,43 | 0,18 | 0,56 | 0,0 | 65 | 0 | **Gerste**, Vollkornmehl |
| 5 | 270 | 20 | 65 | 210 | 2,0 | 2,1 | 0 | 0 | 0,1 | 0,09 | 0,08 | 0,22 | 0,0 | 20 | 0 | Graupen |
| 1 | 415 | 25 | 135 | 420 | 4,4 | 3,7 | 0 | 0 | 0,2 | 0,30 | 0,15 | 0,30 | 0,0 | 50 | 0 | **Grünkern/Dinkel**, entspelzt |
| 1 | 135 | 10 | 30 | 115 | 1,1 | 1,5 | 0 | 0 | 0,3 | 0,30 | 0,10 | 0,30 | 0,0 | 50 | 0 | Mehl, Typ 630 |
| 2 | 380 | 25 | 115 | 385 | 3,2 | 2,8 | 0 | 1 | 1,4 | 0,42 | 0,09 | 0,30 | 0,0 | 50 | 0 | Vollkornmehl |
| 8 | 355 | 80 | 130 | 340 | 5,8 | 3,2 | 0 | 0 | 0,8 | 0,67 | 0,17 | 0,95 | 0,0 | 35 | 0 | **Hafer**, entspelzt |
| 5 | 400 | 45 | 130 | 430 | 5,5 | 4,0 | 0 | + | 1,5 | 0,59 | 0,15 | 0,16 | 0,0 | 85 | 0 | Haferflocken |
| 3 | 170 | 10 | 125 | 275 | 6,9 | 2,9 | 0 | 0 | 0,4 | 0,43 | 0,11 | 0,52 | 0,0 | 20 | 0 | **Hirse**, geschält |
| 6 | 270 | 8 | 90 | 210 | 1,5 | 1,7 | 0 | 920 | 2,0 | 0,36 | 0,20 | 0,40 | 0,0 | 25 | 0 | **Mais**, ganzes Korn |
| 1 | 120 | 20 | 50 | 256 | 1,0 | 2,2 | 0 | 300 | 1,5 | 0,44 | 0,13 | 0,06 | 0,0 | 10 | 0 | Mehl |
| 3 | 7 | 10 | 2 | 30 | 0,5 | 0,4 | 0 | 0 | 0,0 | 0,00 | 0,01 | 0,01 | 0,0 | 0 | 0 | Stärke |
| 1 | 80 | 4 | 20 | 70 | 1,0 | 0,4 | 0 | 260 | 0,5 | 0,13 | 0,04 | 0,15 | 0,0 | 5 | 0 | Grieß (Polenta) |
| 10 | 805 | 80 | 275 | 330 | 8,0 | 2,5 | 0 | 0 | 0,1 | 0,45 | 0,05 | 0,14 | 0,0 | 50 | 4 | **Quinoa** (Reismelde) |
| 10 | 260 | 15 | 110 | 280 | 3,2 | 1,6 | 0 | 0 | 0,7 | 0,40 | 0,09 | 0,28 | 0,0 | 15 | 0 | **Reis**, entspelzt |
| 4 | 110 | 6 | 30 | 110 | 0,9 | 1,0 | 0 | 0 | 0,2 | 0,06 | 0,03 | 0,15 | 0,0 | 10 | 0 | poliert |
| 2 | 45 | 10 | 10 | 40 | 1,0 | 0,6 | 0 | 0 | 0,1 | 0,08 | 0,01 | 0,07 | 0,0 | 4 | 0 | parboiled, gekocht |
| 3 | 75 | 6 | 40 | 100 | 1,2 | 0,7 | 0 | 0 | 0,2 | 0,07 | 0,02 | 0,05 | 0,0 | 6 | 0 | Naturreis, gekocht |

Der essbare Anteil von 100 g verzehrsfertiger Lebensmittel enthält:

| | Energie | | | Eiweiß | Fett | | | | | Kohlenhydrate | | | | NaCl | Wasser | Portion |
|---|---|---|---|---|---|---|---|---|---|---|---|---|---|---|---|---|
| | | | Dichte | | ges. | GFS | EUFS | MUFS | Chol. | ges. | Mono/Di | Poly | Ball. | | | |
| | kcal | kJ | kcal/g | g | g | g | g | g | mg | g | g | g | g | mg | g | g |
| **Reis**, Mehl | 351 | 1467 | 3,5 | 7 | 1 | 0,1 | 0,2 | 0,2 | 0 | 80 | + | 80 | 2,0 | 10 | 9 | 20 (1 EL) |
| Stärke | 348 | 1459 | 3,5 | 1 | 0 | 0,0 | 0,0 | 0,0 | 0 | 85 | + | 85 | 0,2 | 10 | 13 | 20 (1 EL) |
| **Roggen**, ganzes Korn | 294 | 1229 | 2,9 | 9 | 2 | 0,3 | 0,4 | 0,8 | 0 | 61 | 1 | 52 | 13,2 | 10 | 13 | 20 (1 EL) |
| Mehl, Type 815 | 319 | 1333 | 3,2 | 7 | 1 | 0,1 | 0,1 | 0,5 | 0 | 71 | 7 | 64 | 6,5 | 3 | 14 | 20 (1 EL) |
| Mehl, Type 1150 | 316 | 1320 | 3,2 | 9 | 1 | 0,2 | 0,1 | 0,6 | 0 | 68 | 6 | 62 | 8,0 | 3 | 13 | 20 (1 EL) |
| Schrot, Type >1700 | 290 | 1212 | 2,9 | 11 | 2 | 0,2 | 0,2 | 0,7 | 0 | 59 | 1 | 58 | 14,0 | 5 | 14 | 20 (1 EL) |
| Flocken | 295 | 1237 | 3,0 | 9 | 2 | 0,2 | 0,2 | 0,8 | 0 | 60 | 1 | 58 | 13,3 | 5 | 14 | 60 |
| **Sago** | 341 | 1427 | 3,4 | 1 | + | + | 0,0 | + | 0 | 83 | 0 | 83 | 0,1 | 20 | 15 | 20 (1 EL) |
| **Tapiokastärke** | 349 | 1460 | 3,4 | 1 | + | 0,1 | 0,1 | + | 0 | 85 | 0 | 85 | 1,8 | 10 | 12 | 20 (1 EL) |
| **Weizen**, ganzes Korn | 297 | 1261 | 3,0 | 11 | 2 | 0,3 | 0,2 | 0,8 | 0 | 60 | 1 | 58 | 13,3 | 20 | 12 | 20 (1 EL) |
| Mehl, Type 405 | 335 | 1400 | 3,3 | 11 | 1 | 0,2 | 0,1 | 0,5 | 0 | 72 | 1 | 71 | 4,0 | 5 | 11 | 20 (1 EL) |
| Mehl, Type 550 | 338 | 1412 | 3,4 | 11 | 1 | 0,2 | 0,1 | 0,5 | 0 | 72 | 1 | 71 | 4,3 | 5 | 11 | 20 (1 EL) |
| Vollkornmehl, Type 1700 | 307 | 1283 | 3,1 | 12 | 2 | 0,3 | 0,3 | 1,1 | 0 | 61 | 1 | 60 | 11,5 | 5 | 12 | 20 (1 EL) |
| Flocken | 306 | 1279 | 3,1 | 11 | 2 | 0,3 | 0,2 | 0,8 | 0 | 60 | 1 | 59 | 13,0 | 15 | 12 | 10 (1 EL) |
| Grieß | 321 | 1341 | 3,2 | 10 | 1 | 0,1 | 0,1 | 0,4 | 0 | 69 | + | 68 | 7,1 | 3 | 13 | 20 (1 EL) |
| Keime | 312 | 1304 | 3,1 | 28 | 9 | 1,8 | 1,5 | 5,0 | 0 | 31 | 15 | 15 | 17,7 | 15 | 11 | 10 (1 EL) |
| Kleie | 172 | 718 | 1,7 | 16 | 5 | 0,7 | 0,7 | 2,4 | 0 | 18 | 2 | 13 | 45,0 | 5 | 13 | 5 (1 EL) |
| Stärke | 347 | 1450 | 3,5 | + | + | 0,0 | 0,0 | 0,0 | 0 | 86 | + | 82 | 1,2 | 5 | 12 | 20 (1 EL) |
| **Wildreis** | 374 | 1564 | 3,7 | 15 | 1 | 0,3 | 0,3 | 0,4 | 0 | 75 | + | 75 | 6,2 | 20 | 1 | 20 (1 EL) |
| Wildreismischung | 357 | 1495 | 3,6 | 10 | 2 | 0,5 | 0,5 | 0,7 | 0 | 74 | + | 74 | 3,2 | 25 | 9 | 30 (1 EL) |
| **Brot und Brötchen** | | | | | | | | | | | | | | | | |
| **Baguette/-brötchen** | 284 | 1188 | 2,8 | 10 | 2 | 0,4 | 0,6 | 0,8 | 0 | 56 | 3 | 53 | 3,6 | 1850 | 26 | 125 |
| **Brötchen** (Semmeln) | 272 | 1136 | 2,7 | 9 | 2 | 0,4 | 0,6 | 0,8 | 0 | 55 | 3 | 51 | 3,0 | 1350 | 29 | 45 |
| Sesam-/Mohnbrötchen | 264 | 1103 | 2,6 | 9 | 3 | 0,5 | 0,5 | 1,9 | 0 | 49 | 1 | 48 | 4,0 | 1370 | 32 | 45 |
| Kleiebrötchen | 250 | 1047 | 2,5 | 9 | 1 | 0,3 | 0,2 | 0,4 | 0 | 49 | 2 | 47 | 5,8 | 1360 | 32 | 45 |
| Rosinenbrötchen | 259 | 1086 | 2,6 | 8 | 1 | 0,3 | 0,3 | 0,4 | 0 | 53 | 8 | 44 | 3,5 | 1320 | 32 | 45 |

| Mineralstoffe | | | | | | | Vitamine | | | | | | | | | |
|---|---|---|---|---|---|---|---|---|---|---|---|---|---|---|---|---|
| Na mg | K mg | Ca mg | Mg mg | P mg | Fe mg | Zn mg | Ret. µg | Caro. µg | E mg | $B_1$ mg | $B_2$ mg | $B_6$ mg | $B_{12}$ µg | Fol. µg | C mg | |
| 4 | 100 | 7 | 20 | 90 | 0,4 | 0,4 | 0 | 0 | 0,1 | 0,06 | 0,03 | 0,20 | 0,0 | 10 | 0 | **Reis**, Mehl |
| 4 | 8 | 20 | 20 | 10 | + | 0,1 | 0 | 0 | 0,0 | 0,00 | 0,00 | 0,00 | 0,0 | 0 | 0 | Stärke |
| 4 | 510 | 35 | 90 | 340 | 2,8 | 2,8 | 0 | 12 | 1,4 | 0,37 | 0,17 | 0,23 | 0,0 | 140 | 0 | **Roggen**, ganzes Korn |
| 1 | 170 | 20 | 25 | 125 | 2,0 | 1,5 | 0 | 0 | 0,4 | 0,18 | 0,09 | 0,11 | 0,0 | 15 | 0 | Mehl, Type 815 |
| 1 | 300 | 25 | 50 | 195 | 2,1 | 2,1 | 0 | 0 | 0,9 | 0,22 | 0,10 | 0,35 | 0,0 | 35 | 0 | Mehl, Type 1150 |
| 2 | 500 | 35 | 95 | 355 | 3,7 | 2,5 | 0 | 6 | 1,6 | 0,30 | 0,14 | 0,30 | 0,0 | 75 | 0 | Schrot, Type >1700 |
| 2 | 450 | 65 | 120 | 350 | 3,7 | 2,5 | 0 | 10 | 1,2 | 0,35 | 0,17 | 0,29 | 0,0 | 55 | 0 | Flocken |
| 8 | 15 | 35 | 6 | 7 | 1,8 | 0,2 | 0 | 0 | 0,0 | + | + | 0,01 | 0,0 | 0 | 0 | **Sago** |
| 4 | 20 | 10 | 5 | 10 | 1,0 | + | 0 | 0 | 0,0 | + | 0,10 | 0,01 | 0,0 | 0 | 0 | **Tapiokastärke** |
| 8 | 380 | 35 | 100 | 340 | 3,2 | 2,6 | 0 | 20 | 1,4 | 0,46 | 0,09 | 0,27 | 0,0 | 85 | 0 | **Weizen**, ganzes Korn |
| 2 | 110 | 15 | 15 | 75 | 1,4 | 0,7 | 0 | 0 | 0,2 | 0,06 | 0,03 | 0,18 | 0,0 | 10 | 0 | Mehl, Type 405 |
| 2 | 150 | 15 | 25 | 110 | 1,4 | 0,8 | 0 | 0 | 0,3 | 0,11 | 0,08 | 0,20 | 0,0 | 15 | 0 | Mehl, Type 550 |
| 2 | 390 | 25 | 130 | 350 | 5,0 | 3,4 | 0 | 5 | 2,1 | 0,47 | 0,17 | 0,46 | 0,0 | 50 | 0 | Vollkornmehl, Type 1700 |
| 5 | 380 | 35 | 100 | 340 | 3,2 | 2,5 | 0 | 20 | 1,0 | 0,45 | 0,10 | 0,27 | 0,0 | 85 | 0 | Flocken |
| 1 | 110 | 15 | 30 | 90 | 1,0 | 1,0 | 0 | 0 | 0,6 | 0,12 | 0,04 | 0,10 | 0,0 | 20 | 0 | Grieß |
| 5 | 1050 | 50 | 290 | 1000 | 8,5 | 8,6 | 0 | 60 | 25,0 | 2,00 | 0,72 | 0,50 | 0,0 | 520 | 0 | Keime |
| 2 | 1350 | 65 | 480 | 1140 | 16,0 | 9,0 | 0 | 5 | 2,7 | 0,65 | 0,51 | 0,73 | 0,0 | 195 | 0 | Kleie |
| 2 | 15 | 0 | 4 | 20 | 0,0 | + | 0 | 0 | 0,0 | 0,00 | 0,00 | 0,00 | 0,0 | 0 | 0 | Stärke |
| 7 | 425 | 20 | 175 | 430 | 2,0 | 6,0 | 0 | 1 | + | 0,12 | 0,26 | 0,39 | 0,0 | 95 | 0 | **Wildreis** |
| 10 | 300 | 20 | 125 | 320 | 2,9 | 3,0 | 0 | 1 | 0,4 | 0,34 | 0,13 | 0,30 | 0,0 | 40 | 0 | Wildreismischung |
| | | | | | | | | | | | | | | | | **Brot und Brötchen** |
| 730 | 165 | 50 | 20 | 140 | 1,0 | 0,8 | 0 | 0 | 0,8 | 0,16 | 0,08 | 0,09 | 0,0 | 45 | 0 | **Baguette/-brötchen** |
| 530 | 130 | 25 | 30 | 100 | 1,2 | 1,1 | 0 | 0 | 0,8 | 0,10 | 0,03 | 0,04 | 0,0 | 35 | 0 | **Brötchen** (Semmeln) |
| 540 | 165 | 130 | 40 | 130 | 1,2 | 1,0 | 3 | 1 | 0,6 | 0,11 | 0,06 | 0,03 | 0,0 | 15 | 0 | Sesam-/Mohnbrötchen |
| 535 | 210 | 60 | 50 | 155 | 1,7 | 1,2 | 3 | 0 | 0,5 | 0,11 | 0,08 | 0,05 | 0,0 | 15 | 0 | Kleiebrötchen |
| 520 | 195 | 65 | 25 | 95 | 0,9 | 0,7 | 3 | 2 | 0,4 | 0,08 | 0,05 | 0,02 | 0,0 | 10 | 0 | Rosinenbrötchen |

Der essbare Anteil von 100 g verzehrsfertiger Lebensmittel enthält:

| | Energie | | | Eiweiß | Fett | | | | | Kohlenhydrate | | | | NaCl | Wasser | Portion |
|---|---|---|---|---|---|---|---|---|---|---|---|---|---|---|---|---|
| | | | Dichte | | ges. | GFS | EUFS | MUFS | Chol. | ges. | Mono/Di | Poly | Ball. | | | |
| | kcal | kJ | kcal/g | g | g | g | g | g | mg | g | g | g | g | mg | g | g |
| **Roggenbrötchen** | 268 | 1120 | 2,7 | 10 | 2 | 0,3 | 0,3 | 0,4 | 0 | 51 | 4 | 46 | 5,8 | 1320 | 29 | 45 |
| **Vollkornbrötchen** | 220 | 919 | 2,2 | 8 | 2 | 0,2 | 0,2 | 0,7 | 0 | 42 | 1 | 41 | 6,6 | 1370 | 38 | 45 |
| mit Zwiebeln | 214 | 894 | 2,1 | 8 | 2 | 0,2 | 0,2 | 0,7 | 0 | 41 | 1 | 40 | 6,5 | 1320 | 40 | 45 |
| mit Sonnenblumenkernen | 231 | 968 | 2,3 | 9 | 3 | 0,4 | 0,5 | 1,0 | 0 | 42 | 1 | 41 | 6,5 | 1320 | 37 | 45 |
| **Croissant** | 510 | 2134 | 5,1 | 7 | 33 | 15,3 | 10,9 | 5,5 | 60 | 45 | 5 | 40 | 2,1 | 940 | 10 | 40 |
| mit Schokolade | 416 | 1741 | 4,2 | 9 | 26 | 12,1 | 9,0 | 1,2 | 80 | 42 | 10 | 31 | 2,4 | 600 | 20 | 60 |
| **Fladenbrot**, Roggenmehl | 198 | 831 | 2,0 | 5 | 1 | 0,2 | 0,2 | 0,3 | 0 | 41 | 3 | 37 | 7,0 | 1140 | 44 | 50 |
| Weizenmehl (Pita) | 242 | 1015 | 2,4 | 8 | 1 | 0,3 | 0,3 | 0,4 | 0 | 49 | 1 | 47 | 3,2 | 1370 | 36 | 50 |
| **Grahambrot** | 199 | 832 | 2,0 | 8 | 1 | 0,2 | 0,2 | 0,6 | 0 | 40 | 2 | 37 | 8,3 | 1090 | 42 | 45 |
| **Grissini** | 265 | 1110 | 2,7 | 8 | 11 | 1,5 | 5,5 | 2,9 | 0 | 34 | + | 34 | 5,5 | 150 | 40 | 20 |
| **Knäckebrot**, aus Roggen | 321 | 1343 | 3,2 | 9 | 1 | 0,1 | 0,1 | 0,3 | 0 | 68 | 6 | 61 | 14,8 | 1470 | 5 | 12 |
| mit Sesam | 359 | 1500 | 3,6 | 10 | 8 | 1,2 | 2,8 | 3,0 | 0 | 61 | 5 | 56 | 12,0 | 1700 | 7 | 15 |
| aus Weizen | 357 | 1495 | 3,6 | 12 | 2 | 0,4 | 0,4 | 0,6 | 0 | 72 | 2 | 70 | 4,8 | 2030 | 7 | 12 |
| leicht | 356 | 1492 | 3,6 | 13 | 2 | 0,3 | 0,5 | 0,6 | 0 | 70 | 3 | 67 | 6,5 | 1900 | 7 | 6 |
| ballaststoffreich | 320 | 1340 | 3,2 | 10 | 2 | 0,4 | 0,4 | 0,7 | 0 | 64 | 6 | 58 | 15,0 | 1750 | 7 | 10 |
| **Laugenbrezel/-brötchen** | 300 | 1257 | 3,0 | 9 | 4 | 1,2 | 1,1 | 0,9 | 0 | 56 | 1 | 55 | 3,7 | 3050 | 25 | 50 |
| **Laugencroissant** | 405 | 1693 | 4,1 | 6 | 23 | 10,2 | 7,7 | 4,1 | 35 | 43 | 6 | 36 | 1,6 | 840 | 25 | 50 |
| **Mehrkornbrot** | 203 | 848 | 2,0 | 7 | 1 | 0,2 | 0,2 | 0,6 | 0 | 40 | 1 | 39 | 7,5 | 1100 | 41 | 50 |
| **Paniermehl** | 358 | 1496 | 3,6 | 10 | 2 | 0,4 | 0,3 | 0,7 | 0 | 74 | 4 | 69 | 5,3 | 1020 | 7 | 15 (1 EL) |
| **Pumpernickel** | 181 | 758 | 1,8 | 7 | 1 | 0,1 | 0,2 | 0,3 | 0 | 36 | 3 | 29 | 9,3 | 940 | 45 | 40 |
| **Roggenbrot** (Graubrot) | 217 | 907 | 2,2 | 7 | 1 | 0,3 | 0,3 | 0,4 | 0 | 46 | 2 | 44 | 6,5 | 1300 | 39 | 45 |
| **Roggenmischbrot** | 210 | 877 | 2,1 | 7 | 1 | 0,2 | 0,2 | 0,4 | 0 | 44 | 1 | 43 | 6,1 | 1360 | 41 | 45 |
| **Roggenschrotbrot** | 187 | 780 | 2,1 | 6 | 1 | 0,1 | 0,1 | 0,4 | 0 | 38 | 2 | 36 | 7,0 | 190 | 46 | 50 |
| **Roggenvollkornbrot** | 193 | 806 | 1,9 | 7 | 1 | 0,1 | 0,1 | 0,6 | 0 | 39 | 2 | 37 | 8,1 | 1330 | 43 | 50 |
| **Schinkenhörnchen**, Blätterteig | 539 | 2259 | 5,4 | 11 | 41 | 25,0 | 12,2 | 2,3 | 170 | 31 | 2 | 29 | 1,3 | 610 | 14 | 70 |
| **Sechskornbrot** | 216 | 902 | 2,2 | 8 | 2 | 0,3 | 0,3 | 0,8 | 0 | 43 | 1 | 41 | 9,0 | 1320 | 37 | 45 |

Der essbare Anteil von 100 g verzehrsfertiger Lebensmittel enthält:

| Mineralstoffe | | | | | | | Vitamine | | | | | | | | | |
|---|---|---|---|---|---|---|---|---|---|---|---|---|---|---|---|---|
| Na mg | K mg | Ca mg | Mg mg | P mg | Fe mg | Zn mg | Ret. µg | Caro. µg | E mg | $B_1$ mg | $B_2$ mg | $B_6$ mg | $B_{12}$ µg | Fol. µg | C mg | |
| 520 | 160 | 120 | 40 | 160 | 1,6 | 1,4 | 0 | 0 | 0,7 | 0,16 | 0,06 | 0,09 | 0,0 | 8 | 0 | **Roggenbrötchen** |
| 540 | 260 | 25 | 90 | 245 | 3,0 | 2,4 | 0 | 5 | 1,1 | 0,29 | 0,12 | 0,24 | 0,0 | 20 | 0 | **Vollkornbrötchen** |
| 520 | 260 | 30 | 90 | 240 | 2,9 | 2,2 | 0 | 5 | 1,0 | 0,28 | 0,12 | 0,24 | 0,0 | 20 | 0 | mit Zwiebeln |
| 520 | 285 | 30 | 100 | 265 | 3,1 | 2,5 | 0 | 5 | 2,7 | 0,36 | 0,13 | 0,29 | 0,0 | 25 | 0 | mit Sonnenblumenkernen |
| 370 | 145 | 50 | 20 | 110 | 0,7 | 0,7 | 210 | 240 | 0,3 | 0,09 | 0,14 | 0,06 | 0,1 | 10 | + | **Croissant** |
| 235 | 265 | 75 | 35 | 150 | 1,4 | 1,0 | 140 | 75 | 2,3 | 0,12 | 0,21 | 0,11 | 0,3 | 60 | + | mit Schokolade |
| 450 | 170 | 25 | 45 | 140 | 1,5 | 1,5 | 0 | 0 | 0,7 | 0,18 | 0,05 | 0,08 | 0,0 | 15 | 0 | **Fladenbrot**, Roggenmehl |
| 540 | 130 | 60 | 25 | 90 | 0,7 | 0,7 | 3 | 0 | 0,4 | 0,09 | 0,06 | 0,02 | 0,0 | 20 | 0 | Weizenmehl (Pita) |
| 430 | 210 | 40 | 40 | 240 | 1,6 | 1,6 | 0 | + | 0,3 | 0,21 | 0,11 | 0,08 | 0,0 | 30 | 0 | **Grahambrot** |
| 60 | 275 | 100 | 70 | 225 | 2,7 | 1,9 | 7 | 15 | 1,0 | 0,21 | 0,22 | 0,18 | 0,0 | 35 | 0 | **Grissini** |
| 580 | 510 | 50 | 110 | 320 | 2,9 | 2,3 | 0 | 0 | 1,2 | 0,24 | 0,07 | 0,16 | 0,0 | 25 | 0 | **Knäckebrot**, aus Roggen |
| 670 | 305 | 125 | 110 | 275 | 3,4 | 3,1 | 0 | 5 | 1,0 | 0,36 | 0,11 | 0,21 | 0,0 | 35 | 0 | mit Sesam |
| 800 | 195 | 85 | 35 | 130 | 1,0 | 1,0 | 0 | 0 | 0,6 | 0,13 | 0,09 | 0,03 | 0,0 | 30 | 0 | aus Weizen |
| 750 | 190 | 30 | 50 | 170 | 2,1 | 1,8 | 0 | 0 | 0,6 | 0,31 | 0,06 | 0,12 | 0,0 | 40 | 0 | leicht |
| 690 | 380 | 40 | 110 | 310 | 3,8 | 3,1 | 0 | 0 | 1,2 | 0,33 | 0,12 | 0,19 | 0,0 | 40 | 0 | ballaststoffreich |
| 1200 | 145 | 60 | 30 | 160 | 1,4 | 0,8 | 10 | 15 | 0,2 | 0,16 | 0,04 | 0,06 | 0,0 | 8 | 0 | **Laugenbrezel/-brötchen** |
| 330 | 125 | 25 | 15 | 60 | 0,4 | 0,5 | 125 | 145 | 0,2 | 0,07 | 0,09 | 0,04 | 0,0 | 7 | 0 | **Laugencroissant** |
| 435 | 325 | 30 | 70 | 235 | 2,6 | 1,7 | 0 | 3 | 0,6 | 0,11 | 0,10 | 0,19 | 0,0 | 35 | 0 | **Mehrkornbrot** |
| 400 | 130 | 50 | 25 | 100 | 1,2 | 0,9 | 0 | 0 | 0,4 | 0,20 | 0,05 | 0,11 | 0,0 | 40 | 0 | **Paniermehl** |
| 370 | 190 | 25 | 55 | 145 | 1,9 | 1,7 | 0 | 4 | 0,9 | 0,04 | 0,05 | 0,13 | 0,0 | 25 | 0 | **Pumpernickel** |
| 510 | 245 | 30 | 35 | 120 | 2,3 | 1,2 | 0 | + | 1,1 | 0,18 | 0,11 | 0,13 | 0,0 | 15 | 0 | **Roggenbrot** (Graubrot) |
| 535 | 185 | 50 | 30 | 140 | 1,2 | 1,0 | 0 | 0 | 0,4 | 0,17 | 0,08 | 0,12 | 0,0 | 30 | 0 | **Roggenmischbrot** |
| 430 | 265 | 25 | 50 | 200 | 2,0 | 1,6 | 0 | 2 | 0,5 | 0,10 | 0,08 | 0,14 | 0,0 | 20 | 0 | **Roggenschrotbrot** |
| 525 | 290 | 35 | 55 | 200 | 2,0 | 1,5 | 0 | 1 | 1,2 | 0,18 | 0,15 | 0,15 | 0,0 | 15 | 0 | **Roggenvollkornbrot** |
| 240 | 205 | 30 | 15 | 140 | 0,8 | 1,1 | 320 | 280 | 1,3 | 0,14 | 0,10 | 0,08 | 0,6 | 10 | 2 | **Schinkenhörnchen**, Blätterteig |
| 520 | 290 | 25 | 70 | 270 | 2,2 | 1,8 | 0 | 1 | 1,0 | 0,15 | 0,10 | 0,16 | 0,0 | 25 | 0 | **Sechskornbrot** |

Der essbare Anteil von 100 g verzehrsfertiger Lebensmittel enthält:

| | Energie | | | Eiweiß | Fett | | | | | Kohlenhydrate | | | | NaCl | Wasser | Portion |
|---|---|---|---|---|---|---|---|---|---|---|---|---|---|---|---|---|
| | | | Dichte | | ges. | GFS | EUFS | MUFS | Chol. | ges. | Mono/Di | Poly | Ball. | | | |
| | kcal | kJ | kcal/g | g | g | g | g | g | mg | g | g | g | g | mg | g | g |
| **Toastbrot**, Weizenmehl | 238 | 995 | 2,4 | 8 | 1 | 0,2 | 0,3 | 0,4 | 0 | 49 | 4 | 44 | 3,2 | 1370 | 36 | 30 |
| Roggentoast | 250 | 1045 | 2,5 | 8 | 3 | 1,0 | 1,0 | 0,9 | 0 | 47 | 2 | 45 | 3,8 | 1100 | 34 | 30 |
| Vollkorntoast | 213 | 893 | 2,1 | 8 | 3 | 0,4 | 0,2 | 2,0 | 0 | 38 | 2 | 36 | 7,5 | 990 | 41 | 30 |
| **Vollkornbrot** mit Sonnenblumenkernen | 219 | 916 | 2,2 | 9 | 3 | 0,4 | 0,6 | 1,7 | 0 | 38 | 1 | 37 | 7,9 | 1245 | 40 | 50 |
| **Weißbrot**, mit Rosinen | 247 | 1036 | 2,5 | 8 | 1 | 0,3 | 0,2 | 0,4 | 4 | 51 | 7 | 43 | 1,4 | 1270 | 36 | 30 |
| **Weizenbrot** (Weißbrot) | 238 | 994 | 2,4 | 8 | 1 | 0,3 | 0,3 | 0,4 | 0 | 49 | 2 | 47 | 3,2 | 1370 | 36 | 40 |
| **Weizenmischbrot** | 226 | 944 | 2,3 | 7 | 1 | 0,1 | 0,2 | 0,3 | 0 | 48 | 1 | 47 | 4,6 | 1400 | 39 | 50 |
| **Weizenschrotbrot** | 212 | 886 | 2,1 | 8 | 1 | 0,2 | 0,2 | 0,6 | 0 | 42 | + | 41 | 6,3 | 1070 | 40 | 50 |
| **Weizenvollkornbrot** | 200 | 836 | 2,0 | 8 | 1 | 0,2 | 0,2 | 0,5 | 0 | 41 | + | 41 | 7,5 | 1170 | 42 | 50 |
| Dauerbackwaren | | | | | | | | | | | | | | | | |
| **Anisplätzchen** | 380 | 1588 | 3,8 | 9 | 4 | 1,0 | 1,4 | 0,7 | 125 | 78 | 45 | 32 | 1,3 | 200 | 7 | 10 |
| **Butterkekse** | 434 | 1818 | 4,3 | 8 | 11 | 6,0 | 3,0 | 1,0 | 80 | 75 | 25 | 50 | 3,3 | 980 | 1 | 5 |
| **Cracker** | 379 | 1585 | 3,8 | 11 | 3 | 1,0 | 0,9 | 1,0 | 0 | 75 | 1 | 74 | 3,8 | 2440 | 4 | 25 |
| **Doppelkekse** | 468 | 1956 | 4,7 | 8 | 19 | 10,5 | 6,0 | 1,2 | 60 | 66 | 25 | 40 | 2,0 | 630 | 4 | 25 |
| **Erdnussflips/-locken** | 528 | 2207 | 5,3 | 10 | 34 | 6,6 | 18,2 | 8,1 | 0 | 45 | 2 | 43 | 5,0 | 1940 | 2 | 25 |
| **Haferflockengebäck** | 410 | 1714 | 4,1 | 7 | 20 | 11,4 | 6,0 | 1,4 | 0 | 49 | 20 | 29 | 3,5 | 300 | 18 | 20 |
| **Honigkuchen** | 307 | 1285 | 3,1 | 4 | 1 | 0,5 | 0,3 | 0,2 | 2 | 68 | 43 | 25 | 1,3 | 280 | 24 | 70 |
| **Kartoffelchips** | 554 | 2318 | 5,5 | 5 | 39 | 9,9 | 8,0 | 20,7 | 0 | 45 | 2 | 43 | 4,2 | 1140 | 2 | 25 |
| **Käsegebäck**, Blätterteig | 529 | 2211 | 5,3 | 11 | 38 | 24,7 | 10,5 | 1,0 | 100 | 35 | 2 | 33 | 1,2 | 470 | 12 | 50 |
| **Kekse**, gemischt | 500 | 2090 | 5,0 | 6 | 25 | 15,6 | 7,1 | 1,0 | 110 | 60 | 26 | 34 | 1,3 | 200 | 5 | 25 |
| mit Schokolade | 489 | 2044 | 4,9 | 6 | 22 | 16,7 | 1,5 | 1,1 | 20 | 67 | 41 | 24 | 1,0 | 410 | 3 | 25 |
| mit Orange und Schokolade | 368 | 1538 | 3,7 | 4 | 10 | 5,0 | 2,0 | 3,0 | 20 | 66 | 55 | 10 | 1,5 | 330 | 18 | 25 |
| **Kokosmakronen** | 450 | 1885 | 4,5 | 6 | 27 | 25,0 | 1,3 | 0,2 | 0 | 45 | 45 | 0 | 6,0 | 130 | 13 | 25 |
| **Lebkuchen** | 388 | 1622 | 3,9 | 11 | 14 | 1,8 | 8,2 | 3,0 | 100 | 54 | 35 | 19 | 3,5 | 190 | 16 | 40 |
| mit Schokolade | 400 | 1670 | 4,0 | 12 | 16 | 4,6 | 8,3 | 2,6 | 80 | 50 | 35 | 15 | 4,0 | 250 | 13 | 45 |

| Mineralstoffe | | | | | | | Vitamine | | | | | | | | | |
|---|---|---|---|---|---|---|---|---|---|---|---|---|---|---|---|---|
| Na mg | K mg | Ca mg | Mg mg | P mg | Fe mg | Zn mg | Ret. µg | Caro. µg | E mg | $B_1$ mg | $B_2$ mg | $B_6$ mg | $B_{12}$ µg | Fol. µg | C mg | |
| 540 | 130 | 60 | 25 | 90 | 0,7 | 0,7 | 0 | 15 | 0,6 | 0,09 | 0,06 | 0,02 | 0,0 | 20 | 0 | **Toastbrot**, Weizenmehl |
| 435 | 280 | 40 | 45 | 190 | 2,1 | 1,7 | 0 | 10 | 0,5 | 0,10 | 0,10 | 0,05 | 0,0 | 25 | 0 | Roggentoast |
| 390 | 350 | 40 | 65 | 250 | 2,5 | 1,7 | 0 | 10 | 0,6 | 0,23 | 0,19 | 0,23 | 0,0 | 20 | 0 | Vollkorntoast |
| | | | | | | | | | | | | | | | | **Vollkornbrot** |
| 490 | 330 | 40 | 75 | 240 | 2,3 | 1,8 | 0 | 5 | 3,6 | 0,31 | 0,16 | 0,23 | 0,0 | 20 | 0 | mit Sonnenblumenkernen |
| 500 | 185 | 60 | 25 | 90 | 0,8 | 0,6 | 3 | 2 | 0,4 | 0,09 | 0,06 | 0,03 | 0,0 | 20 | 0 | **Weißbrot**, mit Rosinen |
| 540 | 130 | 60 | 25 | 90 | 0,7 | 0,7 | 0 | + | 0,6 | 0,09 | 0,06 | 0,02 | 0,0 | 20 | 0 | **Weizenbrot** (Weißbrot) |
| 550 | 175 | 35 | 40 | 125 | 1,7 | 1,3 | 0 | 0 | 0,4 | 0,14 | 0,07 | 0,09 | 0,0 | 25 | 0 | **Weizenmischbrot** |
| 420 | 270 | 25 | 65 | 210 | 1,9 | 1,4 | 0 | + | 0,7 | 0,14 | 0,11 | 0,08 | 0,0 | 30 | 0 | **Weizenschrotbrot** |
| 460 | 210 | 30 | 60 | 205 | 2,0 | 1,5 | 0 | + | 0,8 | 0,25 | 0,15 | 0,08 | 0,0 | 30 | 0 | **Weizenvollkornbrot** |
| | | | | | | | | | | | | | | | | **Dauerbackwaren** |
| 80 | 135 | 25 | 10 | 100 | 1,2 | 0,8 | 90 | 4 | 0,7 | 0,06 | 0,12 | 0,03 | 0,6 | 15 | 0 | **Anisplätzchen** |
| 385 | 140 | 45 | 25 | 120 | 1,8 | 1,1 | 150 | 95 | 0,8 | 0,13 | 0,18 | 0,17 | 0,0 | 9 | 0 | **Butterkekse** |
| 960 | 165 | 70 | 30 | 445 | 1,1 | 0,9 | 15 | 20 | 0,2 | 0,09 | 0,07 | 0,08 | 0,0 | 10 | 0 | **Cracker** |
| 250 | 270 | 50 | 50 | 170 | 2,0 | 1,4 | 80 | 30 | 1,1 | 0,07 | 0,20 | 0,09 | 0,0 | 10 | 0 | **Doppelkekse** |
| 765 | 165 | 15 | 45 | 105 | 0,9 | 0,7 | 0 | 155 | 4,3 | 0,18 | 0,04 | 0,12 | 0,0 | 15 | 0 | **Erdnussflips/-locken** |
| 120 | 175 | 25 | 45 | 220 | 1,9 | 1,6 | 150 | 75 | 1,0 | 0,16 | 0,07 | 0,04 | 0,3 | 20 | 0 | **Haferflockengebäck** |
| 110 | 135 | 40 | 15 | 105 | 1,3 | 0,4 | 5 | 4 | 0,1 | 0,04 | 0,04 | 0,04 | 0,1 | 3 | + | **Honigkuchen** |
| 450 | 1000 | 50 | 65 | 145 | 2,3 | 0,9 | 0 | 60 | 6,1 | 0,22 | 0,10 | 0,89 | 0,0 | 20 | 8 | **Kartoffelchips** |
| 185 | 130 | 60 | 15 | 200 | 0,4 | 0,6 | 270 | 175 | 1,0 | 0,05 | 0,13 | 0,05 | 0,4 | 6 | 0 | **Käsegebäck**, Blätterteig |
| 80 | 100 | 15 | 10 | 10 | 0,6 | 0,5 | 235 | 50 | 1,0 | 0,05 | 0,05 | 0,02 | 0,2 | 7 | 0 | **Kekse**, gemischt |
| 160 | 230 | 45 | 40 | 130 | 1,7 | 0,7 | 10 | 10 | 1,4 | 0,03 | 0,13 | 0,04 | 0,1 | 10 | 0 | mit Schokolade |
| 130 | 170 | 55 | 35 | 130 | 1,5 | 0,6 | 70 | 20 | 0,6 | 0,04 | 0,08 | 0,05 | 0,1 | 10 | 2 | mit Orange und Schokolade |
| 50 | 425 | 10 | 50 | 85 | 1,5 | 0,6 | 0 | 2 | 0,1 | 0,02 | 0,07 | 0,04 | 0,0 | 4 | + | **Kokosmakronen** |
| 75 | 240 | 45 | 55 | 175 | 1,5 | 1,2 | 70 | 55 | 3,2 | 0,08 | 0,13 | 0,30 | 0,4 | 15 | + | **Lebkuchen** |
| 100 | 605 | 80 | 105 | 240 | 6,0 | 1,8 | 60 | 50 | 5,0 | 0,09 | 0,16 | 0,07 | 0,5 | 20 | + | mit Schokolade |

Der essbare Anteil von 100 g verzehrsfertiger Lebensmittel enthält:

| | Energie | | | Eiweiß | Fett | | | | | Kohlenhydrate | | | | NaCl | Wasser | Portion |
|---|---|---|---|---|---|---|---|---|---|---|---|---|---|---|---|---|
| | | | Dichte | | ges. | GFS | EUFS | MUFS | Chol. | ges. | Mono/Di | Poly | Ball. | | | |
| | kcal | kJ | kcal/g | g | g | g | g | g | mg | g | g | g | g | mg | g | g |
| **Löffelbiskuit** | 410 | 1714 | 4,1 | 12 | 7 | 2,0 | 2,8 | 1,2 | 285 | 74 | 36 | 38 | 1,0 | 810 | 5 | 25 |
| **Mürbeteiggebäck** | 492 | 2057 | 4,9 | 8 | 25 | 13,2 | 8,7 | 1,8 | 90 | 58 | 25 | 33 | 2,3 | 200 | 5 | 50 |
| **Müslikekse** | 442 | 1850 | 4,4 | 9 | 24 | 2,5 | 11,3 | 9,0 | 0 | 47 | 16 | 31 | 9,0 | 510 | 8 | 50 |
| **Nussplätzchen** | 458 | 1914 | 4,6 | 10 | 29 | 14,0 | 9,8 | 3,4 | 100 | 40 | 21 | 19 | 2,9 | 220 | 17 | 50 |
| **Orangenplätzchen**, Biskuitteig | 375 | 1570 | 3,8 | 5 | 3 | 0,8 | 1,0 | 0,5 | 100 | 81 | 47 | 34 | 0,8 | 180 | 9 | 50 |
| **Pfeffernüsse** | 398 | 1668 | 3,9 | 8 | 5 | 0,7 | 2,6 | 1,1 | 45 | 79 | 45 | 34 | 2,2 | 190 | 5 | 25 |
| **Printen** | 464 | 1939 | 3,0 | 9 | 21 | 5,7 | 13,4 | 1,7 | 13 | 60 | 40 | 20 | 4,5 | 480 | 3 | 20 |
| **Salzstangen** | 352 | 1471 | 3,5 | 10 | 1 | 0,1 | 0,1 | 0,2 | 0 | 76 | 1 | 75 | 0,7 | 4550 | 10 | 30 |
| **Spekulatius** | 492 | 2060 | 4,9 | 8 | 25 | 13,2 | 8,7 | 1,8 | 90 | 58 | 25 | 33 | 2,4 | 220 | 5 | 50 |
| **Spritzgebäck**, Rührteig | 535 | 2239 | 5,4 | 7 | 32 | 17,8 | 10,7 | 1,9 | 70 | 54 | 24 | 30 | 2,5 | 15 | 3 | 50 |
| **Vanillekipferl** | 496 | 2073 | 5,0 | 8 | 31 | 14,9 | 11,5 | 2,6 | 145 | 47 | 25 | 22 | 2,5 | 190 | 11 | 50 |
| **Vollkornkekse** | 440 | 1840 | 4,4 | 11 | 22 | 2,6 | 5,7 | 11,9 | 0 | 51 | 16 | 35 | 6,8 | 150 | 8 | 50 |
| mit Nüssen | 449 | 1874 | 4,5 | 12 | 28 | 12,0 | 11,0 | 3,0 | 0 | 38 | 6 | 32 | 9,1 | 190 | 11 | 50 |
| mit Schokolade | 440 | 1842 | 4,4 | 12 | 22 | 5,2 | 6,2 | 9,7 | 0 | 48 | 20 | 28 | 8,2 | 220 | 7 | 50 |
| **Waffelkekse** | 455 | 1903 | 4,6 | 6 | 20 | 12,6 | 5,8 | 0,8 | 110 | 61 | 28 | 33 | 1,2 | 65 | 10 | 50 |
| mit Nougatfüllung | 458 | 1914 | 4,6 | 7 | 21 | 11,0 | 7,5 | 1,0 | 95 | 61 | 34 | 27 | 1,7 | 65 | 9 | 50 |
| **Zimtsterne** | 401 | 1676 | 4,0 | 8 | 17 | 2,5 | 10,5 | 3,2 | 0 | 54 | 53 | + | 3,0 | 90 | 17 | 15 |
| **Zwieback**, eifrei | 368 | 1538 | 3,7 | 10 | 4 | 0,6 | 0,5 | 2,0 | 0 | 73 | 1 | 72 | 3,5 | 660 | 8 | 10 |
| Vollkornzwieback | 366 | 1530 | 3,7 | 14 | 6 | 1,1 | 1,5 | 3,0 | 0 | 64 | 1 | 63 | 9,0 | 570 | 6 | 10 |
| Kuchen und Gebäck | | | | | | | | | | | | | | | | |
| **Amerikaner** | 318 | 1330 | 3,2 | 5 | 11 | 6,3 | 3,0 | 0,5 | 75 | 50 | 31 | 19 | 0,7 | 340 | 32 | 100 |
| **Apfelkuchen**, Hefeteig | 134 | 563 | 1,3 | 3 | 1 | 0,2 | 0,2 | 0,3 | 12 | 28 | 13 | 15 | 2,0 | 40 | 65 | 150 |
| Rührteig | 213 | 892 | 2,1 | 3 | 9 | 5,2 | 2,5 | 0,5 | 65 | 30 | 17 | 13 | 1,5 | 200 | 55 | 150 |
| Mürbeteig, gedeckt | 230 | 962 | 2,3 | 3 | 8 | 2,8 | 2,8 | 2,0 | 17 | 35 | 21 | 14 | 1,8 | 130 | 51 | 150 |
| **Apfelstrudel** | 166 | 697 | 1,7 | 2 | 6 | 1,7 | 2,1 | 1,4 | 0 | 26 | 16 | 10 | 2,1 | 75 | 62 | 150 |
| **Baiser** | 364 | 1523 | 3,6 | 6 | + | + | + | + | + | 84 | 84 | + | 0,0 | 220 | 10 | 25 |

| Mineralstoffe | | | | | | | Vitamine | | | | | | | | | |
|---|---|---|---|---|---|---|---|---|---|---|---|---|---|---|---|---|
| Na mg | K mg | Ca mg | Mg mg | P mg | Fe mg | Zn mg | Ret. µg | Caro. µg | E mg | $B_1$ mg | $B_2$ mg | $B_6$ mg | $B_{12}$ µg | Fol. µg | C mg | |
| 320 | 160 | 60 | 10 | 330 | 1,6 | 1,4 | 200 | 10 | 1,5 | 0,08 | 0,25 | 0,05 | 1,0 | 30 | 0 | **Löffelbiskuit** |
| 80 | 170 | 30 | 30 | 130 | 1,1 | 0,8 | 165 | 100 | 3,0 | 0,06 | 0,06 | 0,02 | 0,2 | 8 | 0 | **Mürbeteiggebäck** |
| 200 | 405 | 50 | 125 | 350 | 4,4 | 2,7 | 0 | 10 | 12,0 | 0,24 | 0,13 | 0,30 | 0,0 | 25 | + | **Müslikekse** |
| 85 | 195 | 25 | 35 | 140 | 0,8 | 0,9 | 165 | 85 | 2,6 | 0,16 | 0,08 | 0,08 | 0,3 | 20 | 0 | **Nussplätzchen** |
| 70 | 105 | 20 | 10 | 75 | 1,0 | 0,6 | 70 | 75 | 0,6 | 0,04 | 0,10 | 0,04 | 0,5 | 10 | 4 | **Orangenplätzchen**, Biskuitteig |
| 75 | 160 | 25 | 25 | 120 | 1,2 | 0,7 | 30 | 25 | 2,0 | 0,06 | 0,06 | 0,07 | 0,0 | 9 | 0 | **Pfeffernüsse** |
| 190 | 580 | 100 | 90 | 255 | 4,0 | 1,3 | 35 | 30 | 5,0 | 0,12 | 0,11 | 0,14 | 0,0 | 15 | 0 | **Printen** |
| 1790 | 125 | 145 | 20 | 130 | 0,7 | 0,5 | 0 | 0 | 0,4 | 0,01 | 0,04 | 0,05 | 0,0 | 0 | 0 | **Salzstangen** |
| 85 | 170 | 30 | 30 | 135 | 1,1 | 0,8 | 160 | 100 | 3,0 | 0,06 | 0,06 | 0,02 | 0,2 | 8 | + | **Spekulatius** |
| 5 | 180 | 15 | 35 | 75 | 1,0 | 0,7 | 180 | 130 | 3,5 | 0,05 | 0,03 | 0,02 | 0,0 | 5 | 0 | **Spritzgebäck**, Rührteig |
| 75 | 170 | 30 | 40 | 150 | 1,2 | 1,0 | 210 | 110 | 4,9 | 0,07 | 0,05 | 0,03 | 0,0 | 10 | 0 | **Vanillekipferl** |
| 60 | 320 | 35 | 80 | 325 | 3,8 | 2,0 | 0 | 10 | 7,6 | 0,57 | 0,72 | 0,25 | 0,0 | 20 | 0 | **Vollkornkekse** |
| 75 | 250 | 65 | 45 | 150 | 2,3 | 1,8 | 0 | 6 | 9,9 | 0,21 | 0,11 | 0,20 | 0,0 | 25 | 0 | mit Nüssen |
| 85 | 670 | 70 | 125 | 360 | 7,8 | 2,5 | 5 | 10 | 11,0 | 0,48 | 0,65 | 0,22 | 0,0 | 20 | 0 | mit Schokolade |
| 25 | 100 | 15 | 10 | 65 | 0,6 | 0,5 | 175 | 85 | 0,8 | 0,05 | 0,06 | 0,03 | 0,2 | 8 | 0 | **Waffelkekse** |
| 25 | 165 | 20 | 20 | 80 | 1,2 | 0,6 | 150 | 75 | 1,9 | 0,06 | 0,06 | 0,05 | 0,3 | 10 | 0 | mit Nougatfüllung |
| 35 | 290 | 80 | 65 | 140 | 1,5 | 0,8 | 5 | 25 | 6,5 | 0,06 | 0,24 | 0,02 | 0,0 | 20 | 1 | **Zimtsterne** |
| 260 | 160 | 40 | 15 | 130 | 1,5 | 0,7 | 0 | 0 | 0,2 | 0,13 | 0,07 | 0,09 | 0,0 | 5 | 0 | **Zwieback**, eifrei |
| 225 | 700 | 75 | 180 | 450 | 6,0 | 4,0 | 0 | 0 | 4,8 | 0,60 | 0,60 | 0,30 | 0,0 | 85 | 0 | Vollkornzwieback |
| | | | | | | | | | | | | | | | | **Kuchen und Gebäck** |
| 135 | 100 | 45 | 10 | 125 | 0,5 | 0,5 | 100 | 45 | 0,5 | 0,04 | 0,09 | 0,02 | 0,4 | 7 | + | **Amerikaner** |
| 15 | 180 | 20 | 10 | 45 | 0,6 | 0,3 | 10 | 15 | 0,3 | 0,05 | 0,07 | 0,05 | 0,1 | 7 | 2 | **Apfelkuchen**, Hefeteig |
| 80 | 130 | 15 | 7 | 70 | 0,6 | 0,4 | 85 | 45 | 0,6 | 0,04 | 0,06 | 0,03 | 0,2 | 7 | 1 | Rührteig |
| 50 | 150 | 10 | 10 | 50 | 0,6 | 0,3 | 60 | 70 | 0,6 | 0,03 | 0,03 | 0,03 | 0,1 | 5 | 2 | Mürbeteig, gedeckt |
| 30 | 180 | 10 | 15 | 30 | 0,6 | 0,3 | 25 | 50 | 0,9 | 0,04 | 0,02 | 0,04 | 0,0 | 4 | 2 | **Apfelstrudel** |
| 85 | 80 | 7 | 7 | 10 | 0,3 | + | 0 | 0 | 0,0 | 0,01 | 0,13 | + | 0,0 | 2 | 0 | **Baiser** |

Der essbare Anteil von 100 g verzehrsfertiger Lebensmittel enthält:

| | Energie | | | Eiweiß | Fett | | | | | Kohlenhydrate | | | | NaCl | Wasser | Portion |
|---|---|---|---|---|---|---|---|---|---|---|---|---|---|---|---|---|
| | | | Dichte | | ges. | GFS | EUFS | MUFS | Chol. | ges. | Mono/Di | Poly | Ball. | | | |
| | kcal | kJ | kcal/g | g | g | g | g | g | mg | g | g | g | g | mg | g | g |
| **Baumkuchen** | 443 | 1855 | 4,4 | 8 | 26 | 13,7 | 8,6 | 1,7 | 240 | 44 | 26 | 18 | 1,0 | 180 | 19 | 50 |
| **Berliner** (Krapfen), ungefüllt | 330 | 1380 | 3,3 | 8 | 12 | 4,4 | 6,0 | 1,1 | 65 | 46 | 5 | 41 | 1,6 | 620 | 30 | 60 |
| **Bienenstich**, gefüllt | 297 | 1243 | 3,0 | 6 | 15 | 7,6 | 5,2 | 1,2 | 90 | 34 | 15 | 19 | 1,2 | 300 | 41 | 100 |
| ungefüllt | 282 | 1179 | 2,8 | 5 | 15 | 6,9 | 5,7 | 1,3 | 45 | 32 | 14 | 18 | 1,5 | 80 | 46 | 100 |
| **Biskuitrolle**, mit Erdbeersahne | 219 | 916 | 2,2 | 3 | 12 | 6,5 | 3,9 | 0,7 | 90 | 24 | 17 | 7 | 0,8 | 100 | 58 | 60 |
| **Biskuitboden**, mit Obst | 156 | 654 | 1,6 | 4 | 2 | 0,4 | 0,6 | 0,3 | 60 | 31 | 19 | 12 | 1,5 | 200 | 61 | 100 |
| **Blätterteig**, mit Butter | 420 | 1758 | 4,2 | 4 | 32 | 20,8 | 8,9 | 0,9 | 85 | 29 | 1 | 28 | 1,0 | 1140 | 32 | 100 |
| tiefgekühlt | 375 | 1569 | 3,8 | 6 | 23 | 9,3 | 8,1 | 4,6 | 0 | 35 | + | 35 | 2,3 | 790 | 31 | 100 |
| **Buttercremetorte** | 334 | 1398 | 3,3 | 6 | 20 | 11,7 | 6,0 | 1,0 | 190 | 33 | 25 | 8 | 0,3 | 150 | 40 | 120 |
| **Butterkuchen** | 369 | 1542 | 3,7 | 6 | 17 | 8,0 | 6,0 | 2,0 | 45 | 48 | 24 | 24 | 1,3 | 25 | 27 | 75 |
| **Donut** | 393 | 1646 | 3,9 | 8 | 19 | 3,6 | 6,1 | 8,3 | 65 | 47 | 15 | 32 | 1,6 | 230 | 23 | 60 |
| mit Schokolade | 399 | 1668 | 4,0 | 8 | 19 | 4,8 | 6,1 | 7,4 | 55 | 47 | 19 | 28 | 2,3 | 230 | 21 | 60 |
| **Donauwellen** | 267 | 1118 | 2,7 | 4 | 14 | 8,4 | 4,2 | 0,5 | 60 | 31 | 21 | 10 | 1,2 | 200 | 48 | 100 |
| **Erdbeersahnetorte** | 174 | 730 | 1,7 | 3 | 11 | 6,0 | 3,4 | 0,5 | 65 | 16 | 12 | 4 | 1,1 | 75 | 68 | 120 |
| **Frankfurter Kranz** | 423 | 1771 | 4,2 | 4 | 27 | 16,6 | 8,2 | 1,0 | 140 | 41 | 28 | 13 | 0,5 | 150 | 27 | 70 |
| **Früchtebrot** | 381 | 1593 | 3,8 | 7 | 17 | 5,0 | 9,7 | 1,8 | 50 | 49 | 39 | 10 | 4,4 | 180 | 20 | 45 |
| **Gugelhupf** (Napfkuchen) | 351 | 1467 | 3,5 | 7 | 17 | 5,6 | 6,2 | 3,9 | 45 | 43 | 21 | 22 | 2,2 | 140 | 29 | 100 |
| **Hefestückchen**, mit Zuckerguss | 278 | 1162 | 2,8 | 7 | 7 | 3,5 | 1,9 | 0,5 | 48 | 47 | 10 | 36 | 1,6 | 150 | 36 | 75 |
| mit Mohn | 311 | 1300 | 3,1 | 9 | 9 | 2,2 | 2,0 | 4,3 | 0 | 48 | 8 | 40 | 3,5 | 110 | 29 | 75 |
| **Hefeteigschnecke** | 338 | 1416 | 3,4 | 6 | 8 | 3,5 | 2,7 | 1,2 | 30 | 60 | 32 | 28 | 2,1 | 75 | 23 | 65 |
| **Hefezopf** | 280 | 1170 | 2,8 | 7 | 7 | 4,3 | 2,0 | 0,5 | 40 | 45 | 38 | 7 | 1,7 | 90 | 37 | 70 |
| **Hörnchen**, Blätterteig | 472 | 1978 | 4,7 | 8 | 27 | 11,2 | 9,3 | 5,5 | 40 | 48 | 3 | 45 | 2,4 | 1020 | 12 | 70 |
| **Käsekuchen** | 274 | 1145 | 2,7 | 9 | 14 | 8,0 | 4,0 | 0,7 | 115 | 28 | 14 | 14 | 0,7 | 130 | 47 | 100 |
| **Käsesahnetorte** | 287 | 1202 | 2,9 | 5 | 19 | 11,1 | 5,8 | 0,8 | 105 | 25 | 15 | 9 | 0,3 | 100 | 50 | 120 |
| **Kirschstrudel** | 217 | 909 | 2,2 | 3 | 7 | 2,6 | 2,3 | 1,8 | 1 | 35 | 14 | 21 | 1,8 | 250 | 51 | 100 |
| **Königskuchen** | 354 | 1482 | 3,5 | 5 | 13 | 7,7 | 3,8 | 0,7 | 100 | 52 | 33 | 19 | 1,9 | 300 | 25 | 70 |

Der essbare Anteil von 100 g verzehrsfertiger Lebensmittel enthält:

| Mineralstoffe | | | | | | | Vitamine | | | | | | | | | |
|---|---|---|---|---|---|---|---|---|---|---|---|---|---|---|---|---|
| Na mg | K mg | Ca mg | Mg mg | P mg | Fe mg | Zn mg | Ret. µg | Caro. µg | E mg | $B_1$ mg | $B_2$ mg | $B_6$ mg | $B_{12}$ µg | Fol. µg | C mg | |
| 70 | 125 | 30 | 20 | 130 | 1,1 | 1,0 | 265 | 100 | 2,5 | 0,05 | 0,18 | 0,03 | 1,0 | 20 | 0 | **Baumkuchen** |
| 245 | 120 | 10 | 10 | 70 | 0,6 | 0,6 | 80 | 35 | 1,2 | 0,06 | 0,07 | 0,03 | 0,2 | 9 | 7 | **Berliner** (Krapfen), ungefüllt |
| 120 | 140 | 50 | 20 | 125 | 0,6 | 0,6 | 120 | 55 | 1,9 | 0,05 | 0,11 | 0,03 | 0,4 | 9 | + | **Bienenstich**, gefüllt |
| 30 | 115 | 25 | 25 | 60 | 0,6 | 0,5 | 95 | 55 | 2,5 | 0,04 | 0,05 | 0,02 | 0,1 | 5 | 0 | ungefüllt |
| 40 | 120 | 40 | 10 | 70 | 0,6 | 0,4 | 150 | 55 | 0,6 | 0,03 | 0,11 | 0,03 | 0,4 | 15 | 10 | **Biskuitrolle**, mit Erdbeersahne |
| 80 | 170 | 20 | 10 | 95 | 0,6 | 0,4 | 40 | 50 | 0,9 | 0,03 | 0,08 | 0,03 | 0,3 | 7 | 4 | **Biskuitboden**, mit Obst |
| 450 | 70 | 10 | 10 | 35 | 0,2 | 0,3 | 225 | 145 | 0,8 | 0,04 | 0,01 | 0,02 | 0,0 | 4 | + | **Blätterteig**, mit Butter |
| 310 | 70 | 60 | 10 | 55 | 0,9 | 0,4 | 150 | 0 | 0,8 | 0,19 | 0,04 | 0,05 | 0,0 | 15 | 0 | tiefgekühlt |
| 60 | 90 | 40 | 7 | 100 | 0,8 | 0,7 | 220 | 80 | 1,1 | 0,04 | 0,14 | 0,03 | 0,7 | 15 | + | **Buttercremetorte** |
| 10 | 110 | 40 | 20 | 80 | 0,9 | 0,5 | 80 | 20 | 1,0 | 0,05 | 0,09 | 0,07 | 0,0 | 10 | 0 | **Butterkuchen** |
| 90 | 140 | 15 | 15 | 85 | 0,8 | 0,7 | 70 | 45 | 8,0 | 0,08 | 0,13 | 0,04 | 0,3 | 15 | 0 | **Donut** |
| 90 | 250 | 30 | 35 | 110 | 2,0 | 0,9 | 65 | 40 | 7,6 | 0,08 | 0,14 | 0,04 | 0,3 | 15 | 0 | mit Schokolade |
| 80 | 185 | 50 | 20 | 90 | 1,5 | 0,6 | 115 | 100 | 0,6 | 0,03 | 0,09 | 0,03 | 0,3 | 7 | 1 | **Donauwellen** |
| 30 | 125 | 40 | 10 | 55 | 0,5 | 0,3 | 130 | 55 | 0,5 | 0,03 | 0,10 | 0,04 | 0,3 | 15 | 20 | **Erdbeersahnetorte** |
| 60 | 70 | 30 | 10 | 85 | 0,6 | 0,5 | 230 | 115 | 1,3 | 0,03 | 0,08 | 0,02 | 0,3 | 8 | + | **Frankfurter Kranz** |
| 70 | 450 | 80 | 50 | 140 | 1,8 | 0,8 | 65 | 75 | 4,9 | 0,11 | 0,08 | 0,10 | 0,2 | 10 | 1 | **Früchtebrot** |
| 55 | 230 | 40 | 25 | 95 | 1,0 | 0,7 | 110 | 120 | 1,5 | 0,08 | 0,12 | 0,04 | 0,3 | 10 | + | **Gugelhupf** (Napfkuchen) |
| 60 | 145 | 45 | 15 | 100 | 1,1 | 0,9 | 39 | 20 | 0,4 | 0,07 | 0,13 | 0,10 | 0,2 | 20 | 0 | **Hefestückchen**, mit Zuckerguss |
| 45 | 220 | 175 | 45 | 160 | 1,4 | 1,1 | 30 | 40 | 0,5 | 0,12 | 0,11 | 0,06 | 0,1 | 10 | 0 | mit Mohn |
| 30 | 205 | 30 | 20 | 75 | 0,8 | 0,5 | 50 | 45 | 0,9 | 0,07 | 0,09 | 0,04 | 0,1 | 8 | + | **Hefeteigschnecke** |
| 35 | 155 | 40 | 10 | 85 | 0,5 | 0,6 | 50 | 25 | 0,3 | 0,10 | 0,14 | 0,05 | 0,2 | 15 | + | **Hefezopf** |
| 400 | 160 | 60 | 25 | 110 | 0,7 | 0,7 | 170 | 210 | 0,2 | 0,07 | 0,11 | 0,06 | 0,1 | 7 | + | **Hörnchen**, Blätterteig |
| 50 | 130 | 60 | 10 | 120 | 0,7 | 0,7 | 140 | 55 | 0,7 | 0,05 | 0,16 | 0,05 | 0,7 | 10 | + | **Käsekuchen** |
| 40 | 110 | 60 | 10 | 75 | 0,4 | 0,4 | 200 | 90 | 0,7 | 0,04 | 0,13 | 0,04 | 0,5 | 15 | 1 | **Käsesahnetorte** |
| 100 | 160 | 15 | 15 | 30 | 0,5 | 0,2 | 40 | 70 | 0,1 | 0,04 | 0,02 | 0,03 | 0,0 | 8 | 4 | **Kirschstrudel** |
| 120 | 235 | 40 | 15 | 120 | 1,0 | 0,5 | 125 | 75 | 0,8 | 0,06 | 0,08 | 0,04 | 0,4 | 9 | + | **Königskuchen** |

Der essbare Anteil von 100 g verzehrsfertiger Lebensmittel enthält:

| | Energie | | | Eiweiß | Fett | | | | | Kohlenhydrate | | | | NaCl | Wasser | Portion |
|---|---|---|---|---|---|---|---|---|---|---|---|---|---|---|---|---|
| | | | Dichte | | ges. | GFS | EUFS | MUFS | Chol. | ges. | Mono/Di | Poly | Ball. | | | |
| | kcal | kJ | kcal/g | g | g | g | g | g | mg | g | g | g | g | mg | g | g |
| **Linzertorte** | 418 | 1750 | 4,2 | 8 | 23 | 9,9 | 9,4 | 2,4 | 95 | 44 | 26 | 18 | 2,6 | 180 | 20 | 70 |
| **Marmorkuchen** | 385 | 1614 | 3,9 | 6 | 21 | 12,6 | 6,1 | 0,9 | 135 | 43 | 23 | 20 | 1,1 | 360 | 28 | 70 |
| **Marzipantorte** | 351 | 1469 | 3,5 | 7 | 23 | 9,2 | 8,3 | 4,6 | 115 | 29 | 21 | 8 | 1,1 | 360 | 39 | 120 |
| **Mohnkuchen** | 320 | 1340 | 3,2 | 9 | 10 | 1,6 | 2,0 | 5,6 | 50 | 48 | 30 | 18 | 4,5 | 100 | 26 | 100 |
| **Mokkacremetorte** | 348 | 1455 | 3,5 | 6 | 19 | 11,4 | 5,8 | 0,9 | 170 | 37 | 24 | 13 | 1,1 | 150 | 35 | 120 |
| **Nussecke** | 543 | 2272 | 5,4 | 8 | 36 | 11,8 | 19,4 | 3,9 | 60 | 47 | 32 | 15 | 3,1 | 140 | 4 | 90 |
| **Nusshörnchen**, Hefeteig | 390 | 1630 | 3,9 | 7 | 23 | 6,6 | 10,6 | 4,5 | 50 | 40 | 17 | 23 | 1,9 | 160 | 27 | 50 |
| **Nusskuchen**, Rührteig | 458 | 1917 | 4,6 | 10 | 31 | 13,3 | 12,6 | 3,1 | 125 | 36 | 20 | 16 | 3,0 | 75 | 20 | 70 |
| **Nusssahnetorte** | 355 | 1486 | 3,6 | 6 | 25 | 10,2 | 12,5 | 1,6 | 85 | 26 | 15 | 11 | 0,6 | 180 | 40 | 120 |
| **Obstkuchen**, Mürbeteig | 230 | 962 | 2,3 | 3 | 9 | 3,0 | 3,0 | 2,2 | 20 | 35 | 21 | 14 | 1,6 | 130 | 50 | 150 |
| Quarkölteig | 292 | 1224 | 2,9 | 10 | 13 | 1,9 | 4,7 | 5,2 | 55 | 34 | 11 | 23 | 1,6 | 130 | 39 | 150 |
| Rührteig | 213 | 892 | 2,1 | 3 | 9 | 5,2 | 2,5 | 0,5 | 65 | 30 | 17 | 13 | 1,5 | 200 | 55 | 150 |
| **Plundergebäck** | 359 | 1504 | 3,6 | 7 | 19 | 10,5 | 6,1 | 1,2 | 85 | 40 | 16 | 24 | 1,5 | 110 | 32 | 70 |
| mit Früchten | 324 | 1356 | 3,2 | 5 | 18 | 10,3 | 5,9 | 1,0 | 75 | 34 | 15 | 19 | 1,4 | 100 | 40 | 100 |
| **Rhabarberkuchen**, mit Baiser | 182 | 760 | 1,8 | 2 | 10 | 6,1 | 2,7 | 0,3 | 35 | 21 | 12 | 9 | 2,4 | 150 | 63 | 120 |
| **Rüblitorte** | 318 | 1330 | 3,2 | 8 | 17 | 2,0 | 12,2 | 2,1 | 100 | 34 | 29 | 5 | 2,8 | 200 | 37 | 120 |
| **Sachertorte** | 385 | 1612 | 3,9 | 6 | 21 | 12,4 | 6,5 | 0,9 | 140 | 43 | 33 | 10 | 2,9 | 250 | 25 | 100 |
| **Sandkuchen** | 373 | 1560 | 3,7 | 5 | 19 | 11,0 | 5,4 | 0,9 | 150 | 45 | 20 | 25 | 0,6 | 220 | 29 | 100 |
| **Schokoladenkuchen** | 339 | 1420 | 3,4 | 8 | 17 | 9,3 | 5,9 | 1,2 | 100 | 37 | 18 | 19 | 3,1 | 360 | 32 | 70 |
| **Schokosahnetorte** | 347 | 1450 | 3,5 | 6 | 24 | 13,8 | 7,4 | 0,9 | 110 | 29 | 19 | 10 | 1,6 | 130 | 38 | 120 |
| **Schwarzwälder Kirschtorte** | 278 | 1163 | 2,8 | 5 | 15 | 8,3 | 4,6 | 0,7 | 95 | 31 | 20 | 11 | 1,0 | 100 | 47 | 120 |
| **Schweinsohren** | 501 | 2096 | 5,0 | 6 | 30 | 12,1 | 10,5 | 6,0 | 17 | 53 | 19 | 34 | 2,2 | 760 | 8 | 100 |
| **Stollen** | 389 | 1629 | 3,9 | 6 | 18 | 10,2 | 5,7 | 1,4 | 25 | 49 | 33 | 16 | 2,6 | 710 | 15 | 100 |
| **Streuselkuchen**, Hefeteig | 322 | 1349 | 3,2 | 7 | 11 | 4,7 | 2,8 | 2,9 | 30 | 49 | 12 | 37 | 1,6 | 110 | 31 | 75 |
| **Streuselschnecke** | 380 | 1590 | 3,8 | 6 | 15 | 9,4 | 4,0 | 0,5 | 40 | 55 | 17 | 38 | 1,5 | 25 | 22 | 100 |
| **Waffeln** | 400 | 1675 | 4,0 | 5 | 23 | 13,6 | 6,5 | 0,9 | 160 | 43 | 25 | 18 | 0,5 | 250 | 27 | 100 |

| Mineralstoffe | | | | | | | Vitamine | | | | | | | | | |
|---|---|---|---|---|---|---|---|---|---|---|---|---|---|---|---|---|
| Na mg | K mg | Ca mg | Mg mg | P mg | Fe mg | Zn mg | Ret. µg | Caro. µg | E mg | $B_1$ mg | $B_2$ mg | $B_6$ mg | $B_{12}$ µg | Fol. µg | C mg | |
| 70 | 185 | 35 | 45 | 140 | 1,1 | 0,9 | 135 | 85 | 4,5 | 0,06 | 0,08 | 0,02 | 0,3 | 10 | 0 | **Linzertorte** |
| 140 | 135 | 30 | 15 | 155 | 1,3 | 0,7 | 190 | 90 | 1,0 | 0,04 | 0,08 | 0,03 | 0,4 | 10 | 0 | **Marmorkuchen** |
| 140 | 145 | 65 | 35 | 200 | 1,0 | 0,9 | 190 | 70 | 3,5 | 0,05 | 0,19 | 0,06 | 0,5 | 10 | + | **Marzipantorte** |
| 40 | 255 | 275 | 70 | 210 | 2,2 | 1,4 | 35 | 25 | 1,2 | 0,15 | 0,10 | 0,08 | 0,3 | 15 | 1 | **Mohnkuchen** |
| 60 | 250 | 45 | 30 | 120 | 2,1 | 0,8 | 200 | 75 | 1,1 | 0,03 | 0,12 | 0,03 | 0,6 | 8 | 0 | **Mokkacremetorte** |
| 55 | 335 | 60 | 60 | 150 | 2,2 | 1,0 | 145 | 125 | 7,0 | 0,12 | 0,09 | 0,15 | 0,2 | 15 | 0 | **Nussecke** |
| 65 | 205 | 45 | 30 | 100 | 0,9 | 0,7 | 125 | 120 | 2,9 | 0,10 | 0,12 | 0,09 | 0,3 | 15 | + | **Nusshörnchen**, Hefeteig |
| 30 | 215 | 30 | 50 | 135 | 1,2 | 1,1 | 180 | 110 | 6,4 | 0,07 | 0,10 | 0,02 | 0,4 | 15 | 0 | **Nusskuchen**, Rührteig |
| 70 | 195 | 75 | 30 | 130 | 0,8 | 0,7 | 185 | 75 | 4,0 | 0,07 | 0,13 | 0,09 | 0,4 | 10 | + | **Nusssahnetorte** |
| 50 | 150 | 10 | 10 | 50 | 0,6 | 0,3 | 60 | 70 | 0,6 | 0,03 | 0,03 | 0,03 | 0,1 | 5 | 2 | **Obstkuchen**, Mürbeteig |
| 50 | 170 | 75 | 25 | 290 | 0,8 | 0,8 | 40 | 15 | 6,0 | 0,06 | 0,14 | 0,04 | 0,5 | 10 | + | Quarkölteig |
| 80 | 130 | 15 | 7 | 70 | 0,6 | 0,4 | 85 | 45 | 0,6 | 0,04 | 0,06 | 0,03 | 0,2 | 7 | 1 | Rührteig |
| 45 | 140 | 35 | 20 | 80 | 0,6 | 0,6 | 140 | 75 | 1,7 | 0,06 | 0,09 | 0,03 | 0,3 | 9 | 0 | **Plundergebäck** |
| 40 | 135 | 40 | 20 | 75 | 0,5 | 0,5 | 145 | 80 | 1,5 | 0,05 | 0,09 | 0,03 | 0,3 | 8 | 2 | mit Früchten |
| 60 | 220 | 50 | 10 | 60 | 0,4 | 0,2 | 75 | 85 | 0,5 | 0,02 | 0,04 | 0,02 | 0,0 | 3 | 4 | **Rhabarberkuchen**, mit Baiser |
| 80 | 300 | 60 | 50 | 160 | 1,6 | 1,0 | 75 | 2000 | 6,2 | 0,12 | 0,10 | 0,15 | 0,2 | 20 | 2 | **Rüblitorte** |
| 100 | 450 | 55 | 65 | 170 | 5,0 | 1,2 | 160 | 110 | 1,3 | 0,03 | 0,12 | 0,04 | 0,6 | 7 | + | **Sachertorte** |
| 85 | 75 | 25 | 10 | 110 | 0,8 | 0,7 | 155 | 65 | 0,9 | 0,04 | 0,11 | 0,03 | 0,5 | 10 | + | **Sandkuchen** |
| 140 | 390 | 50 | 60 | 180 | 4,0 | 1,1 | 135 | 60 | 2,1 | 0,05 | 0,11 | 0,04 | 0,5 | 10 | + | **Schokoladenkuchen** |
| 50 | 270 | 55 | 35 | 105 | 2,6 | 0,7 | 225 | 85 | 1,0 | 0,03 | 0,11 | 0,04 | 0,5 | 5 | + | **Schokosahnetorte** |
| 40 | 170 | 45 | 20 | 85 | 1,5 | 0,6 | 165 | 85 | 0,7 | 0,03 | 0,10 | 0,03 | 0,4 | 6 | 1 | **Schwarzwälder Kirschtorte** |
| 300 | 70 | 60 | 10 | 55 | 0,9 | 0,4 | 195 | 30 | 0,9 | 0,14 | 0,04 | 0,04 | 0,0 | 8 | 0 | **Schweinsohren** |
| 280 | 370 | 125 | 40 | 85 | 1,4 | 0,6 | 95 | 80 | 1,5 | 0,08 | 0,08 | 0,05 | 0,0 | 8 | 1 | **Stollen** |
| 45 | 135 | 35 | 10 | 70 | 0,5 | 0,5 | 65 | 60 | 0,2 | 0,08 | 0,11 | 0,04 | 0,2 | 10 | + | **Streuselkuchen**, Hefeteig |
| 10 | 120 | 25 | 10 | 50 | 0,4 | 0,4 | 100 | 65 | 0,4 | 0,05 | 0,04 | 0,02 | 0,1 | 4 | + | **Streuselschnecke** |
| 100 | 70 | 25 | 5 | 115 | 0,7 | 0,6 | 180 | 80 | 0,9 | 0,04 | 0,10 | 0,03 | 0,5 | 10 | 1 | **Waffeln** |

Der essbare Anteil von 100 g verzehrsfertiger Lebensmittel enthält:

| | Energie | | | Eiweiß | Fett | | | | | Kohlenhydrate | | | | NaCl | Wasser | Portion |
|---|---|---|---|---|---|---|---|---|---|---|---|---|---|---|---|---|
| | | | Dichte | | ges. | GFS | EUFS | MUFS | Chol. | ges. | Mono/Di | Poly | Ball. | | | |
| | kcal | kJ | kcal/g | g | g | g | g | g | mg | g | g | g | g | mg | g | g |
| **Zitronenkuchen** | 380 | 1588 | 3,8 | 4 | 22 | 13,2 | 6,2 | 0,8 | 135 | 42 | 20 | 22 | 0,7 | 380 | 30 | 100 |
| **Zironen-Sahne-Torte** | 302 | 1264 | 3,0 | 4 | 20 | 11,6 | 6,3 | 0,8 | 115 | 26 | 18 | 8 | 0,4 | 100 | 48 | 120 |
| **Zuckerkuchen**, Hefeteig | 368 | 1539 | 3,7 | 7 | 16 | 7,9 | 5,2 | 1,7 | 25 | 49 | 18 | 31 | 2,1 | 40 | 25 | 70 |
| **Zwetschgenkuchen**, Hefeteig | 143 | 600 | 1,4 | 4 | 1 | 0,2 | 0,2 | 0,2 | 15 | 29 | 8 | 21 | 2,2 | 40 | 62 | 100 |
| Frühstückszerealien/-flocken | | | | | | | | | | | | | | | | |
| **Cornflakes** | 353 | 1475 | 3,5 | 7 | 1 | 0,1 | 0,2 | 0,2 | 0 | 80 | 2 | 78 | 4,0 | 2410 | 5 | 30 |
| vitaminiert | 353 | 1475 | 3,5 | 7 | 1 | 0,1 | 0,2 | 0,2 | 0 | 80 | 2 | 78 | 4,0 | 2410 | 5 | 30 |
| mit Honig, vitaminiert | 386 | 1613 | 3,9 | 8 | 2 | 0,9 | 0,3 | 0,4 | 0 | 84 | 48 | 34 | 3,0 | 2160 | 2 | 25 |
| mit Kleie, vitaminiert | 317 | 1325 | 3,2 | 11 | 2 | 0,4 | 0,4 | 0,8 | 0 | 64 | 18 | 46 | 16,0 | 2540 | 3 | 30 |
| mit Schokolade, vitaminiert | 378 | 1580 | 3,8 | 5 | 2 | 0,5 | 0,4 | 0,9 | 0 | 85 | 38 | 45 | 2,3 | 2030 | 3 | 30 |
| mit Milch und Zucker | 165 | 690 | 1,7 | 4 | 3 | 1,4 | 0,5 | 0,1 | 5 | 32 | 15 | 17 | 0,9 | 610 | 59 | 150 |
| **Frischkornbrei** | | | | | | | | | | | | | | 0 | | |
| mit Joghurt und Obst | 70 | 295 | 0,7 | 2 | 1 | 0,5 | 0,2 | 0,2 | 2 | 12 | 6 | 6 | 3,4 | 25 | 79 | 150 |
| **Getreideflocken** | 354 | 1482 | 3,5 | 13 | 7 | 1,2 | 2,5 | 2,5 | 0 | 60 | 7 | 53 | 9,6 | 15 | 10 | 10 (1 EL) |
| mit Milch und Obst | 100 | 418 | 1,0 | 3 | 3 | 1,6 | 0,7 | 0,2 | 5 | 16 | 11 | 5 | 1,1 | 75 | 76 | 150 |
| **Haferflakes** | 382 | 1596 | 3,8 | 10 | 6 | 1,0 | 2,0 | 2,2 | 0 | 72 | 14 | 46 | 7,0 | 1040 | 2 | 25 |
| **Kleieflocken**, vitaminiert | 318 | 1329 | 3,2 | 11 | 2 | 0,4 | 0,4 | 0,8 | 0 | 64 | 18 | 45 | 15,0 | 1140 | 4 | 25 |
| **Mehrkornflocken**, mit Honig | 315 | 1319 | 3,2 | 10 | 2 | 0,3 | 0,2 | 0,8 | 0 | 63 | 8 | 54 | 9,1 | 20 | 13 | 25 |
| mit Dickmilch und Obst | 135 | 566 | 1,4 | 5 | 3 | 1,2 | 1,2 | 0,5 | 5 | 22 | 12 | 10 | 2,8 | 90 | 65 | 150 |
| **Müsli**, mit Nüssen | 375 | 1567 | 3,8 | 12 | 12 | 1,9 | 3,8 | 4,2 | 0 | 55 | 2 | 48 | 6,6 | 15 | 12 | 40 |
| mit Trockenobst | 331 | 1383 | 3,3 | 9 | 5 | 1,1 | 1,5 | 2,2 | 0 | 61 | 12 | 48 | 8,0 | 40 | 14 | 40 |
| mit Vollkorn | 404 | 1697 | 4,0 | 12 | 17 | 3,1 | 6,2 | 6,8 | 0 | 50 | 2 | 44 | 6,5 | 110 | 11 | 40 |
| mit Schokolade | 387 | 1618 | 3,9 | 10 | 11 | 4,5 | 4,7 | 1,6 | 0 | 60 | 18 | 41 | 8,2 | 160 | 8 | 40 |
| mit Milch, 3,5 % Fett | 135 | 565 | 1,4 | 5 | 4 | 1,9 | 1,5 | 0,5 | 7 | 18 | 6 | 12 | 2,4 | 150 | 68 | 150 |
| mit Milch, Honig und Obst | 105 | 440 | 1,1 | 2 | 1 | 0,4 | 0,2 | 0,2 | 2 | 22 | 18 | 3 | 2,1 | 25 | 72 | 150 |
| Birchermüsli mit Sahne | 150 | 625 | 1,5 | 2 | 7 | 2,4 | 3,9 | 0,7 | 10 | 18 | 14 | 4 | 2,2 | 25 | 68 | 150 |

| Mineralstoffe | | | | | | | Vitamine | | | | | | | | | |
|---|---|---|---|---|---|---|---|---|---|---|---|---|---|---|---|---|
| Na mg | K mg | Ca mg | Mg mg | P mg | Fe mg | Zn mg | Ret. µg | Caro. µg | E mg | $B_1$ mg | $B_2$ mg | $B_6$ mg | $B_{12}$ µg | Fol. µg | C mg | |
| 150 | 75 | 30 | 10 | 150 | 0,6 | 0,6 | 165 | 80 | 0,8 | 0,03 | 0,08 | 0,03 | 0,4 | 9 | 4 | **Zitronenkuchen** |
| 40 | 115 | 50 | 12 | 75 | 0,5 | 0,5 | 220 | 95 | 0,8 | 0,03 | 0,12 | 0,03 | 0,4 | 7 | 2 | **Zironen-Sahne-Torte** |
| 15 | 180 | 35 | 25 | 95 | 0,9 | 0,6 | 90 | 75 | 1,4 | 0,09 | 0,13 | 0,05 | 0,1 | 20 | + | **Zuckerkuchen**, Hefeteig |
| 15 | 220 | 30 | 10 | 60 | 0,5 | 0,4 | 10 | 170 | 0,5 | 0,06 | 0,07 | 0,04 | 0,1 | 5 | 1 | **Zwetschgenkuchen**, Hefeteig |
| | | | | | | | | | | | | | | | | **Frühstückszerealien/-flocken** |
| 950 | 120 | 15 | 15 | 60 | 2,0 | 0,3 | 0 | 170 | 0,2 | 0,06 | 0,06 | 0,07 | 0,0 | 6 | 0 | **Cornflakes** |
| 950 | 120 | 15 | 15 | 60 | 2,0 | 0,3 | 0 | 170 | 12,0 | 1,40 | 1,60 | 2,00 | 5,0 | 200 | 60 | vitaminiert |
| 850 | 200 | 20 | 40 | 150 | 2,2 | 0,4 | 0 | 170 | 12,0 | 1,40 | 1,60 | 2,00 | 5,0 | 200 | 60 | mit Honig, vitaminiert |
| 1000 | 540 | 50 | 130 | 370 | 8,0 | 1,0 | 0 | 170 | 12,0 | 1,40 | 1,60 | 2,00 | 5,0 | 200 | 60 | mit Kleie, vitaminiert |
| 800 | 190 | 20 | 40 | 120 | 6,0 | 0,4 | 0 | 170 | 12,0 | 1,40 | 1,60 | 2,00 | 5,0 | 200 | 60 | mit Schokolade, vitaminiert |
| 240 | 120 | 80 | 10 | 75 | 0,5 | 0,3 | 20 | 50 | 0,1 | 0,04 | 0,13 | 0,04 | 0,3 | 7 | 1 | mit Milch und Zucker |
| | | | | | | | | | | | | | | | | **Frischkornbrei** |
| 10 | 120 | 40 | 15 | 65 | 0,8 | 0,4 | 5 | 20 | 1,0 | 0,06 | 0,07 | 0,09 | 0,1 | 15 | 10 | mit Joghurt und Obst |
| 5 | 380 | 15 | 120 | 325 | 3,4 | 2,8 | 0 | 10 | 0,8 | 0,56 | 0,04 | 0,10 | 0,0 | 85 | 0 | **Getreideflocken** |
| 30 | 180 | 80 | 20 | 85 | 0,4 | 0,5 | 20 | 20 | 0,2 | 0,07 | 0,13 | 0,09 | 0,3 | 15 | 6 | mit Milch und Obst |
| 410 | 325 | 50 | 95 | 310 | 3,4 | 4,0 | 0 | 0 | 1,2 | 0,48 | 0,12 | 0,15 | 0,0 | 10 | 0 | **Haferflakes** |
| 450 | 540 | 50 | 130 | 370 | 12,0 | 3,3 | 0 | 0 | 1,2 | 1,20 | 1,30 | 1,70 | 0,8 | 150 | 50 | **Kleieflocken**, vitaminiert |
| 8 | 410 | 30 | 100 | 320 | 3,6 | 2,5 | 0 | 5 | 0,9 | 0,31 | 0,13 | 0,31 | 0,0 | 30 | + | **Mehrkornflocken**, mit Honig |
| 35 | 170 | 50 | 25 | 105 | 0,8 | 0,7 | 15 | 20 | 0,7 | 0,10 | 0,12 | 0,09 | 0,3 | 20 | 2 | mit Dickmilch und Obst |
| 5 | 450 | 90 | 110 | 350 | 4,4 | 3,4 | 0 | 7 | 4,8 | 0,42 | 0,10 | 0,15 | 0,0 | 15 | 0 | **Müsli**, mit Nüssen |
| 15 | 520 | 68 | 121 | 275 | 3,5 | 2,6 | 8 | 110 | 1,3 | 0,36 | 0,17 | 0,39 | 0,1 | 20 | 5 | mit Trockenobst |
| 45 | 450 | 100 | 120 | 340 | 4,3 | 3,2 | 0 | 10 | 6,5 | 0,40 | 0,11 | 0,20 | 0,0 | 15 | 0 | mit Vollkorn |
| 65 | 405 | 65 | 125 | 270 | 3,3 | 2,6 | 10 | 25 | 1,5 | 0,36 | 0,13 | 0,19 | 0,1 | 55 | + | mit Schokolade |
| 60 | 215 | 100 | 35 | 135 | 0,9 | 0,9 | 20 | 20 | 0,8 | 0,13 | 0,16 | 0,09 | 0,3 | 25 | 2 | mit Milch, 3,5 % Fett |
| 10 | 195 | 30 | 15 | 45 | 0,7 | 0,3 | 5 | 30 | 0,4 | 0,06 | 0,04 | 0,05 | 0,1 | 10 | 10 | mit Milch, Honig und Obst |
| 10 | 175 | 35 | 20 | 55 | 0,6 | 0,4 | 35 | 35 | 1,8 | 0,07 | 0,05 | 0,10 | 0,1 | 15 | 9 | Birchermüsli mit Sahne |

Der essbare Anteil von 100 g verzehrsfertiger Lebensmittel enthält:

| | Energie | | | Eiweiß | Fett | | | | | Kohlenhydrate | | | | NaCl | Wasser | Portion |
|---|---|---|---|---|---|---|---|---|---|---|---|---|---|---|---|---|
| | | | Dichte | | ges. | GFS | EUFS | MUFS | Chol. | ges. | Mono/Di | Poly | Ball. | | | |
| | kcal | kJ | kcal/g | g | g | g | g | g | mg | g | g | g | g | mg | g | g |
| **Teigwaren und Nudeln** | | | | | | | | | | | | | | | | |
| **Eierteigwaren**, roh | 354 | 1479 | 3,5 | 13 | 3 | 0,5 | 0,4 | 1,1 | 85 | 70 | 1 | 69 | 3,4 | 40 | 10 | 50 |
| gekocht | 97 | 405 | 1,0 | 4 | 1 | 0,2 | 0,1 | 0,4 | 35 | 18 | + | 17 | 1,4 | 380 | 75 | 150 |
| mit hohem Eigehalt, roh | 357 | 1492 | 3,6 | 13 | 3 | 0,4 | 0,3 | 1,3 | 145 | 68 | 1 | 67 | 3,4 | 50 | 11 | 50 |
| mit hohem Eigehalt, gekocht | 132 | 554 | 1,3 | 5 | 1 | 0,2 | 0,1 | 0,5 | 55 | 25 | + | 25 | 1,3 | 410 | 67 | 150 |
| **Teigwaren**, ohne Ei, roh | 348 | 1455 | 3,5 | 12 | 2 | 0,2 | 0,1 | 0,6 | 0 | 71 | + | 71 | 5,0 | 40 | 9 | 50 |
| gekocht | 139 | 582 | 1,4 | 5 | 1 | 0,1 | 0,1 | 0,2 | 0 | 28 | + | 28 | 2,0 | 250 | 63 | 125 |
| **Vollkornteigwaren**, mit Ei, roh | 333 | 1394 | 3,3 | 12 | 4 | 0,8 | 1,0 | 1,4 | 75 | 60 | 1 | 59 | 10,0 | 15 | 11 | 50 |
| gekocht | 129 | 539 | 1,3 | 5 | 2 | 0,3 | 0,4 | 0,6 | 30 | 24 | + | 24 | 4,0 | 280 | 64 | 125 |
| **GEMÜSE, HÜLSENFRÜCHTE, PILZE, KRÄUTER** | | | | | | | | | | | | | | | | |
| **Gemüse und Gemüseprodukte** | | | | | | | | | | | | | | | | |
| **Artischocke** | 22 | 91 | 0,2 | 2 | + | 0,0 | + | 0,1 | 0 | 3 | 3 | 0 | 10,8 | 110 | 82 | 100 |
| Böden, zub. m. Salz und Fett | 41 | 170 | 0,4 | 1 | 4 | 2,4 | 1,0 | 0,1 | 10 | 1 | 1 | 0 | 2,3 | 460 | 91 | 100 |
| **Aubergine** | 17 | 73 | 0,2 | 1 | + | 0,0 | + | 0,1 | 0 | 3 | 2 | + | 2,8 | 10 | 93 | 150 |
| gebraten mit Fett | 93 | 389 | 0,9 | 2 | 7 | 1,0 | 4,9 | 0,8 | 0 | 6 | 2 | 4 | 1,4 | 510 | 82 | 150 |
| **Bleichsellerie** | 15 | 62 | 0,2 | 1 | + | 0,0 | + | 0,1 | 0 | 2 | 2 | + | 2,6 | 320 | 92 | 100 |
| zub. mit Salz und Fett | 36 | 150 | 0,4 | 1 | 2 | 1,2 | 0,5 | 0,1 | 5 | 2 | 2 | + | 2,6 | 1000 | 89 | 100 |
| **Blumenkohl** | 22 | 91 | 0,2 | 3 | + | 0,1 | + | 0,1 | 0 | 2 | 2 | + | 2,9 | 40 | 92 | 150 |
| zub. mit Salz und Fett | 36 | 152 | 0,4 | 2 | 2 | 1,2 | 0,5 | 0,2 | 5 | 2 | 2 | + | 2,3 | 700 | 90 | 150 |
| **Bohnen**, dick | 84 | 353 | 0,8 | 7 | 1 | 0,1 | + | 0,3 | 0 | 12 | 5 | 6 | 3,0 | 75 | 75 | 150 |
| zub. mit Salz und Fett | 111 | 464 | 1,1 | 12 | 2 | 0,7 | 0,4 | 0,4 | 3 | 12 | + | 11 | 12,5 | 330 | 59 | 150 |
| **Bohnen**, grün | 33 | 138 | 0,3 | 2 | + | 0,1 | + | 0,1 | 0 | 5 | 3 | 2 | 1,9 | 5 | 90 | 150 |
| zub. mit Salz und Fett | 46 | 192 | 0,5 | 2 | 3 | 1,0 | 0,8 | 0,7 | 0 | 4 | 2 | 2 | 1,4 | 300 | 88 | 150 |
| Konserve | 16 | 69 | 0,2 | 2 | + | 0,0 | + | 0,1 | 0 | 2 | 1 | 1 | 2,1 | 690 | 90 | 150 |
| **Brennnessel** | 40 | 167 | 0,4 | 7 | 1 | + | + | 0,3 | 0 | 1 | + | + | 3,1 | 200 | 85 | 150 |

Der essbare Anteil von 100 g verzehrsfertiger Lebensmittel enthält:

| Mineralstoffe | | | | | | | Vitamine | | | | | | | | | |
|---|---|---|---|---|---|---|---|---|---|---|---|---|---|---|---|---|
| Na mg | K mg | Ca mg | Mg mg | P mg | Fe mg | Zn mg | Ret. µg | Caro. µg | E mg | $B_1$ mg | $B_2$ mg | $B_6$ mg | $B_{12}$ µg | Fol. µg | C mg | |
| | | | | | | | | | | | | | | | | **Teigwaren und Nudeln** |
| 15 | 220 | 25 | 40 | 150 | 3,0 | 1,3 | 65 | 0 | 0,2 | 0,17 | 0,07 | 0,06 | 0,0 | 20 | 0 | **Eierteigwaren**, roh |
| 150 | 50 | 10 | 30 | 60 | 0,8 | 1,0 | 25 | 0 | 0,1 | + | + | 0,02 | 0,0 | 6 | 0 | gekocht |
| 20 | 175 | 30 | 70 | 205 | 1,7 | 1,7 | 65 | 0 | 0,2 | 0,17 | 0,07 | 0,10 | 0,1 | 25 | 0 | mit hohem Eigehalt, roh |
| 160 | 40 | 10 | 25 | 70 | 0,5 | 0,6 | 25 | 0 | 0,1 | 0,05 | 0,02 | 0,03 | 0,0 | 9 | 0 | mit hohem Eigehalt, gekocht |
| 15 | 200 | 20 | 55 | 165 | 1,5 | 1,5 | 0 | 0 | 0,2 | 0,09 | 0,06 | 0,17 | 0,0 | 30 | 0 | **Teigwaren**, ohne Ei, roh |
| 100 | 50 | 10 | 20 | 65 | 0,5 | 0,6 | 0 | 0 | 0,1 | 0,03 | 0,02 | 0,06 | 0,0 | 9 | 0 | gekocht |
| 5 | 350 | 45 | 125 | 380 | 3,8 | 3,6 | 30 | 10 | 1,5 | 0,45 | 0,17 | 0,44 | 0,1 | 45 | 0 | **Vollkornteigwaren**, mit Ei, roh |
| 110 | 140 | 20 | 45 | 150 | 1,5 | 1,4 | 10 | 5 | 0,5 | 0,15 | 0,06 | 0,20 | + | 20 | 0 | gekocht |
| | | | | | | | | | | | | | | | | **GEMÜSE, HÜLSENFRÜCHTE, PILZE, KRÄUTER** |
| | | | | | | | | | | | | | | | | **Gemüse und Gemüseprodukte** |
| 45 | 350 | 55 | 25 | 130 | 1,5 | 0,5 | 0 | 100 | 0,2 | 0,14 | 0,01 | 0,10 | 0,0 | 70 | 8 | **Artischocke** |
| 180 | 70 | 15 | 10 | 30 | 0,3 | 0,1 | 20 | 35 | 0,1 | 0,03 | + | 0,02 | 0,0 | 9 | 2 | Böden, zub. m. Salz und Fett |
| 4 | 200 | 10 | 15 | 20 | 0,4 | 0,2 | 0 | 45 | + | 0,04 | 0,05 | 0,08 | 0,0 | 30 | 5 | **Aubergine** |
| 200 | 190 | 15 | 15 | 23 | 0,4 | 0,1 | 5 | 45 | 0,2 | 0,04 | 0,04 | 0,06 | 0,0 | 20 | 4 | gebraten mit Fett |
| 125 | 330 | 80 | 10 | 50 | 0,2 | 0,1 | 0 | 2900 | 0,2 | 0,05 | 0,08 | 0,09 | 0,0 | 7 | 7 | **Bleichsellerie** |
| 395 | 180 | 85 | 10 | 50 | 0,1 | 0,1 | 15 | 2000 | 0,3 | 0,03 | 0,05 | 0,06 | 0,0 | 4 | 3 | zub. mit Salz und Fett |
| 15 | 280 | 20 | 15 | 50 | 0,5 | 0,3 | 0 | 10 | 0,1 | 0,09 | 0,09 | 0,20 | 0,0 | 50 | 65 | **Blumenkohl** |
| 275 | 155 | 25 | 10 | 40 | 0,4 | 0,2 | 10 | 15 | 0,1 | 0,09 | 0,08 | 0,13 | 0,0 | 25 | 45 | zub. mit Salz und Fett |
| 30 | 360 | 25 | 40 | 95 | 2,0 | 0,7 | 0 | 130 | 0,3 | 0,23 | 0,14 | 0,20 | 0,0 | 45 | 35 | **Bohnen**, dick |
| 130 | 370 | 40 | 75 | 175 | 2,1 | 1,3 | 5 | 20 | 0,1 | 0,15 | 0,09 | 0,12 | 0,0 | 15 | + | zub. mit Salz und Fett |
| 2 | 225 | 65 | 25 | 35 | 0,7 | 0,3 | 0 | 320 | 0,1 | 0,08 | 0,11 | 0,26 | 0,0 | 55 | 20 | **Bohnen**, grün |
| 120 | 150 | 50 | 15 | 25 | 0,5 | 0,2 | 15 | 270 | 0,1 | 0,05 | 0,08 | 0,17 | 0,0 | 25 | 10 | zub. mit Salz und Fett |
| 270 | 135 | 50 | 25 | 35 | 0,6 | 0,3 | 0 | 280 | 0,1 | 0,07 | 0,04 | 0,03 | 0,0 | 10 | 3 | Konserve |
| 80 | 475 | 710 | 80 | 140 | 4,0 | 1,0 | 0 | 2400 | 0,8 | 0,20 | 0,15 | 0,16 | 0,0 | 30 | 330 | **Brennnessel** |

Der essbare Anteil von 100 g verzehrsfertiger Lebensmittel enthält:

| | Energie | | | Eiweiß | Fett | | | | | Kohlenhydrate | | | | NaCl | Wasser | Portion |
|---|---|---|---|---|---|---|---|---|---|---|---|---|---|---|---|---|
| | | | Dichte | | ges. | GFS | EUFS | MUFS | Chol. | ges. | Mono/Di | Poly | Ball. | | | |
| | kcal | kJ | kcal/g | g | g | g | g | g | mg | g | g | g | g | mg | g | g |
| **Brokkoli** | 28 | 117 | 0,3 | 4 | + | 0,0 | 0,0 | 0,1 | 0 | 3 | 2 | + | 3,0 | 50 | 88 | 150 |
| zub. mit Salz und Fett | 80 | 337 | 0,8 | 3 | 7 | 4,5 | 1,9 | 0,2 | 20 | 2 | 2 | + | 2,5 | 1450 | 83 | 150 |
| **Chicorée** | 17 | 73 | 0,2 | 1 | + | + | 0,0 | 0,1 | 0 | 2 | 2 | + | 1,3 | 10 | 94 | 150 |
| zub. mit Salz und Fett | 43 | 180 | 0,4 | 1 | 2 | 1,4 | 0,6 | 0,2 | 5 | 4 | 2 | 2 | 1,3 | 550 | 88 | 150 |
| **Chinakohl** | 13 | 54 | 0,1 | 1 | + | 0,1 | 0,0 | 0,1 | 0 | 1 | 1 | 0 | 1,7 | 50 | 94 | 150 |
| zub. mit Salz und Fett | 32 | 135 | 0,3 | 1 | 3 | 1,5 | 0,7 | 0,2 | 5 | 1 | 1 | 0 | 1,7 | 790 | 92 | 150 |
| **Eichblattsalat** | 11 | 45 | 0,1 | 1 | + | 0,0 | 0,0 | 0,1 | 0 | 1 | 1 | + | 1,5 | 25 | 95 | 50 |
| **Eisbergsalat** | 13 | 55 | 0,1 | 1 | + | 0,0 | 0,0 | 0,2 | 0 | 2 | 1 | + | 1,1 | 25 | 95 | 50 |
| **Endivie** | 14 | 58 | 0,1 | 2 | + | 0,0 | 0,0 | 0,1 | 0 | 1 | 1 | 0 | 1,2 | 110 | 93 | 50 |
| **Erbsen**, grün | 81 | 338 | 0,8 | 7 | + | 0,1 | + | 0,3 | 0 | 12 | 1 | 11 | 4,3 | 5 | 75 | 150 |
| zub. mit Salz und Fett | 119 | 500 | 1,2 | 6 | 5 | 2,7 | 1,2 | 0,3 | 10 | 13 | 4 | 9 | 4,5 | 420 | 70 | 150 |
| tiefgekühlt | 86 | 359 | 0,9 | 7 | + | 0,1 | + | 0,3 | 0 | 13 | 1 | 12 | 5,4 | 5 | 72 | 150 |
| **Erbsen und Möhren** | | | | | | | | | | | | | | 0 | | |
| zub. mit Salz und Fett | 73 | 307 | 0,7 | 4 | 2 | 1,2 | 0,5 | 0,2 | 6 | 9 | 3 | 6 | 4,0 | 890 | 78 | 150 |
| **Feldsalat** | 14 | 57 | 0,1 | 2 | + | 0,1 | 0,0 | 0,2 | 0 | 1 | 1 | 0 | 1,5 | 10 | 90 | 50 |
| **Fenchel**, Blatt | 24 | 100 | 0,2 | 2 | + | 0,1 | + | 0,2 | 0 | 3 | 3 | 0 | 3,3 | 220 | 86 | 100 |
| Knolle | 19 | 81 | 0,8 | 1 | + | + | 0,0 | 0,1 | 0 | 3 | 3 | 0 | 2,0 | 65 | 92 | 100 |
| **Fenchelgemüse** | | | | | | | | | | | | | | 0 | | |
| zub. mit Salz und Fett | 59 | 248 | 0,6 | 2 | 4 | 2,5 | 1,2 | 0,2 | 11 | 3 | 3 | 0 | 2,0 | 560 | 86 | 100 |
| **Grünkohl** | 37 | 154 | 0,4 | 4 | 1 | 0,1 | 0,0 | 0,5 | 0 | 3 | 2 | 0 | 4,2 | 90 | 86 | 150 |
| zub. mit Salz und Fett | 60 | 251 | 0,6 | 4 | 4 | 2,0 | 1,1 | 0,4 | 7 | 3 | 2 | 1 | 2,3 | 290 | 85 | 200 |
| **Gurke** | 12 | 50 | 0,1 | 1 | + | + | 0,0 | + | 0 | 2 | 2 | + | 0,5 | 10 | 97 | 150 |
| Gewürzgurke | 20 | 83 | 0,2 | 1 | + | + | 0,0 | 0,1 | 0 | 3 | 3 | + | 0,8 | 2440 | 89 | 50 |
| Cornichons | 15 | 63 | 0,2 | 1 | + | + | 0,0 | 0,1 | 0 | 2 | 2 | + | 0,8 | 860 | 93 | 50 |
| Mixed Pickels | 36 | 151 | 0,4 | 1 | + | + | + | 0,1 | 0 | 6 | 4 | 2 | 1,3 | 650 | 88 | 50 |
| **Knoblauch** | 139 | 580 | 1,4 | 6 | + | 0,0 | 0,0 | 0,1 | 0 | 28 | 8 | 20 | 2,0 | 50 | 64 | 50 |

| Mineralstoffe | | | | | | | Vitamine | | | | | | | | | |
|---|---|---|---|---|---|---|---|---|---|---|---|---|---|---|---|---|
| Na mg | K mg | Ca mg | Mg mg | P mg | Fe mg | Zn mg | Ret. µg | Caro. µg | E mg | $B_1$ mg | $B_2$ mg | $B_6$ mg | $B_{12}$ µg | Fol. µg | C mg | |
| 20 | 260 | 60 | 20 | 60 | 0,8 | 0,5 | 0 | 850 | 0,6 | 0,10 | 0,18 | 0,28 | 0,0 | 40 | 95 | **Brokkoli** |
| 570 | 295 | 85 | 15 | 60 | 0,8 | 0,3 | 40 | 800 | 0,7 | 0,08 | 0,17 | 0,18 | 0,0 | 20 | 80 | zub. mit Salz und Fett |
| 4 | 200 | 25 | 15 | 25 | 0,7 | 0,2 | 0 | 3400 | 0,1 | 0,06 | 0,03 | 0,05 | 0,0 | 50 | 9 | **Chicorée** |
| 215 | 170 | 25 | 15 | 30 | 0,6 | 0,2 | 15 | 3100 | 0,1 | 0,05 | 0,03 | 0,05 | 0,0 | 30 | 6 | zub. mit Salz und Fett |
| 20 | 145 | 40 | 10 | 30 | 0,6 | 0,3 | 0 | 425 | 0,2 | 0,03 | 0,04 | 0,12 | 0,0 | 65 | 25 | **Chinakohl** |
| 310 | 80 | 45 | 10 | 30 | 0,5 | 0,3 | 15 | 420 | 0,3 | 0,02 | 0,03 | 0,09 | 0,0 | 35 | 10 | zub. mit Salz und Fett |
| 10 | 225 | 35 | 10 | 30 | 0,3 | 0,2 | 0 | 890 | 0,4 | 0,06 | 0,08 | 0,06 | 0,0 | 40 | 10 | **Eichblattsalat** |
| 10 | 175 | 20 | 5 | 20 | 0,5 | 0,1 | 0 | 3600 | 0,6 | 0,05 | 0,01 | 0,06 | 0,0 | 55 | 4 | **Eisbergsalat** |
| 45 | 230 | 55 | 10 | 55 | 1,4 | 0,3 | 0 | 1700 | 1,0 | 0,05 | 0,12 | 0,06 | 0,0 | 110 | 10 | **Endivie** |
| 2 | 250 | 25 | 35 | 120 | 1,6 | 0,9 | 0 | 420 | 0,3 | 0,30 | 0,16 | 0,16 | 0,0 | 160 | 25 | **Erbsen**, grün |
| 165 | 215 | 30 | 30 | 105 | 1,3 | 0,8 | 25 | 500 | 0,2 | 0,22 | 0,14 | 0,13 | 0,0 | 90 | 20 | zub. mit Salz und Fett |
| 2 | 250 | 25 | 35 | 115 | 1,5 | 0,9 | 0 | 435 | 0,2 | 0,28 | 0,16 | 0,15 | 0,0 | 120 | 20 | tiefgekühlt |
| | | | | | | | | | | | | | | | | **Erbsen und Möhren** |
| 350 | 235 | 30 | 25 | 75 | 0,9 | 0,6 | 15 | 5750 | 0,3 | 0,17 | 0,08 | 0,14 | 0,0 | 55 | 10 | zub. mit Salz und Fett |
| 4 | 420 | 35 | 10 | 50 | 2,0 | 0,5 | 0 | 3900 | 0,6 | 0,07 | 0,08 | 0,25 | 0,0 | 145 | 35 | **Feldsalat** |
| 85 | 495 | 110 | 50 | 50 | 2,7 | 0,3 | 0 | 4700 | 0,6 | 0,23 | 0,11 | 0,10 | 0,0 | 100 | 95 | **Fenchel**, Blatt |
| 25 | 395 | 40 | 10 | 50 | 1,0 | 0,2 | 0 | 140 | 0,1 | 0,03 | 0,11 | 0,06 | 0,0 | 35 | 9 | Knolle |
| | | | | | | | | | | | | | | | | **Fenchelgemüse** |
| 220 | 350 | 65 | 10 | 70 | 1,0 | 0,3 | 25 | 150 | 0,1 | 0,03 | 0,12 | 0,05 | 0,0 | 25 | 6 | zub. mit Salz und Fett |
| 35 | 450 | 210 | 30 | 90 | 1,9 | 0,3 | 0 | 5200 | 1,7 | 0,10 | 0,25 | 0,25 | 0,0 | 185 | 105 | **Grünkohl** |
| 115 | 175 | 130 | 15 | 60 | 0,9 | 0,3 | 10 | 2750 | 1,0 | 0,06 | 0,13 | 0,12 | 0,1 | 55 | 25 | zub. mit Salz und Fett |
| 3 | 165 | 15 | 8 | 15 | 0,2 | 0,2 | 0 | 370 | 0,1 | 0,02 | 0,03 | 0,04 | 0,0 | 15 | 8 | **Gurke** |
| 960 | 325 | 30 | 30 | 30 | 1,6 | 0,2 | 0 | 285 | 0,1 | + | 0,02 | 0,01 | 0,0 | 4 | 2 | Gewürzgurke |
| 340 | 120 | 25 | 10 | 25 | 0,3 | 0,1 | 0 | 285 | 0,1 | + | 0,02 | 0,01 | 0,0 | 4 | 2 | Cornichons |
| 255 | 165 | 20 | 15 | 40 | 0,4 | 0,3 | 0 | 195 | 0,1 | 0,04 | 0,03 | 0,06 | 0,0 | 10 | 9 | Mixed Pickels |
| 20 | 530 | 40 | 35 | 135 | 1,4 | 0,6 | 0 | 1 | 0,1 | 0,20 | 0,08 | 0,38 | 0,0 | 20 | 15 | **Knoblauch** |

Der essbare Anteil von 100 g verzehrsfertiger Lebensmittel enthält:

| | Energie | | | Eiweiß | Fett | | | | | Kohlenhydrate | | | | NaCl | Wasser | Portion |
|---|---|---|---|---|---|---|---|---|---|---|---|---|---|---|---|---|
| | | | Dichte | | ges. | GFS | EUFS | MUFS | Chol. | ges. | Mono/Di | Poly | Ball. | | | |
| | kcal | kJ | kcal/g | g | g | g | g | g | mg | g | g | g | g | mg | g | g |
| **Knollensellerie** | 18 | 77 | 0,2 | 2 | + | 0,1 | 0,0 | 0,2 | 0 | 2 | 2 | + | 4,2 | 200 | 89 | 150 |
| ausgebacken | 117 | 490 | 1,2 | 3 | 5 | 1,9 | 1,8 | 1,3 | 35 | 12 | 1 | 11 | 2,8 | 190 | 74 | 250 |
| Sauerkonserve | 15 | 64 | 0,2 | 1 | + | 0,1 | + | 0,1 | 0 | 2 | 1 | + | 3,6 | 620 | 91 | 100 |
| **Kohlrabi** | 24 | 102 | 0,2 | 2 | + | 0,0 | 0,0 | 0,1 | 0 | 4 | 4 | + | 1,4 | 50 | 92 | 150 |
| zub. mit Salz und Fett | 48 | 200 | 0,5 | 2 | 2 | 1,0 | 0,6 | 0,4 | 1 | 5 | 3 | 2 | 1,1 | 440 | 88 | 150 |
| **Kopfsalat** | 11 | 45 | 0,1 | 1 | + | 0,0 | 0,0 | 0,1 | 0 | 1 | 1 | + | 1,5 | 20 | 95 | 50 |
| **Kürbis** | 24 | 101 | 0,2 | 1 | + | 0,0 | 0,0 | 0,0 | 0 | 5 | 4 | 1 | 2,0 | 10 | 91 | 150 |
| zub. mit Salz und Fett | 45 | 188 | 0,5 | 1 | 2 | 1,2 | 0,5 | 0,1 | 5 | 5 | 4 | 1 | 2,2 | 890 | 87 | 150 |
| **Löwenzahnblätter** | 28 | 117 | 0,3 | 3 | 1 | 0,2 | 0,1 | 0,2 | 0 | 2 | 2 | + | 3,0 | 190 | 89 | 50 |
| **Mangold** | 14 | 59 | 0,1 | 2 | + | 0,1 | 0,0 | 0,2 | 0 | 1 | 1 | + | 2,9 | 230 | 92 | 150 |
| zub. mit Salz und Fett | 35 | 145 | 0,4 | 2 | 3 | 1,5 | 0,6 | 0,2 | 5 | 1 | 1 | + | 2,6 | 930 | 89 | 150 |
| **Melde** | 21 | 90 | 0,2 | 3 | + | + | 0,0 | 0,2 | 0 | 1 | 1 | + | 2,6 | 250 | 90 | 100 |
| **Möhre** (Karotte) | 25 | 104 | 0,3 | 1 | + | 0,0 | 0,0 | 0,1 | 0 | 5 | 5 | + | 3,6 | 150 | 88 | 150 |
| zub. mit Salz und Fett | 44 | 183 | 0,4 | 1 | 2 | 1,3 | 0,5 | 0,1 | 5 | 5 | 5 | + | 2,4 | 710 | 88 | 150 |
| Konserve | 19 | 78 | 0,2 | 1 | + | 0,1 | + | 0,1 | 0 | 3 | 3 | + | 2,4 | 620 | 92 | 150 |
| Sauerkonserve | 25 | 104 | 0,3 | 1 | + | + | 0,0 | 0,1 | 0 | 5 | 5 | 0 | 2,6 | 550 | 89 | 50 |
| Saft | 22 | 93 | 0,2 | 1 | 0 | 0,0 | 0,0 | 0,0 | 0 | 5 | 4 | 1 | 0,3 | 130 | 92 | 200 |
| **Paprika**, grün | 20 | 83 | 0,2 | 1 | + | 0,1 | + | 0,2 | 0 | 3 | 3 | + | 3,6 | 5 | 91 | 150 |
| rot | 37 | 154 | 0,4 | 1 | + | 0,1 | + | 0,2 | 0 | 6 | 6 | + | 3,6 | 15 | 87 | 150 |
| zub. mit Salz und Fett | 56 | 236 | 0,6 | 1 | 4 | 2,5 | 1,2 | 0,2 | 10 | 3 | 3 | + | 1,9 | 890 | 87 | 150 |
| Tomatenpaprika, Konserve | 38 | 161 | 0,4 | 1 | + | 0,1 | 0,0 | 0,3 | 0 | 6 | 6 | 0 | 3,4 | 560 | 86 | 50 |
| **Pastinake** | 59 | 247 | 0,6 | 1 | + | 0,1 | + | 0,2 | 0 | 12 | 3 | 9 | 2,1 | 20 | 77 | 100 |
| zub. mit Salz und Fett | 68 | 285 | 0,7 | 1 | 2 | 1,2 | 0,5 | 0,3 | 5 | 10 | 3 | 7 | 1,9 | 670 | 82 | 100 |
| **Petersilienwurzel** | 40 | 169 | 0,4 | 3 | 1 | 0,1 | 0,1 | 0,3 | 0 | 6 | 5 | + | 4,0 | 30 | 86 | 150 |
| **Pfefferschote**, rot | 28 | 117 | 0,3 | 2 | + | + | + | 0,2 | 0 | 4 | 4 | + | 3,6 | 30 | 89 | 5 |

Der essbare Anteil von 100 g verzehrsfertiger Lebensmittel enthält:

| Mineralstoffe | | | | | | | Vitamine | | | | | | | | | |
|---|---|---|---|---|---|---|---|---|---|---|---|---|---|---|---|---|
| Na mg | K mg | Ca mg | Mg mg | P mg | Fe mg | Zn mg | Ret. µg | Caro. µg | E mg | $B_1$ mg | $B_2$ mg | $B_6$ mg | $B_{12}$ µg | Fol. µg | C mg | |
| 80 | 415 | 50 | 15 | 70 | 0,4 | 0,4 | 0 | 15 | 0,5 | 0,04 | 0,07 | 0,20 | 0,0 | 75 | 8 | **Knollensellerie** |
| 75 | 280 | 35 | 15 | 70 | 0,5 | 0,4 | 35 | 10 | 0,5 | 0,04 | 0,07 | 0,12 | 0,2 | 35 | 3 | ausgebacken |
| 245 | 215 | 45 | 10 | 55 | 0,3 | 0,3 | 0 | 10 | 0,4 | 0,02 | 0,04 | 0,10 | 0,0 | 20 | 3 | Sauerkonserve |
| 20 | 320 | 60 | 45 | 50 | 0,5 | 0,3 | 0 | 200 | 0,4 | 0,05 | 0,05 | 0,07 | 0,0 | 70 | 65 | **Kohlrabi** |
| 175 | 220 | 60 | 30 | 50 | 0,3 | 0,2 | 15 | 10 | 0,3 | 0,03 | 0,05 | 0,05 | 0,1 | 30 | 30 | zub. mit Salz und Fett |
| 8 | 175 | 20 | 8 | 25 | 0,3 | 0,4 | 0 | 1100 | 0,6 | 0,06 | 0,08 | 0,06 | 0,0 | 60 | 15 | **Kopfsalat** |
| 3 | 305 | 20 | 10 | 45 | 0,8 | 0,2 | 0 | 580 | 1,1 | 0,05 | 0,07 | 0,11 | 0,0 | 35 | 10 | **Kürbis** |
| 350 | 275 | 25 | 10 | 45 | 0,7 | 0,2 | 13 | 585 | 1,1 | 0,04 | 0,06 | 0,10 | 0,0 | 25 | 9 | zub. mit Salz und Fett |
| 75 | 500 | 170 | 37 | 65 | 3,4 | 0,8 | 0 | 7900 | 2,5 | 0,19 | 0,17 | 0,20 | 0,0 | 40 | 65 | **Löwenzahnblätter** |
| 90 | 375 | 100 | 80 | 40 | 2,7 | 0,3 | 0 | 3500 | 1,5 | 0,10 | 0,16 | 0,09 | 0,0 | 30 | 40 | **Mangold** |
| 365 | 200 | 110 | 55 | 40 | 2,2 | 0,2 | 15 | 3450 | 1,6 | 0,07 | 0,11 | 0,06 | 0,0 | 15 | 15 | zub. mit Salz und Fett |
| 100 | 540 | 190 | 105 | 35 | 6,1 | 1,3 | 0 | 3600 | 1,5 | 0,09 | 0,16 | 0,09 | 0,0 | 30 | 145 | **Melde** |
| 60 | 330 | 35 | 15 | 35 | 0,4 | 0,3 | 0 | 9800 | 0,5 | 0,07 | 0,05 | 0,27 | 0,0 | 15 | 7 | **Möhre** (Karotte) |
| 280 | 200 | 25 | 10 | 25 | 0,4 | 0,2 | 15 | 8800 | 0,4 | 0,07 | 0,02 | 0,12 | 0,0 | 9 | 3 | zub. mit Salz und Fett |
| 245 | 175 | 40 | 10 | 25 | 0,6 | 0,4 | 0 | 8450 | 0,4 | 0,02 | 0,02 | 0,02 | 0,0 | 3 | 2 | Konserve |
| 215 | 185 | 25 | 10 | 30 | 0,3 | 0,2 | 0 | 7350 | 0,4 | 0,05 | 0,01 | 0,07 | 0,0 | 5 | 1 | Sauerkonserve |
| 50 | 220 | 25 | 5 | 30 | 0,3 | 0,1 | 0 | 2600 | 0,4 | 0,05 | 0,01 | 0,08 | 0,0 | 7 | 4 | Saft |
| 2 | 175 | 10 | 10 | 20 | 0,4 | 0,1 | 0 | 530 | 2,5 | 0,05 | 0,04 | 0,24 | 0,0 | 55 | 115 | **Paprika**, grün |
| 5 | 260 | 10 | 15 | 30 | 0,6 | 0,2 | 0 | 2125 | 2,9 | 0,04 | 0,12 | 0,15 | 0,0 | 55 | 140 | rot |
| 350 | 155 | 15 | 10 | 30 | 0,3 | 0,1 | 25 | 460 | 2,3 | 0,04 | 0,04 | 0,20 | 0,0 | 30 | 75 | zub. mit Salz und Fett |
| 220 | 190 | 15 | 20 | 35 | 0,5 | 0,2 | 0 | 1650 | 2,9 | 0,02 | 0,07 | 0,12 | 0,0 | 15 | 35 | Tomatenpaprika, Konserve |
| 8 | 520 | 50 | 25 | 80 | 0,7 | 0,8 | 0 | 20 | 0,9 | 0,08 | 0,13 | 0,11 | 0,0 | 60 | 20 | **Pastinake** |
| 265 | 225 | 45 | 15 | 75 | 0,5 | 0,6 | 10 | 25 | 0,9 | 0,05 | 0,09 | 0,07 | 0,0 | 30 | 7 | zub. mit Salz und Fett |
| 12 | 400 | 40 | 25 | 60 | 0,9 | 0,2 | 0 | 30 | 1,7 | 0,10 | 0,09 | 0,23 | 0,0 | 20 | 40 | **Petersilienwurzel** |
| 12 | 440 | 15 | 20 | 40 | 1,0 | 0,3 | 0 | 4100 | 2,9 | 0,12 | 0,15 | 0,28 | 0,0 | 50 | 225 | **Pfefferschote**, rot |

Gemüse, Hülsenfrüchte, Pilze, Kräuter

Der essbare Anteil von 100 g verzehrsfertiger Lebensmittel enthält:

| | Energie | | | Eiweiß | Fett | | | | | Kohlenhydrate | | | | NaCl | Wasser | Portion |
|---|---|---|---|---|---|---|---|---|---|---|---|---|---|---|---|---|
| | | | Dichte | | ges. | GFS | EUFS | MUFS | Chol. | ges. | Mono/Di | Poly | Ball. | | | |
| | kcal | kJ | kcal/g | g | g | g | g | g | mg | g | g | g | g | mg | g | g |
| **Porree** (Lauch) | 24 | 100 | 0,2 | 2 | + | 0,1 | 0,0 | 0,2 | 0 | 3 | 3 | + | 2,3 | 15 | 86 | 150 |
| zub. mit Salz und Fett | 40 | 170 | 0,4 | 2 | 2 | 0,8 | 0,6 | 0,5 | 1 | 3 | 2 | 1 | 1,4 | 850 | 89 | 150 |
| **Portulak** | 12 | 50 | 0,1 | 1 | + | 0,1 | 0,0 | 0,1 | 0 | 1 | 1 | 0 | 2,5 | 5 | 92 | 100 |
| **Radicchio** | 14 | 57 | 0,1 | 1 | + | + | + | 0,1 | 0 | 2 | 2 | 0 | 1,6 | 25 | 94 | 50 |
| **Radieschen** | 14 | 58 | 0,1 | 1 | + | 0,0 | 0,0 | 0,1 | 0 | 2 | 2 | 0 | 1,6 | 50 | 94 | 80 |
| **Ratatouille**, zubereitet | 54 | 225 | 0,5 | 2 | 4 | 0,6 | 2,6 | 0,5 | 0 | 3 | 3 | + | 1,5 | 570 | 88 | 250 |
| **Rettich** | 15 | 63 | 0,2 | 1 | + | 0,0 | 0,0 | 0,1 | 0 | 2 | 2 | 0 | 2,5 | 40 | 92 | 150 |
| **Rhabarber** | 14 | 60 | 0,1 | 1 | + | 0,0 | 0,0 | 0,1 | 0 | 1 | 1 | + | 3,2 | 5 | 92 | 125 |
| Kompott | 56 | 234 | 0,6 | + | + | + | 0,0 | 0,1 | 0 | 13 | 12 | + | 2,1 | 5 | 83 | 250 |
| **Rosenkohl** | 36 | 152 | 0,4 | 4 | + | 0,1 | 0,0 | 0,2 | 0 | 4 | 3 | 1 | 4,4 | 25 | 85 | 150 |
| zub. mit Salz und Fett | 49 | 205 | 0,5 | 3 | 3 | 0,8 | 0,6 | 1,2 | 0 | 3 | 2 | + | 3,2 | 670 | 86 | 150 |
| **Rote Rübe** (Rote Bete) | 41 | 171 | 0,4 | 2 | + | 0,0 | 0,0 | 0,1 | 0 | 9 | 8 | 0 | 2,5 | 150 | 86 | 125 |
| Konserve | 32 | 132 | 0,3 | 1 | + | 0,0 | 0,0 | + | 0 | 6 | 6 | 0 | 2,3 | 610 | 88 | 50 |
| Saft | 36 | 150 | 0,4 | 1 | + | 0,0 | 0,0 | + | 0 | 8 | 7 | 0 | 0,3 | 510 | 89 | 200 |
| **Rotkohl** | 22 | 92 | 0,2 | 2 | + | + | 0,0 | 0,1 | 0 | 4 | 3 | + | 2,5 | 25 | 90 | 150 |
| Konserve | 18 | 75 | 0,2 | 1 | + | + | 0,0 | 0,1 | 0 | 3 | 3 | 0 | 2,2 | 530 | 92 | 150 |
| zub. mit Salz und Fett | 43 | 180 | 0,4 | 1 | 2 | 0,8 | 0,8 | 0,3 | 2 | 4 | 4 | + | 1,4 | 860 | 89 | 150 |
| **Rucola** (Rauke) | 25 | 104 | 0,3 | 2 | 1 | 0,0 | + | + | 0 | 2 | 2 | 0 | 1,6 | 65 | 91 | 50 |
| **Sauerampfer** | 21 | 88 | 0,2 | 3 | + | + | + | 0,2 | 0 | 1 | 1 | + | 2,0 | 15 | 89 | 50 |
| **Sauerkraut**, abgetropft | 16 | 67 | 0,2 | 2 | + | 0,1 | 0,0 | 0,2 | 0 | 1 | 1 | + | 2,1 | 900 | 90 | 200 |
| zub. mit Salz und Fett | 72 | 300 | 0,7 | 1 | 6 | 2,4 | 2,7 | 0,6 | 5 | 3 | 2 | + | 0,9 | 1100 | 86 | 200 |
| Saft | 15 | 63 | 0,2 | 1 | + | + | 0,0 | 0,1 | 0 | 1 | 1 | 0 | 0,5 | 1370 | 95 | 200 |
| **Schnittsalat** | 20 | 84 | 0,2 | 1 | + | 0,1 | 0,0 | 0,2 | 0 | 3 | 2 | 0 | 1,6 | 25 | 92 | 50 |
| **Schwarzwurzel** | 18 | 75 | 0,2 | 1 | + | 0,1 | 0,0 | 0,2 | 0 | 2 | 2 | 0 | 18,3 | 15 | 75 | 150 |
| zub. mit Salz und Fett | 34 | 142 | 0,3 | 1 | 2 | 1,2 | 0,5 | 0,2 | 5 | 2 | 2 | + | 14,1 | 340 | 78 | 150 |

Der essbare Anteil von 100 g verzehrsfertiger Lebensmittel enthält:

| Mineralstoffe | | | | | | | Vitamine | | | | | | | | | |
|---|---|---|---|---|---|---|---|---|---|---|---|---|---|---|---|---|
| Na mg | K mg | Ca mg | Mg mg | P mg | Fe mg | Zn mg | Ret. µg | Caro. µg | E mg | $B_1$ mg | $B_2$ mg | $B_6$ mg | $B_{12}$ µg | Fol. µg | C mg | |
| 5 | 280 | 65 | 15 | 50 | 0,8 | 0,3 | 0 | 740 | 0,5 | 0,08 | 0,07 | 0,25 | 0,0 | 100 | 25 | **Porree** (Lauch) |
| 335 | 165 | 45 | 10 | 35 | 0,5 | 0,2 | 10 | 480 | 0,4 | 0,04 | 0,05 | 0,15 | 0,0 | 40 | 10 | zub. mit Salz und Fett |
| 2 | 390 | 95 | 150 | 35 | 3,6 | 0,3 | 0 | 1100 | 0,5 | 0,03 | 0,10 | 0,15 | 0,0 | 15 | 70 | **Portulak** |
| 10 | 240 | 40 | 10 | 25 | 1,5 | 0,2 | 0 | 800 | 0,5 | 0,07 | 0,03 | 0,05 | 0,0 | 35 | 30 | **Radicchio** |
| 20 | 240 | 25 | 10 | 20 | 0,4 | 0,2 | 0 | 25 | 0,1 | 0,03 | 0,03 | 0,06 | 0,0 | 25 | 30 | **Radieschen** |
| 225 | 240 | 20 | 15 | 30 | 0,7 | 0,2 | 4 | 385 | 1,2 | 0,10 | 0,05 | 0,12 | 0,0 | 20 | 20 | **Ratatouille**, zubereitet |
| 15 | 450 | 40 | 20 | 35 | 0,8 | 0,2 | 0 | 10 | 0,1 | 0,03 | 0,03 | 0,06 | 0,0 | 25 | 10 | **Rettich** |
| 2 | 290 | 65 | 10 | 20 | 0,4 | 0,2 | 0 | 60 | 0,2 | 0,03 | 0,03 | 0,04 | 0,0 | 3 | 10 | **Rhabarber** |
| 2 | 155 | 50 | 10 | 15 | 0,3 | 0,1 | 0 | 30 | 0,2 | 0,02 | 0,02 | 0,02 | 0,0 | 1 | 4 | Kompott |
| 10 | 470 | 35 | 20 | 85 | 0,9 | 0,5 | 0 | 470 | 0,6 | 0,13 | 0,14 | 0,34 | 0,0 | 100 | 110 | **Rosenkohl** |
| 265 | 310 | 30 | 15 | 65 | 0,6 | 0,4 | 15 | 350 | 0,4 | 0,08 | 0,09 | 0,20 | 0,0 | 45 | 60 | zub. mit Salz und Fett |
| 60 | 410 | 15 | 20 | 45 | 0,9 | 0,4 | 0 | 10 | 0,1 | 0,02 | 0,04 | 0,05 | 0,0 | 80 | 10 | **Rote Rübe** (Rote Bete) |
| 240 | 215 | 20 | 15 | 35 | 0,5 | 0,2 | 0 | 8 | + | 0,01 | 0,02 | 0,02 | 0,0 | 25 | 3 | Konserve |
| 200 | 240 | 10 | 15 | 30 | 0,5 | 0,2 | 0 | 10 | + | 0,01 | 0,03 | 0,02 | 0,0 | 35 | 3 | Saft |
| 10 | 240 | 35 | 15 | 30 | 0,4 | 0,2 | 0 | 15 | 1,7 | 0,06 | 0,04 | 0,15 | 0,0 | 35 | 55 | **Rotkohl** |
| 210 | 125 | 35 | 15 | 25 | 0,3 | 0,1 | 0 | 10 | 1,5 | 0,03 | 0,03 | 0,07 | 0,0 | 10 | 20 | Konserve |
| 340 | 115 | 20 | 10 | 20 | 0,2 | 0,1 | 0 | 10 | 0,9 | 0,03 | 0,02 | 0,07 | 0,0 | 10 | 20 | zub. mit Salz und Fett |
| 25 | 370 | 160 | 35 | 65 | 1,5 | 0,4 | 0 | 1400 | 1,0 | 0,04 | 0,09 | 0,07 | 0,0 | 40 | 60 | **Rucola** (Rauke) |
| 5 | 290 | 60 | 30 | 50 | 2,0 | 0,6 | 0 | 5000 | 1,9 | 0,06 | 0,16 | 0,20 | 0,0 | 35 | 115 | **Sauerampfer** |
| 355 | 290 | 50 | 15 | 45 | 0,6 | 0,3 | 0 | 20 | 0,1 | 0,03 | 0,05 | 0,21 | 0,0 | 30 | 20 | **Sauerkraut**, abgetropft |
| 435 | 100 | 20 | 7 | 25 | 0,2 | 0,2 | 0 | 5 | 0,1 | 0,02 | 0,02 | 0,07 | 0,0 | 3 | 3 | zub. mit Salz und Fett |
| 540 | 265 | 50 | 15 | 40 | 0,5 | 0,3 | 0 | 15 | 0,1 | 0,01 | 0,03 | 0,10 | 0,0 | 15 | 8 | Saft |
| 10 | 265 | 70 | 10 | 25 | 1,4 | 0,2 | 0 | 1150 | 0,6 | 0,05 | 0,08 | 0,06 | 0,0 | 50 | 20 | **Schnittsalat** |
| 5 | 320 | 55 | 25 | 75 | 3,3 | 0,2 | 0 | 20 | 6,0 | 0,11 | 0,04 | 0,07 | 0,0 | 55 | 4 | **Schwarzwurzel** |
| 135 | 225 | 45 | 20 | 60 | 2,2 | 0,2 | 10 | 25 | 4,7 | 0,07 | 0,03 | 0,05 | 0,0 | 25 | 3 | zub. mit Salz und Fett |

Der essbare Anteil von 100 g verzehrsfertiger Lebensmittel enthält:

| | Energie | | | Eiweiß | Fett | | | | | Kohlenhydrate | | | | NaCl | Wasser | Portion |
|---|---|---|---|---|---|---|---|---|---|---|---|---|---|---|---|---|
| | | | Dichte | | ges. | GFS | EUFS | MUFS | Chol. | ges. | Mono/Di | Poly | Ball. | | | |
| | kcal | kJ | kcal/g | g | g | g | g | g | mg | g | g | g | g | mg | g | g |
| **Spargel** | 18 | 77 | 0,2 | 2 | + | 0,0 | 0,0 | 0,1 | 0 | 2 | 2 | 0 | 1,3 | 10 | 93 | 250 |
| zub. mit Salz und Fett | 29 | 120 | 0,3 | 2 | 2 | 1,2 | 0,5 | 0,1 | 5 | 1 | 1 | 0 | 1,2 | 380 | 93 | 250 |
| Konserve | 16 | 67 | 0,2 | 2 | + | 0,0 | 0,0 | 0,1 | 0 | 1 | 1 | 0 | 1,0 | 950 | 93 | 250 |
| **Spinat** | 16 | 67 | 0,2 | 3 | + | 0,1 | + | 0,2 | 0 | 1 | + | + | 1,8 | 180 | 92 | 150 |
| zub. Salz und Fett | 37 | 157 | 0,4 | 3 | 3 | 1,5 | 0,7 | 0,4 | 6 | 1 | + | + | 1,8 | 890 | 89 | 150 |
| Rahmspinatgemüse | 100 | 418 | 1,0 | 3 | 9 | 5,3 | 2,7 | 0,4 | 25 | 2 | 1 | + | 1,7 | 610 | 82 | 150 |
| **Spitzkohl** | 23 | 96 | 0,2 | 2 | + | 0,1 | + | 0,1 | 0 | 3 | 3 | 0 | 2,5 | 15 | 91 | 150 |
| zub. mit Salz und Fett | 39 | 162 | 0,4 | 2 | 2 | 0,7 | 0,6 | 0,5 | 0 | 4 | 2 | 2 | 2,0 | 440 | 89 | 150 |
| **Steckrübe** | 29 | 121 | 0,3 | 1 | + | 0,0 | 0,1 | 0,1 | 0 | 7 | 6 | 1 | 1,6 | 25 | 89 | 150 |
| zub. mit Salz und Fett | 50 | 210 | 0,5 | 1 | 2 | 1,3 | 0,5 | 0,1 | 5 | 6 | 5 | + | 2,9 | 900 | 85 | 150 |
| **Stielmus** | 24 | 100 | 0,2 | 2 | + | 0,0 | + | 0,1 | 0 | 3 | 3 | 0 | 2,3 | 250 | 90 | 150 |
| **Süßkartoffel** (Batate) | 108 | 451 | 1,1 | 2 | 1 | 0,2 | 0,1 | 0,2 | 0 | 24 | 5 | 19 | 3,1 | 10 | 69 | 150 |
| gegart | 107 | 450 | 1,1 | 2 | 1 | 0,2 | + | 0,2 | 0 | 23 | 4 | 19 | 3,1 | 10 | 70 | 150 |
| **Taro** (Wasserbrotwurzel) | 102 | 426 | 1,0 | 2 | + | + | + | 0,1 | 0 | 23 | 2 | 21 | 3,8 | 40 | 70 | 150 |
| **Tomate** | 17 | 73 | 0,2 | 1 | + | + | + | 0,1 | 0 | 3 | 2 | + | 1,0 | 8 | 94 | 80 |
| zub. mit Salz und Fett | 63 | 263 | 0,6 | 1 | 5 | 2,6 | 1,8 | 0,3 | 8 | 3 | 3 | + | 1,3 | 470 | 87 | 150 |
| Konserve | 19 | 79 | 0,2 | 1 | + | 0,0 | 0,0 | 0,1 | 0 | 3 | 2 | + | 0,9 | 25 | 94 | 150 |
| Tomatenmark | 39 | 163 | 0,4 | 2 | + | + | 0,2 | 0,1 | 0 | 6 | 5 | + | 2,8 | 1500 | 86 | 25 |
| Saft | 17 | 71 | 0,2 | 1 | + | 0,0 | 0,0 | 0,0 | 0 | 3 | 3 | 0 | 0,6 | 15 | 94 | 200 |
| **Weiße Rübe** | 24 | 100 | 0,2 | 1 | + | 0,0 | 0,0 | 0,1 | 0 | 5 | 4 | 1 | 3,5 | 150 | 90 | 150 |
| zub. mit Salz und Fett | 45 | 190 | 0,5 | 1 | 2 | 1,4 | 0,4 | 0,1 | 5 | 5 | 4 | 1 | 3,6 | 1020 | 86 | 150 |
| **Weißkohl** | 25 | 104 | 0,3 | 1 | + | + | + | 0,1 | 0 | 4 | 4 | + | 2,9 | 25 | 90 | 150 |
| zub. mit Salz und Fett | 46 | 193 | 0,5 | 1 | 3 | 0,9 | 0,7 | 1,3 | 0 | 4 | 4 | + | 2,2 | 635 | 88 | 150 |
| **Wirsing** | 25 | 104 | 0,3 | 3 | + | 0,1 | 0,1 | 0,2 | 0 | 2 | 2 | 0 | 2,5 | 25 | 90 | 150 |
| zub. mit Salz und Fett | 46 | 193 | 0,5 | 2 | 3 | 1,3 | 1,4 | 0,3 | 2 | 2 | 2 | + | 1,9 | 890 | 88 | 150 |
| Rahmwirsing | 72 | 303 | 0,7 | 2 | 6 | 3,5 | 1,8 | 0,4 | 15 | 3 | 3 | + | 2,2 | 390 | 85 | 150 |

Der essbare Anteil von 100 g verzehrsfertiger Lebensmittel enthält:

| Mineralstoffe | | | | | | | Vitamine | | | | | | | | | |
|---|---|---|---|---|---|---|---|---|---|---|---|---|---|---|---|---|
| Na mg | K mg | Ca mg | Mg mg | P mg | Fe mg | Zn mg | Ret. µg | Caro. µg | E mg | $B_1$ mg | $B_2$ mg | $B_6$ mg | $B_{12}$ µg | Fol. µg | C mg | |
| 4 | 200 | 25 | 15 | 45 | 0,7 | 0,4 | 0 | 510 | 2,0 | 0,11 | 0,10 | 0,05 | 0,0 | 105 | 20 | **Spargel** |
| 150 | 135 | 20 | 10 | 35 | 0,6 | 0,4 | 10 | 510 | 2,2 | 0,09 | 0,11 | 0,04 | 0,0 | 60 | 15 | zub. mit Salz und Fett |
| 375 | 120 | 15 | 10 | 30 | 0,7 | 0,3 | 0 | 350 | 2,0 | 0,06 | 0,08 | 0,03 | 0,0 | 55 | 15 | Konserve |
| 70 | 550 | 120 | 60 | 45 | 3,4 | 0,6 | 0 | 4800 | 1,4 | 0,09 | 0,20 | 0,22 | 0,0 | 145 | 50 | **Spinat** |
| 350 | 300 | 125 | 40 | 45 | 2,7 | 0,6 | 15 | 4600 | 1,5 | 0,07 | 0,14 | 0,16 | 0,0 | 75 | 20 | zub. Salz und Fett |
| 240 | 430 | 125 | 50 | 60 | 2,6 | 0,7 | 80 | 3900 | 1,4 | 0,07 | 0,19 | 0,18 | 0,1 | 75 | 25 | Rahmspinatgemüse |
| 5 | 250 | 50 | 10 | 30 | 0,5 | 0,2 | 0 | 150 | 0,2 | 0,05 | 0,05 | 0,15 | 0,0 | 75 | 60 | **Spitzkohl** |
| 175 | 175 | 40 | 10 | 25 | 0,3 | 0,2 | 8 | 120 | 0,1 | 0,03 | 0,04 | 0,10 | 0,0 | 35 | 35 | zub. mit Salz und Fett |
| 10 | 230 | 50 | 10 | 30 | 0,5 | 0,1 | 0 | 100 | 0,2 | 0,05 | 0,06 | 0,20 | 0,0 | 40 | 35 | **Steckrübe** |
| 355 | 205 | 50 | 10 | 35 | 0,4 | 0,1 | 10 | 105 | 0,2 | 0,04 | 0,06 | 0,18 | 0,0 | 25 | 25 | zub. mit Salz und Fett |
| 100 | 400 | 100 | 10 | 45 | 1,5 | 0,3 | 0 | 3600 | 1,5 | 0,05 | 0,15 | 0,09 | 0,0 | 30 | 130 | **Stielmus** |
| 4 | 360 | 20 | 20 | 40 | 0,7 | 0,4 | 0 | 7900 | 4,5 | 0,06 | 0,05 | 0,03 | 0,0 | 10 | 30 | **Süßkartoffel** (Batate) |
| 4 | 325 | 20 | 20 | 40 | 0,7 | 0,3 | 0 | 7475 | 4,0 | 0,06 | 0,05 | 0,03 | 0,0 | 8 | 25 | gegart |
| 15 | 565 | 45 | 50 | 100 | 1,5 | 0,3 | 0 | 10 | 0,1 | 0,07 | 0,05 | 0,08 | 0,0 | 20 | 15 | **Taro** (Wasserbrotwurzel) |
| 3 | 235 | 10 | 10 | 20 | 0,5 | 0,2 | 0 | 590 | 0,8 | 0,06 | 0,04 | 0,10 | 0,0 | 20 | 20 | **Tomate** |
| 185 | 215 | 15 | 10 | 30 | 0,3 | 0,1 | 20 | 570 | 0,8 | 0,06 | 0,04 | 0,10 | 0,0 | 20 | 15 | zub. mit Salz und Fett |
| 10 | 185 | 25 | 15 | 10 | 0,3 | 0,2 | 0 | 485 | 0,6 | 0,06 | 0,03 | 0,05 | 0,0 | 5 | 15 | Konserve |
| 590 | 1160 | 60 | 30 | 35 | 1,0 | 0,6 | 0 | 1200 | 5,4 | 0,09 | 0,06 | 0,18 | 0,0 | 55 | 9 | Tomatenmark |
| 5 | 240 | 15 | 10 | 15 | 0,6 | 0,1 | 0 | 540 | 1,0 | 0,06 | 0,03 | 0,11 | 0,0 | 15 | 15 | Saft |
| 60 | 270 | 45 | 15 | 35 | 0,4 | 0,2 | 0 | 70 | 0,1 | 0,04 | 0,05 | 0,08 | 0,0 | 20 | 20 | **Weiße Rübe** |
| 400 | 245 | 50 | 15 | 40 | 0,3 | 0,1 | 15 | 80 | 0,1 | 0,03 | 0,05 | 0,07 | 0,0 | 15 | 15 | zub. mit Salz und Fett |
| 10 | 270 | 45 | 15 | 35 | 0,5 | 0,2 | 0 | 72 | 1,7 | 0,05 | 0,04 | 0,19 | 0,0 | 30 | 50 | **Weißkohl** |
| 250 | 175 | 35 | 10 | 30 | 0,3 | 0,1 | 15 | 70 | 1,2 | 0,03 | 0,03 | 0,12 | 0,0 | 15 | 25 | zub. mit Salz und Fett |
| 9 | 235 | 65 | 10 | 55 | 0,5 | 0,2 | 0 | 45 | 2,5 | 0,06 | 0,06 | 0,16 | 0,0 | 30 | 50 | **Wirsing** |
| 350 | 150 | 45 | 10 | 45 | 0,4 | 0,3 | 0 | 30 | 1,7 | 0,05 | 0,05 | 0,11 | 0,0 | 10 | 25 | zub. mit Salz und Fett |
| 155 | 115 | 60 | 10 | 50 | 0,4 | 0,3 | 45 | 60 | 2,1 | 0,04 | 0,05 | 0,09 | 0,0 | 15 | 15 | Rahmwirsing |

Der essbare Anteil von 100 g verzehrsfertiger Lebensmittel enthält:

| | Energie | | | Eiweiß | Fett | | | | | Kohlenhydrate | | | | NaCl | Wasser | Portion |
|---|---|---|---|---|---|---|---|---|---|---|---|---|---|---|---|---|
| | | | Dichte | | ges. | GFS | EUFS | MUFS | Chol. | ges. | Mono/Di | Poly | Ball. | | | |
| | kcal | kJ | kcal/g | g | g | g | g | g | mg | g | g | g | g | mg | g | g |
| **Zucchini** | 18 | 76 | 0,2 | 2 | + | 0,1 | 0,0 | 0,2 | 0 | 2 | 2 | 0 | 1,1 | 8 | 93 | 150 |
| zub. mit Salz und Fett | 41 | 170 | 0,4 | 2 | 3 | 1,8 | 0,7 | 0,2 | 5 | 2 | 2 | + | 1,1 | 890 | 90 | 150 |
| **Zuckererbsenschoten** | 63 | 263 | 0,6 | 3 | + | 0,0 | 0,1 | 0,1 | 0 | 12 | 5 | 7 | 2,5 | 10 | 81 | 150 |
| **Zuckermais** | 87 | 364 | 0,9 | 3 | 1 | 0,2 | 0,3 | 0,5 | 0 | 16 | 3 | 13 | 2,8 | 3 | 75 | 150 |
| zub. mit Salz und Fett | 106 | 443 | 1,1 | 3 | 3 | 1,6 | 0,9 | 0,5 | 5 | 15 | 3 | 12 | 2,8 | 750 | 73 | 150 |
| Konserve | 79 | 330 | 0,8 | 3 | 1 | 0,2 | 0,3 | 0,5 | 0 | 13 | 3 | 10 | 2,9 | 530 | 77 | 150 |
| **Zwiebel** | 28 | 117 | 0,3 | 1 | + | 0,1 | + | 0,1 | 0 | 5 | 4 | + | 1,8 | 8 | 91 | 30 |
| zub. mit Salz und Fett | 48 | 200 | 0,5 | 1 | 2 | 1,3 | 0,6 | 0,1 | 5 | 5 | 4 | + | 1,4 | 890 | 88 | 50 |
| gebraten mit Fett | 75 | 312 | 0,7 | 1 | 5 | 0,7 | 1,4 | 2,9 | 0 | 5 | 4 | + | 1,6 | 510 | 85 | 50 |
| getrocknet | 202 | 845 | 2,0 | 11 | 1 | 0,3 | 0,1 | 0,3 | 0 | 35 | 29 | 1 | 36,0 | 270 | 14 | 25 |
| Schalotte | 24 | 100 | 0,2 | 2 | + | + | + | 0,1 | 0 | 3 | 3 | + | 1,5 | 30 | 92 | 30 |
| Silberzwiebeln, eingelegt | 56 | 235 | 0,6 | 1 | + | + | + | 0,1 | 0 | 12 | 10 | + | 1,6 | 530 | 83 | 15 |
| **Kartoffeln, Kartoffelprodukte und Kartoffelgerichte** | | | | | | | | | | | | | | | | |
| **Kartoffeln**, roh | 73 | 307 | 0,7 | 2 | + | 0,0 | + | 0,1 | 0 | 16 | 1 | 14 | 2,0 | 10 | 77 | 200 |
| gekocht, mit Salz | 70 | 292 | 0,7 | 2 | + | 0,0 | + | 0,0 | 0 | 15 | 1 | 14 | 1,2 | 390 | 79 | 200 |
| **Pellkartoffeln**, gekocht | 71 | 296 | 0,7 | 2 | + | 0,0 | + | 0,1 | 0 | 15 | 1 | 14 | 2,0 | 10 | 78 | 200 |
| gebacken | 86 | 358 | 0,9 | 3 | + | + | + | 0,1 | 0 | 18 | 1 | 17 | 2,5 | 10 | 54 | 200 |
| **Bratkartoffeln**, zub. mit Fett | 184 | 769 | 1,8 | 3 | 8 | 0,8 | 4,3 | 2,1 | 0 | 26 | 1 | 25 | 2,0 | 400 | 59 | 250 |
| **Gnocchi**, gekocht | 150 | 629 | 1,5 | 4 | 1 | 0,1 | 0,2 | 0,1 | 20 | 32 | 1 | 31 | 1,9 | 1070 | 60 | 125 |
| **Kartoffelgratin**, gebacken | 168 | 704 | 1,7 | 5 | 11 | 6,5 | 3,2 | 0,6 | 40 | 12 | 1 | 11 | 0,9 | 830 | 68 | 250 |
| **Kartoffelpüree**, zubereitet | 91 | 380 | 0,9 | 2 | 2 | 0,9 | 0,5 | 0,3 | 2 | 16 | 2 | 14 | 1,2 | 220 | 77 | 250 |
| **Kartoffelpuffer**, zubereitet | 169 | 709 | 1,7 | 3 | 9 | 7,0 | 1,5 | 0,3 | 30 | 18 | 1 | 17 | 1,3 | 760 | 66 | 200 |
| **Kartoffelstärke**, Mehl | 336 | 1404 | 3,4 | 1 | + | 0,0 | 0,0 | 0,1 | 0 | 83 | 0 | 83 | 0,1 | 20 | 15 | 20 (1 EL) |
| **Kartoffeltaschen**, Käsefüllung | 192 | 804 | 1,9 | 8 | 11 | 5,6 | 3,7 | 1,4 | 65 | 14 | 1 | 13 | 1,0 | 250 | 63 | 125 |
| **Kartoffelwedges**, o. Fett, geb. | 86 | 358 | 0,9 | 3 | + | + | + | + | 0 | 18 | 1 | 17 | 2,0 | 2030 | 54 | 200 |

| Mineralstoffe | | | | | | | Vitamine | | | | | | | | | |
|---|---|---|---|---|---|---|---|---|---|---|---|---|---|---|---|---|
| Na mg | K mg | Ca mg | Mg mg | P mg | Fe mg | Zn mg | Ret. µg | Caro. µg | E mg | $B_1$ mg | $B_2$ mg | $B_6$ mg | $B_{12}$ µg | Fol. µg | C mg | |
| 3 | 175 | 25 | 20 | 30 | 1,0 | 0,2 | 0 | 180 | 0,5 | 0,21 | 0,07 | 0,12 | 0,0 | 10 | 20 | **Zucchini** |
| 350 | 160 | 30 | 20 | 30 | 0,9 | 0,2 | 15 | 185 | 0,6 | 0,18 | 0,07 | 0,11 | 0,0 | 6 | 15 | zub. mit Salz und Fett |
| 4 | 200 | 60 | 25 | 55 | 1,1 | 0,9 | 0 | 400 | 0,3 | 0,30 | 0,16 | 0,16 | 0,0 | 35 | 25 | **Zuckererbsenschoten** |
| 1 | 290 | 2 | 25 | 80 | 0,4 | 0,5 | 0 | 30 | 0,1 | 0,15 | 0,12 | 0,22 | 0,0 | 45 | 10 | **Zuckermais** |
| 295 | 155 | 5 | 20 | 80 | 0,3 | 0,5 | 15 | 40 | 0,1 | 0,11 | 0,09 | 0,15 | 0,0 | 25 | 8 | zub. mit Salz und Fett |
| 210 | 150 | 10 | 20 | 75 | 0,3 | 0,4 | 0 | 25 | 0,1 | 0,08 | 0,06 | 0,10 | 0,0 | 6 | 2 | Konserve |
| 3 | 160 | 20 | 10 | 30 | 0,2 | 0,2 | 0 | 7 | 0,1 | 0,03 | 0,02 | 0,15 | 0,0 | 10 | 7 | **Zwiebel** |
| 350 | 150 | 25 | 10 | 35 | 0,2 | 0,2 | 15 | 15 | 0,1 | 0,03 | 0,02 | 0,14 | 0,0 | 7 | 6 | zub. mit Salz und Fett |
| 200 | 180 | 25 | 10 | 35 | 0,3 | 0,2 | 0 | 400 | 0,7 | 0,04 | 0,04 | 0,14 | 0,0 | 7 | 6 | gebraten mit Fett |
| 105 | 1040 | 160 | 80 | 240 | 3,3 | 1,5 | 0 | 260 | 0,6 | 0,26 | 0,18 | 0,50 | 0,0 | 110 | 40 | getrocknet |
| 12 | 335 | 40 | 5 | 60 | 1,2 | 0,4 | 0 | 1 | 0,1 | 0,04 | 0,06 | 0,20 | 0,0 | 15 | 15 | Schalotte |
| 210 | 135 | 40 | 10 | 40 | 0,6 | 0,7 | 0 | 1 | 0,1 | 0,02 | 0,01 | 0,05 | 0,0 | 4 | 4 | Silberzwiebeln, eingelegt |
| | | | | | | | | | | | | | | | | **Kartoffeln, Kartoffelprodukte und Kartoffelgerichte** |
| 3 | 415 | 6 | 20 | 50 | 0,4 | 0,3 | 0 | 5 | 0,1 | 0,11 | 0,05 | 0,31 | 0,0 | 20 | 15 | **Kartoffeln**, roh |
| 155 | 380 | 5 | 14 | 30 | 0,4 | 0,3 | 0 | 5 | 0,1 | 0,07 | 0,03 | 0,14 | 0,0 | 10 | 10 | gekocht, mit Salz |
| 4 | 410 | 10 | 25 | 50 | 0,9 | 0,4 | 0 | 5 | 0,1 | 0,10 | 0,05 | 0,19 | 0,0 | 10 | 15 | **Pellkartoffeln**, gekocht |
| 4 | 545 | 10 | 25 | 60 | 0,9 | 0,5 | 0 | 4 | 0,1 | 0,11 | 0,05 | 0,12 | 0,0 | 9 | 15 | gebacken |
| 160 | 550 | 10 | 30 | 65 | 0,8 | 0,5 | 0 | 6 | 0,3 | 0,10 | 0,11 | 0,06 | 0,0 | 8 | 20 | **Bratkartoffeln**, zub. mit Fett |
| 420 | 125 | 15 | 10 | 45 | 0,3 | 0,3 | 10 | 5 | 0,2 | 0,05 | 0,01 | 0,02 | 0,1 | 10 | 10 | **Gnocchi**, gekocht |
| 325 | 330 | 190 | 25 | 145 | 0,7 | 1,1 | 115 | 50 | 0,5 | 0,06 | 0,07 | 0,12 | 0,5 | 10 | 10 | **Kartoffelgratin**, gebacken |
| 85 | 330 | 30 | 20 | 45 | 0,3 | 0,3 | 10 | 15 | 0,1 | 0,07 | 0,10 | 0,04 | 0,1 | 8 | 15 | **Kartoffelpüree**, zubereitet |
| 300 | 380 | 15 | 25 | 50 | 1,1 | 0,5 | 20 | 5 | 0,6 | 0,08 | 0,03 | 0,15 | 0,1 | 15 | 15 | **Kartoffelpuffer**, zubereitet |
| 8 | 15 | 35 | 6 | 7 | 1,8 | 0,2 | 0 | 0 | 0,0 | 0,01 | 0,01 | 0,01 | 0,0 | 0 | 0 | **Kartoffelstärke**, Mehl |
| 100 | 180 | 155 | 15 | 100 | 0,6 | 1,0 | 140 | 75 | 0,2 | 0,08 | 0,18 | 0,20 | 0,5 | 20 | 10 | **Kartoffeltaschen**, Käsefüllung |
| 800 | 500 | 12 | 25 | 60 | 0,9 | 0,3 | 0 | 4 | 0,1 | 0,11 | 0,05 | 0,12 | 0,0 | 9 | 15 | **Kartoffelwedges**, o. Fett, geb. |

Der essbare Anteil von 100 g verzehrsfertiger Lebensmittel enthält:

| | Energie | | | Eiweiß | Fett | | | | | Kohlenhydrate | | | | NaCl | Wasser | Portion |
|---|---|---|---|---|---|---|---|---|---|---|---|---|---|---|---|---|
| | kcal | kJ | Dichte kcal/g | g | ges. g | GFS g | EUFS g | MUFS g | Chol. mg | ges. g | Mono/Di g | Poly g | Ball. g | mg | g | g |
| **Klöße**, aus gekochten Kartoffeln | 95 | 397 | 1,0 | 3 | 3 | 1,5 | 0,8 | 0,2 | 30 | 14 | + | 14 | 1,0 | 220 | 78 | 200 |
| halb und halb | 90 | 375 | 0,9 | 2 | + | + | 0,0 | + | 0 | 20 | + | 20 | 1,8 | 740 | 75 | 200 |
| **Kroketten**, zubereitet | 150 | 626 | 1,5 | 4 | 7 | 5,3 | 1,3 | 0,3 | 40 | 17 | 1 | 16 | 1,2 | 340 | 69 | 250 |
| **Pommes frites**, frittiert | 329 | 1375 | 3,3 | 4 | 20 | 8,9 | 7,6 | 2,7 | 0 | 33 | 1 | 32 | 1,3 | 380 | 40 | 175 |
| Backofenpommes, zub. | 254 | 1061 | 2,5 | 4 | 10 | 5,0 | 4,0 | 1,0 | 0 | 38 | 1 | 37 | 2,5 | 330 | 44 | 175 |
| **Rösti**, zubereitet | 169 | 709 | 1,7 | 3 | 8 | 5,0 | 2,5 | 0,3 | 20 | 20 | 1 | 19 | 1,7 | 280 | 65 | 200 |
| **Schupfnudeln**, zubereitet | 100 | 417 | 1,0 | 3 | 1 | 0,3 | 0,4 | 0,2 | 35 | 19 | 1 | 18 | 1,3 | 230 | 74 | 200 |
| **Hülsenfrüchte, getrocknet (soweit nicht anders angegeben)** | | | | | | | | | | | | | | | | |
| **Bohnen**, weiß | 237 | 991 | 2,4 | 21 | 2 | 0,2 | 0,1 | 0,9 | 0 | 35 | 2 | 33 | 23,0 | 10 | 15 | 60 |
| Konserve | 110 | 460 | 1,1 | 9 | 1 | 0,1 | + | 0,3 | 0 | 17 | 1 | 16 | 3,3 | 660 | 65 | 150 |
| **Erbsen** | 272 | 1136 | 2,7 | 23 | 1 | 0,2 | 0,1 | 0,7 | 0 | 41 | 3 | 35 | 16,6 | 65 | 11 | 60 |
| Konserve | 51 | 213 | 0,5 | 5 | 1 | 0,1 | + | 0,3 | 0 | 6 | 4 | 2 | 6,3 | 610 | 80 | 150 |
| **Goabohnen** | 400 | 1672 | 4,0 | 33 | 16 | 3,3 | 5,8 | 3,7 | 0 | 31 | 7 | 20 | 5,5 | 130 | 10 | 60 |
| Konserve | 77 | 323 | 0,8 | 8 | 4 | 0,8 | 1,4 | 0,9 | 0 | 2 | 1 | 1 | 5,7 | 280 | 77 | 150 |
| **Kichererbsen** | 305 | 1275 | 3,1 | 19 | 6 | 1,2 | 0,5 | 3,2 | 0 | 44 | 3 | 41 | 15,5 | 65 | 8 | 60 |
| zub. mit Salz und Fett | 126 | 527 | 1,3 | 9 | 2 | 0,7 | 0,5 | 0,6 | 3 | 17 | 2 | 15 | 9,7 | 340 | 59 | 150 |
| Konserve | 125 | 520 | 1,3 | 7 | 3 | 0,5 | 0,2 | 1,5 | 0 | 17 | 1 | 16 | 4,4 | 610 | 64 | 150 |
| **Kidneybohnen** | 251 | 1051 | 2,5 | 22 | 1 | 0,2 | 0,1 | 0,7 | 0 | 36 | 1 | 34 | 21,0 | 50 | 11 | 60 |
| Konserve | 106 | 445 | 1,0 | 9 | 1 | 0,1 | + | 0,3 | 0 | 15 | 1 | 14 | 9,0 | 670 | 61 | 150 |
| **Limabohnen** | 275 | 1150 | 2,8 | 21 | 1 | 0,3 | 0,1 | 0,5 | 0 | 45 | 2 | 43 | 16,0 | 40 | 11 | 60 |
| Konserve | 54 | 228 | 0,5 | 3 | + | + | + | 0,1 | 0 | 10 | 4 | 6 | 2,9 | 570 | 82 | 150 |
| **Linsen** | 278 | 1162 | 2,8 | 24 | 2 | 0,2 | 0,4 | 0,9 | 0 | 41 | 1 | 40 | 17,0 | 15 | 11 | 60 |
| zub. mit Salz und Fett | 105 | 438 | 1,1 | 6 | 3 | 0,4 | 0,8 | 1,7 | 0 | 12 | 1 | 11 | 3,6 | 1640 | 71 | 150 |
| Konserve | 131 | 549 | 1,3 | 10 | 1 | 0,1 | 0,1 | 0,3 | 0 | 21 | 1 | 19 | 4,6 | 690 | 60 | 150 |
| **Mungobohnen** | 274 | 1146 | 2,7 | 23 | 1 | 0,2 | 0,2 | 0,6 | 0 | 42 | 2 | 40 | 17,0 | 25 | 8 | 60 |

Der essbare Anteil von 100 g verzehrsfertiger Lebensmittel enthält:

| Mineralstoffe | | | | | | | Vitamine | | | | | | | | | |
|---|---|---|---|---|---|---|---|---|---|---|---|---|---|---|---|---|
| Na | K | Ca | Mg | P | Fe | Zn | Ret. | Caro. | E | $B_1$ | $B_2$ | $B_6$ | $B_{12}$ | Fol. | C | |
| mg | mg | mg | mg | mg | mg | mg | µg | µg | mg | mg | mg | mg | µg | µg | mg | |
| 85 | 200 | 10 | 15 | 40 | 0,6 | 0,4 | 30 | 10 | 0,3 | 0,05 | 0,03 | 0,08 | 0,1 | 10 | 8 | **Klöße**, aus gekochten Kartoffeln |
| 290 | 180 | 15 | 15 | 90 | 0,7 | 0,2 | 0 | 0 | 0,1 | 0,03 | 0,03 | 0,19 | 0,0 | 5 | 4 | halb und halb |
| 135 | 285 | 30 | 20 | 60 | 0,9 | 0,5 | 30 | 10 | 9,3 | 0,07 | 0,05 | 0,11 | 0,2 | 15 | 10 | **Kroketten**, zubereitet |
| 150 | 860 | 20 | 40 | 100 | 1,6 | 0,8 | 0 | 6 | 0,1 | 0,14 | 0,09 | 0,23 | 0,0 | 15 | 15 | **Pommes frites**, frittiert |
| 130 | 800 | 20 | 35 | 95 | 1,5 | 0,7 | 0 | 5 | 0,1 | 0,14 | 0,10 | 0,20 | 0,0 | 15 | 15 | Backofenpommes, zub. |
| 110 | 210 | 10 | 15 | 30 | 0,3 | 0,3 | 45 | 30 | 0,1 | 0,08 | 0,02 | 0,06 | 0,1 | 6 | 15 | **Rösti**, zubereitet |
| 90 | 300 | 10 | 20 | 50 | 0,5 | 0,4 | 25 | 5 | 0,2 | 0,07 | 0,03 | 0,04 | 0,1 | 10 | 15 | **Schupfnudeln**, zubereitet |
| | | | | | | | | | | | | | | | | **Hülsenfrüchte, getrocknet (soweit nicht anders angegeben)** |
| 4 | 1340 | 115 | 140 | 415 | 6,5 | 2,5 | 0 | 400 | 0,2 | 0,50 | 0,18 | 0,43 | 0,0 | 200 | 3 | **Bohnen**, weiß |
| 260 | 470 | 60 | 60 | 180 | 2,5 | 1,1 | 0 | 145 | 0,1 | 0,07 | 0,05 | 0,07 | 0,0 | 25 | 1 | Konserve |
| 25 | 990 | 50 | 120 | 375 | 5,0 | 3,3 | 0 | 80 | 1,5 | 0,80 | 0,27 | 0,12 | 0,0 | 150 | 2 | **Erbsen** |
| 240 | 155 | 30 | 25 | 90 | 1,9 | 0,9 | 0 | 370 | 0,1 | 0,10 | 0,06 | 0,05 | 0,0 | 9 | 7 | Konserve |
| 50 | 1000 | 530 | 170 | 40 | 14,5 | 4,6 | 0 | 50 | 10,0 | 1,00 | 0,30 | 0,40 | 0,0 | 130 | 1 | **Goabohnen** |
| 110 | 255 | 140 | 45 | 120 | 3,6 | 1,1 | 0 | 10 | 2,5 | 0,11 | 0,06 | 0,05 | 0,0 | 25 | + | Konserve |
| 25 | 800 | 125 | 125 | 330 | 6,0 | 2,4 | 0 | 180 | 2,8 | 0,50 | 0,13 | 0,55 | 0,0 | 340 | 5 | **Kichererbsen** |
| 135 | 275 | 50 | 60 | 165 | 2,7 | 1,4 | 5 | 85 | 1,2 | 0,14 | 0,07 | 0,18 | 0,0 | 60 | 1 | zub. mit Salz und Fett |
| 240 | 30 | 60 | 45 | 80 | 2,2 | 1,2 | 0 | 50 | 0,6 | 0,12 | 0,07 | 0,06 | 0,0 | 10 | 1 | Konserve |
| 20 | 1370 | 100 | 150 | 410 | 6,4 | 3,0 | 0 | 10 | 0,5 | 0,65 | 0,19 | 0,40 | 0,0 | 180 | 4 | **Kidneybohnen** |
| 265 | 485 | 50 | 60 | 175 | 2,5 | 1,2 | 0 | 5 | 0,2 | 0,09 | 0,06 | 0,07 | 0,0 | 35 | 1 | Konserve |
| 15 | 1750 | 90 | 210 | 350 | 6,3 | 3,0 | 0 | 20 | 1,1 | 0,50 | 0,19 | 0,47 | 0,0 | 360 | 1 | **Limabohnen** |
| 225 | 115 | 60 | 20 | 50 | 0,8 | 0,4 | 0 | 320 | 0,5 | 0,12 | 0,07 | 0,06 | 0,0 | 7 | 8 | Konserve |
| 6 | 840 | 70 | 130 | 410 | 8,0 | 3,4 | 0 | 100 | 1,3 | 0,48 | 0,26 | 0,55 | 0,0 | 170 | 5 | **Linsen** |
| 645 | 210 | 25 | 40 | 110 | 1,7 | 1,1 | 0 | 50 | 1,8 | 0,06 | 0,05 | 0,13 | 0,0 | 20 | + | zub. mit Salz und Fett |
| 270 | 300 | 40 | 50 | 175 | 3,0 | 1,5 | 0 | 35 | 0,5 | 0,06 | 0,07 | 0,10 | 0,0 | 25 | + | Konserve |
| 10 | 170 | 90 | 165 | 365 | 6,8 | 1,8 | 0 | 35 | 1,9 | 0,49 | 0,23 | 0,30 | 0,0 | 140 | 3 | **Mungobohnen** |

Der essbare Anteil von 100 g verzehrsfertiger Lebensmittel enthält:

| | Energie | | | Eiweiß | Fett | | | | | Kohlenhydrate | | | | NaCl | Wasser | Portion |
|---|---|---|---|---|---|---|---|---|---|---|---|---|---|---|---|---|
| | | | Dichte | | ges. | GFS | EUFS | MUFS | Chol. | ges. | Mono/Di | Poly | Ball. | | | |
| | kcal | kJ | kcal/g | g | g | g | g | g | mg | g | g | g | g | mg | g | g |
| **Sojabohnen** | 329 | 1376 | 3,3 | 35 | 18 | 2,6 | 3,9 | 10,7 | 0 | 6 | 6 | + | 22,0 | 15 | 8 | 60 |
| zub. mit Salz und Fett | 152 | 635 | 1,5 | 15 | 9 | 1,6 | 2,0 | 4,7 | 2 | 3 | 3 | 0 | 10,0 | 320 | 59 | 150 |
| Sojamilch | 41 | 172 | 0,4 | 3 | 2 | 0,2 | 0,4 | 1,1 | 0 | 3 | 1 | 0 | 0,4 | 50 | 91 | 200 |
| **Tofu** | 83 | 346 | 0,8 | 8 | 5 | 0,8 | 1,0 | 2,5 | 0 | 2 | + | 0 | 0,3 | 10 | 84 | 100 |
| gebraten | 150 | 630 | 1,5 | 16 | 8 | 1,2 | 1,9 | 4,6 | 0 | 3 | 0 | 3 | 1,4 | 1030 | 69 | 125 |
| Sprossen | | | | | | | | | | | | | | | | |
| **Alfalfasprossen** | 32 | 134 | 0,3 | 4 | 1 | 0,1 | + | 0,4 | 0 | 2 | 1 | 1 | 1,6 | 15 | 90 | 10 |
| **Bambussprossen** | 17 | 72 | 0,2 | 2 | + | 0,1 | + | 0,2 | 0 | 1 | 1 | 0 | 1,7 | 15 | 91 | 50 |
| Konserve | 14 | 60 | 0,1 | 2 | + | 0,0 | + | 0,1 | 0 | 1 | 1 | 0 | 2,0 | 670 | 93 | 50 |
| **Bohnensprossen** | 41 | 172 | 0,4 | 5 | + | + | + | 0,2 | 0 | 6 | 3 | 3 | 3,0 | 75 | 86 | 10 |
| **Linsensprossen** | 30 | 126 | 0,3 | 5 | + | + | 0,1 | 0,2 | 0 | 2 | 1 | 1 | 2,8 | 25 | 89 | 10 |
| **Sojasprossen** | 51 | 213 | 0,5 | 6 | 1 | 0,1 | 0,1 | 0,6 | 0 | 5 | 5 | + | 2,4 | 75 | 84 | 10 |
| Konserve | 43 | 182 | 0,4 | 5 | 1 | 0,1 | 0,1 | 0,5 | 0 | 3 | 3 | + | 2,1 | 740 | 86 | 10 |
| Pilze | | | | | | | | | | | | | | | | |
| **Austernpilz** | 11 | 45 | 0,1 | 2 | + | 0,0 | + | 0,2 | 0 | 0 | 0 | 0 | 5,9 | 15 | 90 | 150 |
| **Birkenpilz** | 18 | 75 | 0,2 | 3 | 1 | 0,1 | + | 0,3 | 0 | 0 | 0 | 0 | 6,5 | 5 | 88 | 150 |
| **Butterpilz** | 11 | 46 | 0,1 | 2 | + | 0,1 | + | 0,2 | 0 | + | + | 0 | 4,5 | 15 | 91 | 150 |
| **Champignon** | 16 | 67 | 0,2 | 3 | + | 0,1 | + | 0,2 | 0 | 1 | 1 | 0 | 2,0 | 20 | 91 | 150 |
| Konserve | 14 | 59 | 0,1 | 3 | 1 | 0,1 | + | 0,2 | 0 | + | + | 0 | 1,5 | 815 | 94 | 100 |
| **Morchel** | 10 | 40 | 0,1 | 2 | + | 0,1 | + | 0,2 | 0 | 0 | 0 | 0 | 7,0 | 5 | 90 | 100 |
| **Pfifferling** | 11 | 47 | 0,1 | 2 | 1 | 0,1 | + | 0,3 | 0 | + | + | 0 | 3,3 | 10 | 91 | 100 |
| getrocknet | 93 | 388 | 0,9 | 16 | 2 | 0,5 | + | 1,2 | 0 | 2 | 1 | 0 | 46,0 | 75 | 10 | 25 |
| **Rotkappe** | 17 | 70 | 0,2 | 2 | 1 | 0,2 | + | 0,4 | 0 | + | + | 0 | 4,7 | 3 | 91 | 150 |
| **Steinpilz** | 20 | 85 | 0,2 | 4 | + | 0,1 | + | 0,2 | 0 | 1 | + | 0 | 6,0 | 15 | 88 | 150 |
| getrocknet | 124 | 518 | 1,2 | 20 | 3 | 0,8 | + | 1,8 | 0 | 4 | 4 | 0 | 55,3 | 40 | 11 | 25 |
| **Trüffel** | 59 | 245 | 0,6 | 8 | + | 0,1 | + | 0,3 | 0 | 7 | 2 | 0 | 16,0 | 190 | 65 | 5 |

Der essbare Anteil von 100 g verzehrsfertiger Lebensmittel enthält:

| Mineralstoffe | | | | | | | Vitamine | | | | | | | | | |
|---|---|---|---|---|---|---|---|---|---|---|---|---|---|---|---|---|
| Na mg | K mg | Ca mg | Mg mg | P mg | Fe mg | Zn mg | Ret. µg | Caro. µg | E mg | $B_1$ mg | $B_2$ mg | $B_6$ mg | $B_{12}$ µg | Fol. µg | C mg | |
| 5 | 1800 | 200 | 220 | 550 | 6,6 | 4,2 | 0 | 380 | 1,5 | 0,97 | 0,49 | 1,00 | 0,0 | 250 | 1 | **Sojabohnen** |
| 125 | 615 | 80 | 85 | 225 | 2,6 | 1,7 | 5 | 175 | 0,3 | 0,29 | 0,17 | 0,32 | 0,0 | 55 | 5 | zub. mit Salz und Fett |
| 20 | 170 | 10 | 20 | 50 | 0,8 | 0,4 | 0 | 0 | 2,0 | 0,06 | 0,04 | 0,06 | 0,0 | 35 | 0 | Sojamilch |
| 4 | 95 | 90 | 100 | 100 | 3,7 | 0,9 | 0 | 2 | 1,0 | 0,08 | 0,05 | 0,05 | 0,0 | 15 | + | **Tofu** |
| 405 | 140 | 195 | 80 | 225 | 2,9 | 1,5 | 0 | 0 | 1,0 | 0,04 | 0,07 | 0,05 | 0,0 | 15 | 0 | gebraten |
| | | | | | | | | | | | | | | | | **Sprossen** |
| 6 | 80 | 30 | 25 | 70 | 1,0 | 0,9 | 0 | 95 | 0,1 | 0,08 | 0,13 | 0,03 | 0,0 | 35 | 8 | **Alfalfasprossen** |
| 6 | 470 | 15 | 3 | 55 | 0,7 | 0,2 | 0 | 15 | 0,3 | 0,13 | 0,08 | 0,10 | 0,0 | 60 | 7 | **Bambussprossen** |
| 265 | 225 | 20 | 3 | 45 | 0,5 | 0,1 | 0 | 10 | 0,2 | 0,03 | 0,04 | 0,02 | 0,0 | 25 | 1 | Konserve |
| 30 | 310 | 30 | 50 | 60 | 1,0 | 0,5 | 0 | 20 | 0,1 | 0,37 | 0,21 | 0,08 | 0,0 | 100 | 20 | **Bohnensprossen** |
| 10 | 115 | 5 | 15 | 85 | 1,0 | 0,9 | 0 | 30 | 0,1 | 0,10 | 0,12 | 0,15 | 0,0 | 85 | 35 | **Linsensprossen** |
| 30 | 235 | 30 | 20 | 75 | 0,9 | 1,0 | 0 | 25 | 0,1 | 0,16 | 0,16 | 0,16 | 0,0 | 160 | 20 | **Sojasprossen** |
| 290 | 115 | 35 | 10 | 65 | 0,6 | 0,7 | 0 | 15 | 0,1 | 0,04 | 0,07 | 0,04 | 0,0 | 65 | 4 | Konserve |
| | | | | | | | | | | | | | | | | **Pilze** |
| 6 | 255 | 10 | 15 | 65 | 1,2 | 0,7 | 0 | 0 | 0,1 | 0,19 | 0,29 | 0,09 | 0,0 | 50 | 1 | **Austernpilz** |
| 2 | 360 | 2 | 10 | 85 | 1,6 | 0,4 | 0 | 0 | 0,1 | 0,10 | 0,44 | 0,07 | 0,0 | 25 | 7 | **Birkenpilz** |
| 5 | 190 | 25 | 6 | 70 | 1,3 | 0,5 | 0 | 0 | 0,1 | 0,10 | 0,40 | 0,05 | 0,0 | 25 | 8 | **Butterpilz** |
| 8 | 390 | 10 | 15 | 130 | 1,2 | 0,5 | 0 | 10 | 0,1 | 0,09 | 0,42 | 0,07 | 0,0 | 25 | 5 | **Champignon** |
| 320 | 110 | 20 | 15 | 70 | 0,8 | 0,4 | 0 | 8 | 0,1 | 0,02 | 0,30 | 0,08 | 0,0 | 6 | 2 | Konserve |
| 2 | 390 | 10 | 15 | 160 | 1,2 | 0,5 | 0 | 0 | 0,1 | 0,13 | 0,06 | 0,05 | 0,0 | 25 | 5 | **Morchel** |
| 3 | 330 | 4 | 15 | 55 | 6,5 | 0,6 | 0 | 1300 | 0,1 | 0,02 | 0,23 | 0,04 | 0,0 | 20 | 6 | **Pfifferling** |
| 30 | 5370 | 85 | 75 | 580 | 17,2 | 3,5 | 0 | 9000 | 0,1 | 0,17 | 1,87 | 0,37 | 0,0 | 150 | 2 | getrocknet |
| 1 | 315 | 30 | 10 | 70 | 1,0 | 0,5 | 0 | 0 | 0,1 | 0,10 | 0,40 | 0,05 | 0,0 | 25 | 5 | **Rotkappe** |
| 6 | 330 | 4 | 10 | 85 | 1,0 | 1,5 | 0 | 6 | 0,1 | 0,03 | 0,37 | 0,03 | 0,0 | 25 | 3 | **Steinpilz** |
| 15 | 2000 | 35 | 90 | 640 | 8,4 | 1,1 | 0 | 30 | 0,2 | 0,17 | 1,80 | 0,17 | 0,0 | 90 | 7 | getrocknet |
| 75 | 525 | 25 | 25 | 60 | 3,5 | 0,6 | 0 | 10 | 0,1 | 0,10 | 0,40 | 0,05 | 0,0 | 25 | 5 | **Trüffel** |

Der essbare Anteil von 100 g verzehrsfertiger Lebensmittel enthält:

| | Energie | | | Eiweiß | Fett | | | | | Kohlenhydrate | | | | NaCl | Wasser | Portion |
|---|---|---|---|---|---|---|---|---|---|---|---|---|---|---|---|---|
| | | | Dichte | | ges. | GFS | EUFS | MUFS | Chol. | ges. | Mono/Di | Poly | Ball. | | | |
| | kcal | kJ | kcal/g | g | g | g | g | g | mg | g | g | g | g | mg | g | g |
| **Kräuter** | | | | | | | | | | | | | | | | |
| **Bärlauch** | 12 | 50 | 0,1 | + | + | + | + | 0,1 | 0 | 3 | 2 | + | 2,2 | 40 | 91 | 25 |
| **Basilikum** | 41 | 172 | 0,4 | 3 | 1 | 0,1 | + | 0,4 | 0 | 5 | 5 | + | 3,1 | 25 | 86 | 5 |
| **Bohnenkraut** | 50 | 209 | 0,5 | 1 | 1 | 0,2 | 0,1 | 0,5 | 0 | 9 | 8 | + | 2,7 | 10 | 85 | 5 |
| **Borretsch** | 22 | 92 | 0,2 | 2 | 1 | 0,1 | + | 0,4 | 0 | 2 | 2 | + | 5,0 | 200 | 88 | 5 |
| **Brunnenkresse** | 18 | 75 | 0,2 | 2 | + | 0,1 | + | 0,2 | 0 | 2 | 2 | 0 | 1,5 | 25 | 93 | 25 |
| **Dill** | 54 | 225 | 0,5 | 4 | 1 | 0,1 | + | 0,4 | 0 | 8 | 8 | + | 5,3 | 65 | 79 | 5 |
| **Estragon** | 49 | 206 | 0,5 | 3 | 1 | 0,2 | 0,1 | 0,6 | 0 | 6 | 6 | + | 5,3 | 25 | 82 | 5 |
| **Ingwer** | 50 | 210 | 0,5 | 1 | 1 | 0,3 | 0,2 | 0,2 | 0 | 9 | 9 | 0 | 1,0 | 40 | 85 | 5 |
| **Kresse** | 35 | 145 | 0,4 | 4 | 1 | 0,1 | + | 0,4 | 0 | 2 | 2 | + | 3,5 | 15 | 86 | 25 |
| **Meerrettich** | 63 | 263 | 0,6 | 3 | + | + | + | 0,2 | 0 | 12 | 8 | 3 | 7,5 | 25 | 74 | 5 |
| **Oregano** | 67 | 280 | 0,7 | 2 | 2 | 0,4 | 0,1 | 0,9 | 0 | 10 | 9 | + | 2,5 | 10 | 82 | 5 |
| **Petersilie** | 52 | 219 | 0,5 | 4 | + | + | + | 0,2 | 0 | 7 | 2 | 1 | 4,3 | 90 | 81 | 5 |
| **Rosmarin** | 57 | 237 | 0,6 | 1 | 3 | 0,5 | 0,1 | 1,4 | 0 | 8 | 8 | + | 2,9 | 20 | 85 | 5 |
| **Salbei** | 54 | 224 | 0,5 | 2 | 2 | 1,1 | 0,3 | 0,3 | 0 | 7 | 7 | + | 2,9 | 5 | 85 | 5 |
| **Schnittlauch** | 27 | 114 | 0,3 | 4 | 1 | 0,1 | + | 0,4 | 0 | 2 | 2 | 0 | 6,3 | 10 | 83 | 5 |
| **Thymian** | 47 | 195 | 0,5 | 1 | 1 | 0,6 | 0,1 | 0,3 | 0 | 7 | 7 | + | 3,0 | 25 | 85 | 5 |
| **Zitronenmelisse** | 42 | 177 | 0,4 | 4 | 1 | 0,1 | + | 0,4 | 0 | 3 | 3 | + | 3,0 | 50 | 86 | 5 |

## OBST, NÜSSE, SAMEN

| | Energie | | | Eiweiß | Fett | | | | | Kohlenhydrate | | | | NaCl | Wasser | Portion |
|---|---|---|---|---|---|---|---|---|---|---|---|---|---|---|---|---|
| | kcal | kJ | Dichte kcal/g | g | ges. g | GFS g | EUFS g | MUFS g | Chol. mg | ges. g | Mono/Di g | Poly g | Ball. g | mg | g | g |
| **Obst und Obstprodukte** | | | | | | | | | | | | | | | | |
| **Acerola** | 16 | 69 | 0,2 | + | + | 0,0 | 0,1 | 0,0 | 0 | 3 | 3 | 0 | 1,6 | 10 | 89 | 125 |
| Fruchtnektar | 44 | 184 | 0,4 | + | + | + | + | + | 0 | 11 | 11 | 0 | 0,0 | 5 | 88 | 200 |
| **Ananas**, roh | 55 | 229 | 0,6 | + | + | 0,0 | 0,1 | + | 0 | 12 | 12 | 0 | 1,0 | 5 | 85 | 125 |
| Konserve | 84 | 351 | 0,8 | + | + | + | + | + | 0 | 20 | 20 | 0 | 0,8 | 5 | 77 | 125 |
| Fruchtnektar | 63 | 262 | 0,6 | + | + | 0,0 | + | + | 0 | 15 | 15 | 0 | 0,0 | 10 | 84 | 200 |

Der essbare Anteil von 100 g verzehrsfertiger Lebensmittel enthält:

| Mineralstoffe | | | | | | | Vitamine | | | | | | | | | |
|---|---|---|---|---|---|---|---|---|---|---|---|---|---|---|---|---|
| Na mg | K mg | Ca mg | Mg mg | P mg | Fe mg | Zn mg | Ret. µg | Caro. µg | E mg | $B_1$ mg | $B_2$ mg | $B_6$ mg | $B_{12}$ µg | Fol. µg | C mg | |
| | | | | | | | | | | | | | | | | **Kräuter** |
| 15 | 330 | 75 | 20 | 50 | 2,9 | 0,3 | 0 | 1200 | 0,2 | 0,13 | 0,06 | 0,20 | 0,0 | 15 | 150 | **Bärlauch** |
| 10 | 300 | 250 | 10 | 40 | 5,5 | 0,7 | 0 | 3950 | 1,0 | 0,08 | 0,31 | 0,18 | 0,0 | 50 | 25 | **Basilikum** |
| 4 | 170 | 350 | 60 | 25 | 6,2 | 0,7 | 0 | 510 | + | 0,06 | 0,01 | 0,02 | 0,0 | 10 | 10 | **Bohnenkraut** |
| 80 | 470 | 90 | 50 | 50 | 3,3 | 1,0 | 0 | 2500 | 1,0 | 0,06 | 0,15 | 0,18 | 0,0 | 50 | 35 | **Borretsch** |
| 10 | 275 | 180 | 35 | 65 | 3,0 | 0,7 | 0 | 4900 | 1,5 | 0,09 | 0,17 | 0,13 | 0,0 | 40 | 95 | **Brunnenkresse** |
| 25 | 650 | 230 | 30 | 85 | 5,5 | 1,8 | 0 | 6100 | 1,7 | 0,19 | 0,43 | 0,30 | 0,0 | 50 | 70 | **Dill** |
| 9 | 450 | 170 | 50 | 45 | 5,6 | 0,6 | 0 | 375 | 1,0 | 0,15 | 0,23 | 0,18 | 0,0 | 50 | 2 | **Estragon** |
| 15 | 415 | 20 | 45 | 30 | 0,5 | 1,2 | 0 | 5 | + | 0,02 | 0,04 | 0,16 | 0,0 | 10 | 5 | **Ingwer** |
| 5 | 550 | 215 | 40 | 40 | 2,9 | 0,2 | 0 | 2190 | 0,7 | 0,15 | 0,20 | 0,30 | 0,0 | 110 | 60 | **Kresse** |
| 9 | 630 | 95 | 40 | 90 | 1,2 | 1,4 | 0 | 20 | 0,1 | 0,14 | 0,11 | 0,18 | 0,0 | 25 | 115 | **Meerrettich** |
| 3 | 330 | 310 | 50 | 40 | 7,4 | 0,9 | 0 | 810 | 1,0 | 0,07 | 0,15 | 0,18 | 0,0 | 50 | 45 | **Oregano** |
| 35 | 810 | 180 | 45 | 90 | 3,6 | 0,7 | 0 | 5200 | 3,7 | 0,14 | 0,30 | 0,20 | 0,0 | 150 | 160 | **Petersilie** |
| 8 | 155 | 210 | 35 | 10 | 4,8 | 0,5 | 0 | 310 | 0,1 | 0,08 | 0,40 | 0,30 | 0,0 | 45 | 150 | **Rosmarin** |
| 2 | 175 | 265 | 70 | 15 | 4,5 | 0,8 | 0 | 570 | 0,1 | 0,11 | 0,06 | 0,10 | 0,0 | • | 2 | **Salbei** |
| 3 | 435 | 130 | 45 | 75 | 1,6 | 0,5 | 0 | 300 | 1,6 | 0,14 | 0,15 | 0,42 | 0,0 | 80 | 45 | **Schnittlauch** |
| 10 | 130 | 305 | 35 | 30 | 5,0 | 1,0 | 0 | 370 | 1,0 | 0,06 | 0,45 | 0,35 | 0,0 | 45 | 2 | **Thymian** |
| 20 | 400 | 150 | 30 | 50 | 2,0 | 1,2 | 0 | 4000 | 1,0 | 0,08 | 0,15 | 0,05 | 0,0 | 30 | 45 | **Zitronenmelisse** |
| | | | | | | | | | | | | | | | | OBST, NÜSSE, SAMEN |
| | | | | | | | | | | | | | | | | Obst und Obstprodukte |
| 3 | 80 | 10 | 10 | 15 | 0,2 | 0,4 | 0 | 170 | 0,3 | 0,02 | 0,07 | 0,01 | 0,0 | 6 | 1700 | **Acerola** |
| 2 | 20 | 7 | 4 | 5 | 0,1 | 0,1 | 0 | 300 | + | 0,02 | 0,06 | 0,01 | 0,0 | 1 | 230 | Fruchtnektar |
| 2 | 180 | 15 | 15 | 9 | 0,4 | 0,2 | 0 | 60 | 0,1 | 0,08 | 0,03 | 0,08 | 0,0 | 4 | 20 | **Ananas**, roh |
| 2 | 80 | 10 | 10 | 5 | 0,2 | 0,1 | 0 | 30 | 0,1 | 0,03 | 0,02 | 0,03 | 0,0 | 1 | 6 | Konserve |
| 3 | 55 | 10 | 7 | 2 | 0,2 | 0,1 | 0 | 30 | + | 0,02 | 0,01 | 0,05 | 0,0 | 1 | 5 | Fruchtnektar |

Der essbare Anteil von 100 g verzehrsfertiger Lebensmittel enthält:

| | Energie | | | Eiweiß | Fett | | | | | Kohlenhydrate | | | | NaCl | Wasser | Portion |
|---|---|---|---|---|---|---|---|---|---|---|---|---|---|---|---|---|
| | | | Dichte | | ges. | GFS | EUFS | MUFS | Chol. | ges. | Mono/Di | Poly | Ball. | | | |
| | kcal | kJ | kcal/g | g | g | g | g | g | mg | g | g | g | g | mg | g | g |
| **Apfel** | 54 | 225 | 0,5 | + | + | 0,1 | 0,2 | + | 0 | 11 | 10 | 1 | 2,0 | 3 | 85 | 125 |
| getrocknet | 248 | 1037 | 2,5 | 1 | 2 | 0,7 | 0,1 | 0,9 | 0 | 55 | 53 | 2 | 11,0 | 25 | 26 | 25 |
| Saft | 48 | 201 | 0,5 | + | 0 | 0,0 | 0,0 | 0,0 | 0 | 11 | 10 | 0 | 0,1 | 5 | 87 | 200 |
| **Apfelmus**, ungezuckert | 41 | 171 | 0,4 | + | + | + | + | + | 0 | 10 | 9 | + | 1,4 | 3 | 88 | 250 |
| gezuckert | 81 | 338 | 0,8 | + | + | + | + | 0,1 | 0 | 19 | 18 | + | 1,4 | 3 | 78 | 250 |
| **Aprikose** | 43 | 179 | 0,4 | 1 | + | + | 0,1 | + | 0 | 8 | 8 | + | 1,5 | 5 | 85 | 50 |
| Konserve | 68 | 283 | 0,7 | + | + | 0,0 | 0,0 | 0,0 | 0 | 15 | 15 | 0 | 1,4 | 25 | 81 | 125 |
| getrocknet | 239 | 999 | 2,4 | 5 | 1 | + | 0,3 | 0,1 | 0 | 48 | 47 | + | 17,7 | 25 | 17 | 25 |
| Nektar | 59 | 247 | 0,6 | + | + | 0,0 | + | 0,0 | 0 | 14 | 14 | 0 | 0,2 | 5 | 84 | 200 |
| **Avocado** | 221 | 923 | 2,2 | 2 | 24 | 3,5 | 16,5 | 3,5 | 0 | 1 | 1 | 0 | 6,3 | 10 | 66 | 175 |
| **Backobst**, gemischt | 287 | 1203 | 2,9 | 2 | 1 | 0,2 | 0,1 | 0,3 | 0 | 66 | 63 | 3 | 7,0 | 10 | 20 | 25 |
| **Banane** | 88 | 367 | 0,9 | 1 | + | 0,1 | + | 0,1 | 0 | 20 | 17 | 3 | 1,8 | 3 | 73 | 125 |
| getrocknet | 289 | 1208 | 2,9 | 4 | 1 | 0,2 | 0,1 | 0,3 | 0 | 65 | 56 | 9 | 6,4 | 10 | 20 | 25 |
| **Birne** | 55 | 229 | 0,6 | 1 | + | 0,0 | + | 0,1 | 0 | 12 | 10 | 0 | 3,3 | 5 | 82 | 125 |
| Konserve, in Sirup | 66 | 277 | 0,7 | + | + | + | + | | 0 | 16 | 16 | 0 | 1,5 | 15 | 81 | 125 |
| getrocknet | 252 | 1054 | 2,5 | 2 | 1 | 0,2 | 0,3 | 0,5 | 0 | 60 | 60 | 0 | 13,0 | 25 | 20 | 25 |
| Nektar | 65 | 272 | 0,7 | + | + | + | + | 0,1 | 0 | 16 | 16 | 0 | 0,1 | 5 | 84 | 200 |
| **Brombeere** | 44 | 183 | 0,4 | 1 | 1 | 0,1 | 0,1 | 0,7 | 0 | 6 | 6 | 0 | 3,2 | 10 | 84 | 125 |
| **Cherimoya** | 62 | 259 | 0,6 | 2 | + | + | + | + | 0 | 13 | 13 | 0 | 2,2 | 20 | 74 | 125 |
| **Clementine** | 46 | 192 | 0,5 | 1 | + | 0,1 | 0,1 | 0,1 | 0 | 9 | 9 | 0 | 2,0 | 5 | 86 | 40 |
| **Cranberry** (Moosbeere) | 35 | 146 | 0,4 | + | 1 | + | 0,1 | 0,4 | 0 | 4 | 4 | 0 | 4,6 | 5 | 87 | 100 |
| getrocknet, gesüßt | 312 | 1305 | 3,1 | + | 1 | 0,1 | 0,2 | 0,7 | 0 | 76 | 76 | 0 | 3,9 | 40 | 18 | 25 |
| Fruchtnektar | 50 | 211 | 0,5 | + | + | 0,0 | + | 0,1 | 0 | 11 | 11 | 0 | 0,1 | 5 | 87 | 200 |
| **Dattel** | 280 | 1175 | 2,8 | 2 | + | 0,1 | 0,1 | 0,2 | 0 | 65 | 65 | 0 | 8,7 | 15 | 21 | 8 |
| getrocknet | 276 | 1153 | 2,8 | 2 | + | 0,1 | 0,1 | 0,2 | 0 | 65 | 64 | 0 | 8,7 | 90 | 20 | 8 |

Der essbare Anteil von 100 g verzehrsfertiger Lebensmittel enthält:

| Mineralstoffe | | | | | | | Vitamine | | | | | | | | | |
|---|---|---|---|---|---|---|---|---|---|---|---|---|---|---|---|---|
| Na mg | K mg | Ca mg | Mg mg | P mg | Fe mg | Zn mg | Ret. µg | Caro. µg | E mg | $B_1$ mg | $B_2$ mg | $B_6$ mg | $B_{12}$ µg | Fol. µg | C mg | |
| 1 | 120 | 5 | 5 | 10 | 0,2 | 0,1 | 0 | 29 | 0,5 | 0,04 | 0,03 | 0,10 | 0,0 | 8 | 10 | **Apfel** |
| 10 | 620 | 30 | 20 | 50 | 1,2 | 0,2 | 0 | 90 | 1,5 | 0,10 | 0,10 | 0,12 | 0,0 | 15 | 10 | getrocknet |
| 2 | 115 | 7 | 4 | 7 | 0,3 | 0,1 | 0 | 45 | 0,1 | 0,02 | 0,02 | 0,09 | 0,0 | 3 | 1 | Saft |
| 1 | 55 | 6 | 5 | 7 | 0,2 | + | 0 | 18 | 0,4 | + | + | 0,02 | 0,0 | 1 | 2 | **Apfelmus**, ungezuckert |
| 1 | 95 | 5 | 10 | 7 | 0,3 | 0,1 | 0 | 30 | 0,4 | + | 0,02 | 0,05 | 0,0 | 3 | 1 | gezuckert |
| 2 | 280 | 15 | 9 | 20 | 0,7 | 0,1 | 0 | 1570 | 0,5 | 0,04 | 0,05 | 0,07 | 0,0 | 4 | 9 | **Aprikose** |
| 10 | 170 | 10 | 10 | 15 | 0,7 | 0,1 | 0 | 780 | 0,4 | 0,02 | 0,02 | 0,05 | 0,0 | 1 | 4 | Konserve |
| 10 | 1370 | 80 | 50 | 115 | 4,4 | 0,4 | 0 | 35000 | 2,7 | 0,01 | 0,11 | 0,17 | 0,0 | 5 | 10 | getrocknet |
| 2 | 100 | 10 | 5 | 8 | 0,3 | + | 0 | 630 | 0,2 | 0,01 | 0,02 | 0,02 | 0,0 | 1 | 2 | Nektar |
| 3 | 490 | 10 | 30 | 40 | 0,5 | 0,6 | 0 | 40 | 1,3 | 0,08 | 0,15 | 0,53 | 0,0 | 30 | 13 | **Avocado** |
| 3 | 650 | 50 | 50 | 55 | 0,8 | 0,3 | 0 | 100 | 1,0 | 0,10 | 0,11 | 0,35 | 0,0 | 30 | 50 | **Backobst**, gemischt |
| 1 | 370 | 7 | 30 | 20 | 0,4 | 0,2 | 0 | 30 | 0,3 | 0,04 | 0,06 | 0,36 | 0,0 | 15 | 10 | **Banane** |
| 3 | 1200 | 20 | 100 | 70 | 1,2 | 0,5 | 0 | 90 | 0,8 | 0,11 | 0,15 | 0,90 | 0,0 | 35 | 30 | getrocknet |
| 2 | 115 | 10 | 7 | 10 | 0,2 | 0,1 | 0 | 15 | 0,4 | 0,03 | 0,04 | 0,02 | 0,0 | 15 | 5 | **Birne** |
| 5 | 65 | 7 | 4 | 4 | 0,4 | 0,1 | 0 | 10 | 0,2 | 0,01 | 0,02 | 0,01 | 0,0 | 6 | 2 | Konserve, in Sirup |
| 10 | 385 | 50 | 35 | 55 | 0,8 | 0,5 | 0 | 50 | 1,4 | 0,10 | 0,11 | 0,04 | 0,0 | 40 | 15 | getrocknet |
| 2 | 50 | 8 | 4 | 6 | 0,1 | 0,1 | 0 | 8 | 0,2 | + | 0,01 | 0,01 | 0,0 | 5 | 1 | Nektar |
| 3 | 190 | 45 | 30 | 30 | 0,9 | 0,2 | 0 | 270 | 0,7 | 0,03 | 0,04 | 0,05 | 0,0 | 35 | 15 | **Brombeere** |
| 8 | 250 | 15 | 25 | 30 | 0,4 | 0,1 | 0 | 5 | 0,5 | 0,09 | 0,11 | 0,10 | 0,0 | 7 | 15 | **Cherimoya** |
| 2 | 180 | 35 | 10 | 20 | 0,3 | 0,1 | 0 | 300 | 0,3 | 0,07 | 0,02 | 0,05 | 0,0 | 15 | 30 | **Clementine** |
| 2 | 90 | 15 | 7 | 10 | 0,9 | 0,4 | 0 | 20 | 0,5 | 0,03 | 0,02 | 0,06 | 0,0 | 2 | 10 | **Cranberry** (Moosbeere) |
| 15 | 260 | 15 | 10 | 20 | 0,3 | 0,1 | 0 | 30 | 1,1 | + | + | 0,12 | 0,0 | 1 | 5 | getrocknet, gesüßt |
| 2 | 20 | 8 | 2 | 3 | 0,2 | 0,1 | 0 | 6 | 0,1 | + | + | 0,01 | 0,0 | 0 | 2 | Fruchtnektar |
| 5 | 650 | 65 | 50 | 60 | 1,9 | 0,3 | 0 | 35 | 0,2 | 0,07 | 0,07 | 0,14 | 0,0 | 20 | 3 | **Dattel** |
| 35 | 650 | 65 | 50 | 55 | 1,9 | 0,3 | 0 | 150 | 0,2 | 0,04 | 0,07 | 0,13 | 0,0 | 20 | 3 | getrocknet |

Der essbare Anteil von 100 g verzehrsfertiger Lebensmittel enthält:

| | Energie | | | Eiweiß | Fett | | | | | Kohlenhydrate | | | | NaCl | Wasser | Portion |
|---|---|---|---|---|---|---|---|---|---|---|---|---|---|---|---|---|
| | | | Dichte | | ges. | GFS | EUFS | MUFS | Chol. | ges. | Mono/Di | Poly | Ball. | | | |
| | kcal | kJ | kcal/g | g | g | g | g | g | mg | g | g | g | g | mg | g | g |
| **Erdbeere** | 32 | 133 | 0,3 | 1 | + | 0,0 | 0,1 | 0,2 | 0 | 6 | 5 | 0 | 1,6 | 10 | 89 | 125 |
| Konserve | 68 | 284 | 0,7 | 1 | + | 0,0 | + | 0,1 | 0 | 15 | 15 | 0 | 1,0 | 25 | 81 | 125 |
| tiefgekühlt | 35 | 146 | 0,4 | 1 | + | + | 0,1 | 0,2 | 0 | 6 | 6 | 0 | 2,0 | 3 | 89 | 125 |
| **Feige** | 61 | 254 | 0,6 | 1 | + | 0,1 | 0,1 | 0,2 | 0 | 13 | 13 | 0 | 2,0 | 5 | 80 | 50 |
| getrocknet | 250 | 1045 | 2,5 | 4 | 1 | 0,2 | 0,2 | 0,6 | 0 | 55 | 55 | 0 | 12,9 | 100 | 24 | 30 |
| **Ganzfruchtgetränk** (Smoothie) | 130 | 543 | 1,3 | 2 | 1 | 0,1 | 0,2 | 0,3 | 0 | 26 | 25 | + | 1,5 | 75 | 64 | 200 |
| **Granatapfel** | 74 | 309 | 0,7 | 1 | 1 | 0,1 | 0,1 | 0,2 | 0 | 16 | 16 | 0 | 2,2 | 10 | 79 | 125 |
| **Grapefruit** | 38 | 158 | 0,4 | 1 | + | 0,0 | + | 0,0 | 0 | 7 | 7 | 0 | 1,6 | 3 | 89 | 200 |
| Saft | 54 | 226 | 0,5 | 1 | + | + | + | + | 0 | 10 | 10 | 0 | 0,1 | 3 | 85 | 200 |
| **Guave** | 34 | 144 | 0,3 | 1 | 1 | 0,1 | + | 0,2 | 0 | 6 | 6 | 0 | 5,2 | 10 | 83 | 125 |
| **Heidelbeere** (Blaubeere) | 36 | 150 | 0,4 | 1 | 1 | 0,0 | 0,1 | 0,3 | 0 | 6 | 6 | 0 | 4,9 | 3 | 84 | 125 |
| Konserve | 75 | 314 | 0,8 | 1 | 1 | + | 0,1 | 0,3 | 0 | 16 | 16 | 0 | 3,0 | 15 | 78 | 125 |
| **Himbeere** | 34 | 143 | 0,3 | 1 | + | 0,0 | + | 0,2 | 0 | 5 | 5 | 0 | 4,7 | 3 | 84 | 125 |
| **Holunderbeersaft** | 51 | 214 | 0,5 | 2 | 1 | 0,1 | 0,1 | 0,9 | 0 | 7 | 7 | 0 | 0,1 | 3 | 88 | 200 |
| **Honigmelone** | 54 | 225 | 0,5 | 1 | + | 0,0 | + | 0,0 | 0 | 12 | 12 | 0 | 0,7 | 50 | 85 | 150 |
| **Jackfrucht** | 70 | 292 | 0,7 | 1 | + | 0,1 | 0,1 | 0,2 | 0 | 15 | 14 | 1 | 4,0 | 5 | 74 | 125 |
| **Johannisbeere**, rot | 33 | 139 | 0,3 | 1 | + | 0,0 | + | 0,1 | 0 | 5 | 5 | 0 | 3,5 | 3 | 84 | 125 |
| schwarz | 39 | 163 | 0,4 | 1 | + | 0,0 | + | 0,1 | 0 | 6 | 6 | 0 | 6,8 | 5 | 81 | 125 |
| Nektar | 55 | 229 | 0,6 | + | 0 | 0,0 | 0,0 | 0,0 | 0 | 12 | 12 | 0 | 0,2 | 15 | 85 | 200 |
| **Kaki** | 70 | 292 | 0,7 | 1 | + | 0,1 | 0,1 | 0,1 | 0 | 16 | 16 | 0 | 2,5 | 10 | 79 | 150 |
| **Kaktusfeige** (Opuntie) | 36 | 150 | 0,4 | 1 | + | 0,1 | 0,1 | 0,2 | 0 | 7 | 7 | 0 | 5,0 | 10 | 86 | 100 |
| **Kapstachelbeere** (Physalis) | 72 | 300 | 0,7 | 2 | 1 | 0,2 | 0,2 | 0,4 | 0 | 13 | 13 | 0 | 0,5 | 15 | 82 | 150 |
| **Kirsche**, sauer | 53 | 221 | 0,5 | 1 | + | 0,1 | 0,1 | 0,1 | 0 | 10 | 10 | 0 | 1,0 | 5 | 84 | 125 |
| Konserve, ungesüßt | 32 | 132 | 0,3 | 1 | + | 0,1 | 0,1 | 0,1 | 0 | 6 | 6 | 0 | 0,7 | 5 | 91 | 125 |
| Süßkirsche | 62 | 259 | 0,6 | 1 | + | 0,1 | + | 0,1 | 0 | 13 | 13 | 0 | 1,3 | 10 | 82 | 125 |

Der essbare Anteil von 100 g verzehrsfertiger Lebensmittel enthält:

| Mineralstoffe | | | | | | | Vitamine | | | | | | | | | |
|---|---|---|---|---|---|---|---|---|---|---|---|---|---|---|---|---|
| Na mg | K mg | Ca mg | Mg mg | P mg | Fe mg | Zn mg | Ret. µg | Caro. µg | E mg | $B_1$ mg | $B_2$ mg | $B_6$ mg | $B_{12}$ µg | Fol. µg | C mg | |
| 3 | 160 | 20 | 15 | 25 | 0,6 | 0,3 | 0 | 15 | 0,1 | 0,03 | 0,05 | 0,06 | 0,0 | 45 | 55 | **Erdbeere** |
| 10 | 120 | 10 | 30 | 35 | 2,6 | 0,3 | 0 | 7 | 0,1 | 0,01 | 0,03 | 0,03 | 0,0 | 9 | 20 | Konserve |
| 1 | 170 | 20 | 15 | 25 | 0,7 | 0,1 | 0 | 15 | 0,1 | 0,02 | 0,50 | 0,50 | 0,0 | 40 | 45 | tiefgekühlt |
| 2 | 250 | 55 | 20 | 30 | 0,6 | 0,3 | 0 | 50 | 0,5 | 0,05 | 0,05 | 0,11 | 0,0 | 7 | 3 | **Feige** |
| 40 | 850 | 190 | 70 | 110 | 3,3 | 0,5 | 0 | 50 | 2,0 | 0,12 | 0,09 | 0,12 | 0,0 | 15 | 3 | getrocknet |
| 30 | 450 | 30 | 45 | 50 | 0,5 | 0,1 | 0 | 750 | 1,1 | 0,40 | 0,40 | 0,50 | 0,0 | 20 | 95 | **Ganzfruchtgetränk** (Smoothie) |
| 3 | 220 | 8 | 3 | 15 | 0,5 | 0,3 | 0 | 40 | 0,2 | 0,05 | 0,02 | 0,10 | 0,0 | 7 | 7 | **Granatapfel** |
| 1 | 140 | 25 | 10 | 15 | 0,2 | 0,1 | 0 | 8 | 0,3 | 0,05 | 0,02 | 0,03 | 0,0 | 10 | 40 | **Grapefruit** |
| 1 | 150 | 10 | 8 | 15 | 0,6 | 0,1 | 0 | 6 | 0,3 | 0,03 | 0,02 | 0,01 | 0,0 | 9 | 35 | Saft |
| 4 | 290 | 15 | 15 | 30 | 0,8 | 0,9 | 0 | 700 | 0,4 | 0,03 | 0,04 | 0,14 | 0,0 | 30 | 270 | **Guave** |
| 1 | 80 | 10 | 2 | 15 | 0,7 | 0,1 | 0 | 35 | 2,1 | 0,02 | 0,02 | 0,06 | 0,0 | 10 | 20 | **Heidelbeere** (Blaubeere) |
| 5 | 75 | 20 | 5 | 25 | 3,6 | 0,2 | 0 | 25 | 1,2 | 0,01 | 0,02 | 0,02 | 0,0 | 6 | 4 | Konserve |
| 1 | 200 | 40 | 30 | 45 | 1,0 | 0,5 | 0 | 15 | 0,9 | 0,02 | 0,05 | 0,08 | 0,0 | 30 | 25 | **Himbeere** |
| 1 | 290 | 5 | 35 | 50 | 1,8 | 0,2 | 0 | 350 | 1,0 | 0,03 | 0,06 | 0,09 | 0,0 | 6 | 25 | **Holunderbeersaft** |
| 20 | 310 | 15 | 15 | 25 | 0,2 | 0,2 | 0 | 4700 | 0,1 | 0,06 | 0,02 | 0,06 | 0,0 | 30 | 30 | **Honigmelone** |
| 2 | 410 | 25 | 35 | 40 | 0,6 | 0,4 | 0 | 45 | 0,5 | 0,03 | 0,11 | 0,10 | 0,0 | 7 | 9 | **Jackfrucht** |
| 1 | 210 | 30 | 15 | 25 | 0,9 | 0,2 | 0 | 25 | 0,7 | 0,04 | 0,03 | 0,04 | 0,0 | 10 | 35 | **Johannisbeere**, rot |
| 2 | 290 | 45 | 15 | 40 | 1,3 | 0,3 | 0 | 80 | 1,9 | 0,05 | 0,04 | 0,08 | 0,0 | 9 | 175 | schwarz |
| 5 | 100 | 15 | 5 | 10 | 0,3 | 0,1 | 0 | 25 | 0,5 | + | + | + | 0,0 | 5 | 30 | Nektar |
| 4 | 180 | 8 | 8 | 25 | 0,4 | 0,1 | 0 | 1600 | 0,2 | 0,02 | 0,03 | 0,05 | 0,0 | 8 | 15 | **Kaki** |
| 3 | 90 | 30 | 85 | 25 | 0,3 | 0,2 | 0 | 50 | 0,5 | 0,02 | 0,03 | 0,11 | 0,0 | 7 | 25 | **Kaktusfeige** (Opuntie) |
| 5 | 170 | 10 | 8 | 40 | 1,3 | 0,1 | 0 | 900 | 0,5 | 0,06 | 0,04 | 0,05 | 0,0 | 8 | 30 | **Kapstachelbeere** (Physalis) |
| 2 | 115 | 20 | 8 | 20 | 0,6 | 0,1 | 0 | 240 | 0,1 | 0,05 | 0,06 | 0,05 | 0,0 | 75 | 10 | **Kirsche**, sauer |
| 2 | 60 | 5 | 5 | 10 | 0,3 | 0,1 | 0 | 140 | 0,1 | 0,02 | 0,02 | 0,02 | 0,0 | 25 | 4 | Konserve, ungesüßt |
| 3 | 230 | 15 | 15 | 25 | 0,4 | 0,1 | 0 | 35 | 0,1 | 0,04 | 0,04 | 0,04 | 0,0 | 50 | 15 | Süßkirsche |

Der essbare Anteil von 100 g verzehrsfertiger Lebensmittel enthält:

| | Energie | | | Eiweiß | Fett | | | | | Kohlenhydrate | | | | NaCl | Wasser | Portion |
|---|---|---|---|---|---|---|---|---|---|---|---|---|---|---|---|---|
| | | | Dichte | | ges. | GFS | EUFS | MUFS | Chol. | ges. | Mono/Di | Poly | Ball. | | | |
| | kcal | kJ | kcal/g | g | g | g | g | g | mg | g | g | g | g | mg | g | g |
| **Kirsche**, Süßkirsche, Konserve | 54 | 228 | 0,6 | 1 | + | + | + | 0,1 | 0 | 13 | 13 | 0 | 1,2 | 5 | 84 | 125 |
| Fruchtnektar | 60 | 253 | 0,6 | + | + | + | + | + | 0 | 14 | 14 | 0 | 0,2 | 3 | 84 | 200 |
| **Kiwi** | 51 | 215 | 0,5 | 1 | 1 | 0,1 | 0,1 | 0,2 | 0 | 9 | 9 | 0 | 2,1 | 5 | 83 | 50 |
| Konserve | 85 | 355 | 0,9 | 1 | + | 0,1 | 0,1 | 0,1 | 0 | 19 | 19 | 0 | 2,1 | 10 | 76 | 125 |
| **Kumquat** | 64 | 268 | 0,6 | 1 | + | + | 0,1 | 0,1 | 0 | 15 | 15 | 0 | 3,7 | 280 | 81 | 25 |
| **Limette** | 31 | 130 | 0,3 | 1 | 2 | 0,4 | 0,4 | 1,1 | 0 | 2 | 2 | 0 | 0,5 | 5 | 90 | 75 |
| **Litschi** | 74 | 309 | 0,7 | 1 | + | 0,1 | 0,1 | 0,1 | 0 | 17 | 17 | 0 | 1,6 | 5 | 79 | 125 |
| **Loganbeere** | 26 | 108 | 0,3 | 1 | + | 0,0 | + | + | 0 | 3 | 3 | 0 | 5,5 | 10 | 87 | 125 |
| **Longane** | 72 | 303 | 0,7 | 1 | 1 | 0,2 | 0,1 | 0,3 | 0 | 15 | 15 | 0 | 1,1 | 3 | 80 | 125 |
| **Mandarine** | 46 | 192 | 0,5 | 1 | + | 0,1 | + | 0,1 | 0 | 10 | 10 | 0 | 1,7 | 3 | 86 | 50 |
| Konserve | 83 | 348 | 0,8 | + | + | + | + | | 0 | 19 | 19 | 0 | 0,9 | 3 | 78 | 125 |
| **Mango** | 57 | 238 | 0,6 | 1 | + | 0,1 | 0,1 | 0,1 | 0 | 12 | 12 | 0 | 1,7 | 15 | 82 | 200 |
| getrocknet | 290 | 1210 | 2,9 | 3 | 2 | 5,0 | 0,9 | 0,4 | 0 | 61 | 60 | 1 | 8,4 | 65 | 20 | 25 |
| **Mehrfruchtnektar**, m. Vitaminen | 57 | 238 | 0,5 | + | + | 0,0 | 0,0 | 0,0 | 0 | 13 | 13 | 0 | + | 5 | 85 | 200 |
| Diätnektar mit Süßstoff | 24 | 100 | 0,2 | + | + | 0,0 | 0,0 | 0,0 | 0 | 5 | 5 | 0 | + | 40 | 94 | 200 |
| **Mirabelle** | 63 | 263 | 0,6 | 1 | + | 0,0 | + | 0,1 | 0 | 14 | 14 | 0 | 2,4 | 3 | 81 | 125 |
| **Nektarine** | 56 | 233 | 0,6 | 1 | + | + | + | 0,0 | 0 | 12 | 12 | 0 | 2,2 | 25 | 83 | 125 |
| **Obstcocktail**, Konserve, ungesüßt | 65 | 273 | 0,7 | 1 | + | 0,0 | + | 0,0 | 0 | 14 | 14 | 0 | 2,0 | 3 | 81 | 125 |
| **Olive**, grün, mariniert | 138 | 576 | 1,4 | 1 | 14 | 1,9 | 10,0 | 1,3 | 0 | 2 | 0 | 2 | 2,4 | 5330 | 74 | 25 |
| schwarz, mariniert | 185 | 774 | 1,9 | 2 | 17 | 2,6 | 12,4 | 1,6 | 0 | 4 | 0 | 4 | 7,0 | 7870 | 62 | 25 |
| **Orange** (Apfelsine) | 42 | 175 | 0,4 | 1 | + | 0,0 | 0,1 | + | 0 | 8 | 8 | 0 | 1,6 | 3 | 85 | 125 |
| Saft | 44 | 183 | 0,4 | 1 | + | 0,0 | + | 0,1 | 0 | 9 | 9 | 0 | 0,2 | 3 | 87 | 200 |
| Nektar | 62 | 260 | 0,6 | + | + | + | + | + | 0 | 14 | 14 | 0 | 0,2 | 3 | 84 | 200 |
| Nektar mit Süßstoff | 21 | 89 | 0,2 | + | + | + | + | + | 0 | 4 | 4 | 0 | 0,2 | 40 | 94 | 200 |
| **Papaya** | 32 | 134 | 0,3 | 1 | + | + | + | + | 0 | 7 | 7 | 0 | 1,9 | 5 | 87 | 200 |
| **Passionsfrucht** | 63 | 263 | 0,6 | 2 | + | 0,1 | + | 0,2 | 0 | 10 | 10 | 0 | 1,5 | 50 | 81 | 40 |

| Mineralstoffe | | | | | | | Vitamine | | | | | | | | | |
|---|---|---|---|---|---|---|---|---|---|---|---|---|---|---|---|---|
| Na mg | K mg | Ca mg | Mg mg | P mg | Fe mg | Zn mg | Ret. µg | Caro. µg | E mg | $B_1$ mg | $B_2$ mg | $B_6$ mg | $B_{12}$ µg | Fol. µg | C mg | |
| 2 | 135 | 12 | 20 | 15 | 0,5 | 0,1 | 0 | 20 | 0,1 | 0,01 | 0,03 | 0,02 | 0,0 | 10 | 5 | **Kirsche**, Süßkirsche, Konserve |
| 1 | 70 | 10 | 5 | 6 | 0,2 | + | 0 | 80 | + | 0,01 | 0,01 | 0,01 | 0,0 | 10 | 2 | Fruchtnektar |
| 2 | 320 | 40 | 25 | 30 | 0,8 | 0,1 | 0 | 45 | 0,5 | 0,02 | 0,05 | 0,02 | 0,0 | 20 | 45 | **Kiwi** |
| 4 | 180 | 20 | 15 | 35 | 0,4 | 0,2 | 0 | 25 | 0,3 | 0,01 | 0,02 | 0,01 | 0,0 | 6 | 15 | Konserve |
| 110 | 200 | 15 | 15 | 45 | 0,6 | 0,1 | 0 | 210 | 0,3 | 0,08 | 0,08 | 0,03 | 0,0 | 7 | 40 | **Kumquat** |
| 2 | 80 | 15 | 15 | 10 | 0,2 | 0,1 | 0 | 10 | 0,4 | 0,03 | 0,02 | 0,05 | 0,0 | 8 | 45 | **Limette** |
| 2 | 190 | 10 | 10 | 35 | 0,4 | 0,2 | 0 | 0 | 0,3 | 0,05 | 0,05 | 0,01 | 0,0 | 25 | 40 | **Litschi** |
| 3 | 260 | 35 | 25 | 25 | 1,4 | 0,3 | 0 | 80 | 0,5 | 0,02 | 0,03 | 0,06 | 0,0 | 15 | 35 | **Loganbeere** |
| 1 | 265 | 20 | 10 | 40 | 0,8 | 0,1 | 0 | 0 | 0,5 | 0,03 | 0,14 | 0,01 | 0,0 | 6 | 55 | **Longane** |
| 1 | 150 | 35 | 10 | 20 | 0,3 | 0,1 | 0 | 45 | 0,3 | 0,06 | 0,03 | 0,02 | 0,0 | 7 | 30 | **Mandarine** |
| 1 | 70 | 20 | 6 | 10 | 0,2 | + | 0 | 55 | 0,1 | 0,02 | 0,01 | 0,01 | 0,0 | 2 | 9 | Konserve |
| 5 | 170 | 10 | 20 | 15 | 0,4 | 0,1 | 0 | 1160 | 1,0 | 0,05 | 0,05 | 0,13 | 0,0 | 35 | 35 | **Mango** |
| 25 | 835 | 60 | 90 | 65 | 2,0 | 0,6 | 0 | 5150 | 4,4 | 0,18 | 0,20 | 0,50 | 0,0 | 140 | 145 | getrocknet |
| 2 | 60 | 10 | 5 | 5 | 0,1 | + | 300 | 100 | 2,5 | 0,35 | 0,40 | 0,50 | 0,3 | 50 | 15 | **Mehrfruchtnektar**, m. Vitaminen |
| 15 | 60 | 10 | 5 | 5 | 0,1 | + | 120 | 120 | 2,5 | 0,40 | 0,40 | 0,50 | 0,3 | 50 | 15 | Diätnektar mit Süßstoff |
| 1 | 230 | 10 | 15 | 35 | 0,5 | 0,1 | 0 | 200 | 0,5 | 0,06 | 0,04 | 0,05 | 0,0 | 3 | 7 | **Mirabelle** |
| 10 | 210 | 5 | 10 | 20 | 0,5 | 0,1 | 0 | 440 | 0,5 | 0,02 | 0,05 | 0,02 | 0,0 | 5 | 8 | **Nektarine** |
| 1 | 250 | 20 | 20 | 20 | 0,3 | 0,1 | 0 | 40 | 0,3 | 0,05 | 0,04 | 0,21 | 0,0 | 15 | 25 | **Obstcocktail**, Konserve, ungesüßt |
| 2100 | 45 | 95 | 20 | 15 | 1,8 | 0,1 | 0 | 280 | 2,0 | 0,03 | 0,08 | 0,02 | 0,0 | 50 | 0 | **Olive**, grün, mariniert |
| 3100 | 40 | 150 | 20 | 50 | 2,3 | 0,2 | 0 | 70 | 0,9 | 0,02 | 0,08 | 0,01 | 0,0 | 45 | 0 | schwarz, mariniert |
| 1 | 165 | 40 | 15 | 25 | 0,4 | 0,1 | 0 | 45 | 0,3 | 0,08 | 0,04 | 0,10 | 0,0 | 30 | 45 | **Orange** (Apfelsine) |
| 1 | 170 | 15 | 10 | 15 | 0,3 | 0,1 | 0 | 3 | 0,2 | 0,08 | 0,02 | 0,12 | 0,0 | 15 | 45 | Saft |
| 1 | 70 | 10 | 6 | 8 | 0,2 | + | 0 | 1 | 0,1 | 0,03 | + | 0,06 | 0,0 | 7 | 20 | Nektar |
| 15 | 70 | 10 | 6 | 8 | 0,2 | + | 0 | 1 | 0,1 | 0,03 | + | 0,01 | 0,0 | 8 | 20 | Nektar mit Süßstoff |
| 2 | 190 | 20 | 40 | 15 | 0,4 | 0,2 | 0 | 165 | 0,2 | 0,03 | 0,04 | 0,03 | 0,0 | 2 | 80 | **Papaya** |
| 20 | 270 | 15 | 30 | 60 | 1,3 | 0,6 | 0 | 600 | 0,4 | 0,02 | 0,10 | 0,10 | 0,0 | 20 | 25 | **Passionsfrucht** |

Der essbare Anteil von 100 g verzehrsfertiger Lebensmittel enthält:

| | Energie | | | Eiweiß | Fett | | | | | Kohlenhydrate | | | | NaCl | Wasser | Portion |
|---|---|---|---|---|---|---|---|---|---|---|---|---|---|---|---|---|
| | | | Dichte | | ges. | GFS | EUFS | MUFS | Chol. | ges. | Mono/Di | Poly | Ball. | | | |
| | kcal | kJ | kcal/g | g | g | g | g | g | mg | g | g | g | g | mg | g | g |
| **Pfirsich** | 41 | 171 | 0,4 | 1 | + | 0,0 | + | 0,0 | 0 | 9 | 8 | 0 | 1,9 | 3 | 87 | 125 |
| Konserve | 62 | 259 | 0,6 | + | + | 0,0 | + | 0,0 | 0 | 15 | 15 | 0 | 1,1 | 5 | 82 | 125 |
| Nektar | 60 | 250 | 0,6 | + | + | 0,0 | + | 0,0 | 0 | 14 | 13 | 0 | 0,1 | 3 | 84 | 200 |
| **Pflaume** | 48 | 200 | 0,5 | 1 | + | 0,0 | + | 0,1 | 0 | 10 | 9 | 0 | 1,6 | 5 | 83 | 125 |
| getrocknet | 218 | 911 | 2,2 | 2 | 1 | 0,2 | 0,2 | 0,4 | 0 | 47 | 41 | 0 | 17,8 | 20 | 24 | 25 |
| Konserve | 72 | 300 | 0,7 | 1 | + | 0,0 | + | 0,1 | 0 | 17 | 17 | 0 | 1,4 | 40 | 79 | 125 |
| Saft | 55 | 229 | 0,6 | + | + | 0,0 | + | 0,0 | 0 | 13 | 13 | 0 | 0,1 | 5 | 86 | 200 |
| **Preiselbeere** | 35 | 148 | 0,4 | + | + | 0,0 | + | 0,3 | 0 | 6 | 6 | + | 2,9 | 5 | 87 | 125 |
| Konserve | 182 | 760 | 1,8 | + | + | 0,0 | + | 0,2 | 0 | 44 | 44 | + | 1,5 | 40 | 53 | 125 |
| **Quitte** | 38 | 159 | 0,4 | + | + | + | 0,1 | 0,2 | 0 | 7 | 7 | 0 | 5,9 | 5 | 83 | 80 |
| **Rosinen** | 290 | 1212 | 2,9 | 2 | 1 | 0,2 | + | 0,2 | 0 | 68 | 68 | 0 | 5,2 | 50 | 15 | 25 |
| **Sanddornbeerensaft** | 40 | 167 | 0,4 | 1 | 2 | 0,1 | 0,3 | 1,4 | 0 | 5 | 5 | 0 | 0,5 | 15 | 91 | 200 |
| **Stachelbeere** | 37 | 154 | 0,4 | 1 | + | 0,0 | + | 0,1 | 0 | 7 | 7 | 0 | 3,0 | 5 | 87 | 125 |
| Konserve | 76 | 319 | 0,8 | + | + | 0,0 | + | + | 0 | 18 | 18 | 0 | 1,6 | 5 | 79 | 125 |
| **Sternfrucht** (Karambole) | 24 | 100 | 0,2 | 1 | 1 | 0,1 | 0,1 | 0,2 | 0 | 4 | 4 | 0 | 1,9 | 5 | 91 | 100 |
| **Wassermelone** | 37 | 154 | 0,4 | 1 | + | 0,1 | + | 0,1 | 0 | 8 | 8 | 0 | 0,2 | 3 | 90 | 150 |
| **Weintrauben**, rot | 70 | 291 | 0,7 | 1 | + | 0,1 | + | 0,1 | 0 | 15 | 15 | 0 | 1,6 | 5 | 80 | 125 |
| weiß | 67 | 280 | 0,7 | 1 | + | 0,1 | + | 0,1 | 0 | 16 | 15 | 0 | 1,6 | 5 | 81 | 125 |
| Saft | 69 | 288 | 0,7 | + | 0 | 0,0 | 0,0 | 0,0 | 0 | 17 | 16 | 0 | 0,4 | 10 | 82 | 200 |
| **Zitrone** | 35 | 146 | 0,4 | 1 | + | 0,1 | + | 0,3 | 0 | 3 | 3 | 0 | 4,0 | 5 | 86 | 80 |
| Saft | 26 | 108 | 0,3 | + | + | 0,0 | + | 0,0 | 0 | 2 | 2 | 0 | 0,2 | 3 | 91 | 10 |
| **Nüsse und Samen, ohne Schale (soweit nicht anders angegeben)** | | | | | | | | | | | | | | | | |
| **Cashewnuss** | 572 | 2391 | 5,8 | 18 | 42 | 9,0 | 24,7 | 7,5 | 0 | 30 | 6 | 24 | 2,9 | 40 | 4 | 50 |
| geröstet u. gesalzen | 628 | 2625 | 6,3 | 19 | 47 | 10,0 | 27,0 | 8,5 | 0 | 30 | 5 | 25 | 3,2 | 740 | 1 | 50 |
| **Erdnuss** | 564 | 2358 | 5,6 | 25 | 48 | 9,1 | 22,6 | 14,4 | 0 | 7 | 1 | 6 | 11,7 | 25 | 5 | 50 |
| geröstet u. gesalzen | 585 | 2445 | 5,9 | 26 | 49 | 9,3 | 22,9 | 14,8 | 0 | 9 | 3 | 6 | 11,4 | 1020 | 1 | 50 |

Der essbare Anteil von 100 g verzehrsfertiger Lebensmittel enthält:



| Mineralstoffe | | | | | | | Vitamine | | | | | | | | | |
|---|---|---|---|---|---|---|---|---|---|---|---|---|---|---|---|---|
| Na | K | Ca | Mg | P | Fe | Zn | Ret. | Caro. | E | $B_1$ | $B_2$ | $B_6$ | $B_{12}$ | Fol. | C | |
| mg | mg | mg | mg | mg | mg | mg | µg | µg | mg | mg | mg | mg | µg | µg | mg | |
| 1 | 190 | 6 | 9 | 20 | 0,3 | 0,1 | 0 | 80 | 0,9 | 0,03 | 0,05 | 0,03 | 0,0 | 3 | 10 | **Pfirsich** |
| 2 | 130 | 4 | 5 | 15 | 0,3 | 0,1 | 0 | 40 | 0,3 | 0,01 | 0,02 | 0,02 | 0,0 | 3 | 4 | Konserve |
| 1 | 75 | 5 | 5 | 10 | 0,2 | 0,1 | 0 | 35 | 0,4 | 0,01 | 0,01 | 0,01 | 0,0 | 1 | 2 | Nektar |
| 2 | 160 | 20 | 7 | 15 | 0,3 | 0,1 | 0 | 365 | 0,8 | 0,07 | 0,04 | 0,05 | 0,0 | 2 | 5 | **Pflaume** |
| 8 | 825 | 40 | 30 | 70 | 2,3 | 0,4 | 0 | 140 | 1,5 | 0,15 | 0,12 | 0,15 | 0,0 | 4 | 4 | getrocknet |
| 15 | 150 | 15 | 10 | 20 | 1,1 | 0,1 | 0 | 65 | 0,6 | 0,03 | 0,03 | 0,02 | 0,0 | 1 | 1 | Konserve |
| 2 | 40 | 5 | 3 | 5 | 0,1 | + | 0 | 100 | 0,2 | 0,01 | 0,01 | 0,01 | 0,0 | 1 | 1 | Saft |
| 2 | 80 | 15 | 6 | 10 | 0,5 | 0,3 | 0 | 20 | 1,0 | 0,01 | 0,02 | 0,01 | 0,0 | 3 | 10 | **Preiselbeere** |
| 15 | 70 | 10 | 7 | 10 | 2,7 | 0,1 | 0 | 10 | 0,5 | + | 0,01 | + | 0,0 | 1 | 4 | Konserve |
| 2 | 185 | 10 | 8 | 20 | 0,6 | 0,2 | 0 | 35 | 0,4 | 0,03 | 0,03 | 0,04 | 0,0 | 8 | 15 | **Quitte** |
| 20 | 780 | 30 | 15 | 110 | 0,3 | 0,2 | 0 | 30 | 0,6 | 0,12 | 0,06 | 0,11 | 0,0 | 4 | 1 | **Rosinen** |
| 6 | 210 | 10 | 30 | 10 | 0,4 | 0,1 | 0 | 1500 | 3,0 | 0,03 | 0,17 | 0,09 | 0,0 | 6 | 265 | **Sanddornbeerensaft** |
| 2 | 200 | 30 | 15 | 30 | 0,6 | 0,1 | 0 | 110 | 0,6 | 0,02 | 0,02 | 0,02 | 0,0 | 20 | 35 | **Stachelbeere** |
| 2 | 90 | 20 | 10 | 20 | 0,4 | 0,1 | 0 | 60 | 0,2 | + | + | + | 0,0 | 6 | 11 | Konserve |
| 2 | 185 | 6 | 9 | 15 | 0,9 | 0,1 | 0 | 40 | 0,5 | 0,05 | 0,03 | 0,07 | 0,0 | 30 | 35 | **Sternfrucht** (Karambole) |
| 1 | 140 | 7 | 9 | 10 | 0,2 | 0,1 | 0 | 245 | 0,1 | 0,04 | 0,05 | 0,07 | 0,0 | 5 | 6 | **Wassermelone** |
| 2 | 200 | 10 | 7 | 20 | 0,4 | + | 0 | 35 | 0,6 | 0,05 | 0,03 | 0,07 | 0,0 | 40 | 4 | **Weintrauben**, rot |
| 2 | 190 | 20 | 9 | 20 | 0,4 | + | 0 | 35 | 0,5 | 0,05 | 0,03 | 0,07 | 0,0 | 15 | 1 | weiß |
| 3 | 150 | 15 | 9 | 10 | 0,4 | + | 0 | 15 | 0,1 | 0,03 | 0,02 | 0,02 | 0,0 | 25 | 2 | Saft |
| 2 | 170 | 10 | 30 | 15 | 0,5 | 0,1 | 0 | 3 | 0,2 | 0,05 | 0,02 | 0,06 | 0,0 | 6 | 50 | **Zitrone** |
| 1 | 140 | 10 | 10 | 10 | 0,1 | 0,1 | 0 | 3 | 0,2 | 0,04 | 0,01 | 0,05 | 0,0 | 4 | 40 | Saft |
| | | | | | | | | | | | | | | | | **Nüsse und Samen, ohne Schale (soweit nicht anders angegeben)** |
| 15 | 550 | 30 | 270 | 370 | 2,8 | 2,1 | 0 | 60 | 0,8 | 0,63 | 0,26 | 0,42 | 0,0 | 70 | 0 | **Cashewnuss** |
| 290 | 730 | 35 | 250 | 500 | 6,0 | 2,5 | 0 | 30 | 0,9 | 0,60 | 0,22 | 0,32 | 0,0 | 30 | 0 | geröstet u. gesalzen |
| 10 | 660 | 40 | 160 | 340 | 1,8 | 2,8 | 0 | 2 | 11,0 | 0,90 | 0,16 | 0,44 | 0,0 | 170 | 0 | **Erdnuss** |
| 400 | 780 | 65 | 180 | 410 | 2,3 | 3,4 | 0 | 1 | 8,8 | 0,25 | 0,14 | 0,40 | 0,0 | 125 | 0 | geröstet u. gesalzen |

Der essbare Anteil von 100 g verzehrsfertiger Lebensmittel enthält:

| | Energie | | | Eiweiß | Fett | | | | | Kohlenhydrate | | | | NaCl | Wasser | Portion |
|---|---|---|---|---|---|---|---|---|---|---|---|---|---|---|---|---|
| | | | Dichte | | ges. | GFS | EUFS | MUFS | Chol. | ges. | Mono/Di | Poly | Ball. | | | |
| | kcal | kJ | kcal/g | g | g | g | g | g | mg | g | g | g | g | mg | g | g |
| **Esskastanie** (Marone) | 192 | 802 | 1,9 | 2 | 2 | 0,3 | 1,0 | 0,5 | 0 | 41 | 14 | 27 | 8,4 | 5 | 44 | 60 |
| gegrillt | 215 | 900 | 2,2 | 3 | 2 | 0,3 | 1,1 | 0,5 | 0 | 45 | 15 | 30 | 9,2 | 5 | 39 | 60 |
| **Haselnuss** | 650 | 2720 | 6,5 | 14 | 63 | 5,0 | 50,0 | 6,0 | 0 | 6 | 1 | 5 | 8,2 | 5 | 5 | 20 |
| **Kokosnuss** | 363 | 1517 | 3,6 | 4 | 36 | 32,0 | 2,2 | 0,7 | 0 | 5 | 4 | 0 | 9,0 | 90 | 44 | 50 |
| **Kokosmilch**, ungesüßt | 10 | 42 | 0,1 | + | + | 0,3 | + | + | 0 | 3 | 3 | 0 | 0,5 | 130 | 97 | 20 |
| **Kürbiskern** | 565 | 2364 | 5,7 | 35 | 46 | 8,9 | 16,9 | 19,3 | 0 | 3 | 1 | 2 | 8,7 | 75 | 5 | 20 (1 EL) |
| **Leinsamen** | 376 | 1571 | 3,8 | 24 | 31 | 2,9 | 5,6 | 20,9 | 0 | 0 | 0 | 0 | 38,6 | 150 | 6 | 20 (1 EL) |
| **Macadamianuss** | 703 | 2938 | 7,0 | 8 | 73 | 10,5 | 57,2 | 2,7 | 0 | 4 | 2 | 2 | 11,4 | 15 | 2 | 20 |
| geröstet und gesalzen | 692 | 2895 | 6,9 | 7 | 75 | 11,3 | 58,0 | 2,3 | 0 | 4 | 2 | 2 | 12,0 | 1960 | 1 | 20 |
| **Mandel**, süß | 583 | 2437 | 5,8 | 19 | 54 | 4,5 | 34,2 | 11,6 | 0 | 5 | 4 | 1 | 13,5 | 5 | 5 | 20 |
| **Mohnsamen** | 477 | 1993 | 4,8 | 20 | 42 | 4,9 | 4,5 | 31,1 | 0 | 4 | + | 4 | 20,5 | 50 | 6 | 20 (1 EL) |
| **Paranuss** | 670 | 2800 | 6,7 | 14 | 67 | 14,7 | 18,7 | 29,8 | 0 | 4 | 3 | 1 | 6,7 | 5 | 5 | 30 |
| **Pekannuss** | 703 | 2838 | 7,0 | 9 | 72 | 5,4 | 46,5 | 16,0 | 0 | 4 | 2 | 2 | 9,5 | 10 | 3 | 20 |
| **Pinienkern** | 575 | 2408 | 5,8 | 24 | 51 | 6,1 | 19,6 | 22,7 | 0 | 7 | + | 7 | 7,2 | 15 | 6 | 20 |
| **Pistazienkern**, mit Schale | 311 | 1303 | 3,1 | 11 | 27 | 3,3 | 18,6 | 4,1 | 0 | 6 | 1 | 5 | 5,6 | 15 | 1 | 40 |
| ohne Schale | 581 | 2428 | 5,8 | 18 | 52 | 6,2 | 34,6 | 7,6 | 0 | 12 | 2 | 10 | 10,6 | 15 | 5 | 20 |
| geröstet u. gesalzen | 615 | 2573 | 6,2 | 18 | 54 | 7,0 | 36,5 | 8,0 | 0 | 16 | 3 | 13 | 6,5 | 1950 | 1 | 20 |
| **Sesamsamen** | 565 | 2362 | 5,7 | 18 | 50 | 7,6 | 20,0 | 19,4 | 0 | 10 | + | 10 | 11,2 | 115 | 5 | 20 (1 EL) |
| **Sonnenblumenkern** | 580 | 2424 | 5,8 | 22 | 49 | 5,4 | 13,5 | 28,0 | 0 | 12 | 3 | 9 | 6,3 | 5 | 6 | 20 (1 EL) |
| **Walnuss** | 662 | 2767 | 6,6 | 14 | 62 | 6,9 | 11,5 | 42,1 | 0 | 11 | 7 | 3 | 6,1 | 5 | 4 | 20 |

| Mineralstoffe | | | | | | | Vitamine | | | | | | | | | |
|---|---|---|---|---|---|---|---|---|---|---|---|---|---|---|---|---|
| Na mg | K mg | Ca mg | Mg mg | P mg | Fe mg | Zn mg | Ret. µg | Caro. µg | E mg | $B_1$ mg | $B_2$ mg | $B_6$ mg | $B_{12}$ µg | Fol. µg | C mg | |
| 2 | 700 | 35 | 45 | 85 | 1,3 | 0,5 | 0 | 25 | 1,2 | 0,20 | 0,21 | 0,35 | 0,0 | 60 | 25 | **Esskastanie** (Marone) |
| 2 | 775 | 35 | 50 | 95 | 1,4 | 0,5 | 0 | 25 | 0,6 | 0,19 | 0,22 | 0,36 | 0,0 | 55 | 25 | gegrillt |
| 2 | 635 | 225 | 155 | 330 | 3,8 | 1,9 | 0 | 30 | 26,0 | 0,39 | 0,21 | 0,31 | 0,0 | 70 | 3 | **Haselnuss** |
| 35 | 380 | 20 | 40 | 95 | 2,3 | 0,8 | 0 | 0 | 0,7 | 0,06 | 0,01 | 0,06 | 0,0 | 30 | 2 | **Kokosnuss** |
| 50 | 280 | 25 | 30 | 30 | 0,1 | 0,1 | 0 | 0 | 0,0 | 0,00 | 0,00 | 0,03 | 0,0 | 10 | 2 | **Kokosmilch**, ungesüßt |
| 30 | 570 | 10 | 285 | 515 | 4,9 | 6,1 | 0 | 225 | 4,0 | 0,59 | 0,04 | 0,09 | 0,0 | 50 | + | **Kürbiskern** |
| 60 | 725 | 200 | 325 | 660 | 8,2 | 5,5 | 0 | 50 | 16,0 | 0,17 | 0,16 | 0,43 | 0,0 | 70 | 0 | **Leinsamen** |
| 5 | 265 | 50 | 110 | 200 | 0,2 | 1,4 | 0 | 0 | 1,5 | 0,28 | 0,12 | 0,28 | 0,0 | 50 | 0 | **Macadamianuss** |
| 770 | 325 | 50 | 115 | 200 | 0,3 | 1,7 | 0 | 0 | 1,5 | 0,21 | 0,11 | 0,18 | 0,0 | 45 | 0 | geröstet und gesalzen |
| 2 | 835 | 250 | 170 | 450 | 4,1 | 2,2 | 0 | 120 | 26,0 | 0,22 | 0,62 | 0,16 | 0,0 | 45 | 1 | **Mandel**, süß |
| 20 | 705 | 1460 | 330 | 855 | 9,5 | 8,0 | 0 | 30 | 4,0 | 0,86 | 0,17 | 0,44 | 0,0 | 100 | 0 | **Mohnsamen** |
| 2 | 645 | 130 | 160 | 675 | 3,4 | 4,0 | 0 | + | 7,6 | 1,00 | 0,04 | 0,11 | 0,0 | 40 | 1 | **Paranuss** |
| 3 | 600 | 75 | 140 | 290 | 2,4 | 5,3 | 0 | 80 | 3,1 | 0,86 | 0,13 | 0,19 | 0,0 | 40 | 2 | **Pekannuss** |
| 5 | 600 | 25 | 235 | 510 | 9,2 | 4,2 | 0 | 17 | 12,5 | 0,81 | 0,19 | 0,11 | 0,0 | 55 | 2 | **Pinienkern** |
| 5 | 540 | 70 | 85 | 265 | 3,8 | 1,8 | 0 | 80 | 2,7 | 0,37 | 0,10 | 0,13 | 0,0 | 30 | 3 | **Pistazienkern**, mit Schale |
| 5 | 1020 | 135 | 160 | 500 | 7,3 | 1,4 | 0 | 150 | 5,2 | 0,69 | 0,20 | 0,25 | 0,0 | 60 | 7 | ohne Schale |
| 770 | 1000 | 95 | 130 | 440 | 3,1 | 1,2 | 0 | 130 | 4,1 | 0,55 | 0,16 | 0,25 | 0,0 | 50 | 6 | geröstet u. gesalzen |
| 45 | 460 | 780 | 350 | 610 | 10,0 | 7,7 | 0 | 40 | 0,3 | 0,79 | 0,25 | 0,79 | 0,0 | 95 | 0 | **Sesamsamen** |
| 2 | 725 | 100 | 420 | 620 | 6,3 | 5,7 | 0 | 15 | 38,0 | 1,90 | 0,14 | 0,60 | 0,0 | 120 | 0 | **Sonnenblumenkern** |
| 2 | 545 | 85 | 130 | 410 | 2,5 | 2,7 | 0 | 50 | 6,0 | 0,34 | 0,12 | 0,87 | 0,0 | 75 | 3 | **Walnuss** |

Der essbare Anteil von 100 g verzehrsfertiger Lebensmittel enthält:

| | Energie | | | Eiweiß | Fett | | | | | Kohlenhydrate | | | | NaCl | Wasser | Portion |
|---|---|---|---|---|---|---|---|---|---|---|---|---|---|---|---|---|
| | | | Dichte | | ges. | GFS | EUFS | MUFS | Chol. | ges. | Mono/Di | Poly | Ball. | | | |
| | kcal | kJ | kcal/g | g | g | g | g | g | mg | g | g | g | g | mg | g | g |
| **MILCH, MILCHPRODUKTE, KÄSE** | | | | | | | | | | | | | | | | |
| Milch | | | | | | | | | | | | | | | | |
| **Kuhmilch**, 3,5 % Fett | 65 | 272 | 0,6 | 3 | 4 | 2,4 | 0,9 | 0,1 | 9 | 5 | 5 | 0 | 0,0 | 110 | 87 | 150 |
| 1,5 % Fett (teilentrahmt) | 48 | 201 | 0,5 | 3 | 2 | 1,0 | 0,4 | + | 4 | 5 | 5 | 0 | 0,0 | 110 | 89 | 150 |
| 0,3 % Fett (entrahmt) | 35 | 147 | 0,4 | 3 | + | + | + | 0,0 | + | 5 | 5 | 0 | 0,0 | 140 | 90 | 150 |
| Vorzugsmilch | 67 | 279 | 0,7 | 3 | 4 | 2,5 | 0,9 | 0,1 | 10 | 5 | 5 | 0 | 0,0 | 130 | 87 | 150 |
| **Muttermilch** (Frauenmilch) | 69 | 287 | 0,7 | 1 | 4 | 2,0 | 1,4 | 0,4 | 25 | 7 | 7 | 0 | 0,0 | 25 | 87 | 125 |
| **Schafsmilch** | 94 | 392 | 1,0 | 5 | 6 | 3,6 | 1,1 | 0,3 | 11 | 5 | 5 | 0 | 0,0 | 130 | 82 | 125 |
| **Stutenmilch** | 48 | 200 | 0,5 | 2 | 2 | 1,0 | 0,2 | 0,1 | 5 | 6 | 6 | 0 | 0,0 | 65 | 89 | 125 |
| **Ziegenmilch** | 67 | 281 | 0,7 | 4 | 4 | 2,6 | 0,9 | 0,1 | 11 | 4 | 4 | 0 | 0,0 | 100 | 86 | 125 |
| Milchmischgetränke | | | | | | | | | | | | | | | | |
| **Bananenmilch** | 99 | 414 | 1,0 | 3 | 3 | 2,0 | 0,7 | 0,1 | 8 | 15 | 14 | + | 0,9 | 100 | 77 | 150 |
| **Buttermilch** | 37 | 156 | 0,4 | 4 | 1 | 0,3 | 0,2 | + | 1 | 4 | 4 | 0 | 0,0 | 140 | 90 | 150 |
| Fruchtbuttermilch | 104 | 436 | 1,0 | 3 | 1 | 0,3 | 0,1 | + | 1 | 21 | 20 | + | 0,8 | 110 | 73 | 150 |
| **Erdbeermilch** | 100 | 418 | 1,0 | 3 | 3 | 2,0 | 0,7 | 0,1 | 5 | 15 | 15 | + | 0,1 | 100 | 78 | 150 |
| **Kakaotrunk**, 3,5 % Fett | 131 | 549 | 1,3 | 3 | 4 | 2,4 | 1,0 | 0,1 | 8 | 21 | 20 | 1 | 0,8 | 180 | 70 | 150 |
| 1,5 % Fett (fettarm) | 118 | 493 | 1,2 | 3 | 2 | 1,3 | 0,6 | 0,1 | 3 | 21 | 20 | 1 | 0,8 | 180 | 71 | 150 |
| **Molke**, sauer | 23 | 95 | 0,2 | 1 | + | 0,1 | 0,1 | + | 2 | 4 | 4 | 0 | 0,0 | 130 | 94 | 150 |
| süß | 25 | 104 | 0,3 | 1 | + | 0,1 | 0,1 | + | 1 | 5 | 5 | 0 | 0,0 | 110 | 93 | 150 |
| **Trinkschokolade**, heiß | 131 | 549 | 1,3 | 3 | 4 | 2,4 | 1,0 | 0,1 | 8 | 21 | 20 | 1 | 0,8 | 180 | 70 | 150 |
| **Vanillemilch**, 3,5 % Fett | 99 | 413 | 1,0 | 3 | 3 | 2,1 | 0,8 | 0,1 | 8 | 14 | 14 | 0 | 0,0 | 100 | 79 | 150 |
| Milchprodukte | | | | | | | | | | | | | | | | |
| **Crème fraîche**, 30 % Fett | 277 | 1160 | 2,8 | 2 | 27 | 18,4 | 6,0 | 0,7 | 85 | 6 | 5 | 0 | 0,0 | 75 | 63 | 15 (1 EL) |
| **Creme/Schmand**, 20 % Fett | 205 | 860 | 2,1 | 3 | 20 | 12,1 | 6,3 | 0,7 | 65 | 4 | 4 | 0 | 0,0 | 100 | 72 | 15 (1 EL) |
| 40 % Fett | 373 | 1560 | 3,7 | 2 | 40 | 24,2 | 12,1 | 1,5 | 117 | 2 | 2 | 0 | 0,0 | 50 | 54 | 15 (1 EL) |

Der essbare Anteil von 100 g verzehrsfertiger Lebensmittel enthält:

| Mineralstoffe | | | | | | | Vitamine | | | | | | | | | |
|---|---|---|---|---|---|---|---|---|---|---|---|---|---|---|---|---|
| Na | K | Ca | Mg | P | Fe | Zn | Ret. | Caro. | E | $B_1$ | $B_2$ | $B_6$ | $B_{12}$ | Fol. | C | |
| mg | mg | mg | mg | mg | mg | mg | µg | µg | mg | mg | mg | mg | µg | µg | mg | |
| | | | | | | | | | | | | | | | | **MILCH, MILCHPRODUKTE, KÄSE** |
| | | | | | | | | | | | | | | | | Milch |
| 45 | 140 | 120 | 10 | 90 | 0,1 | 0,4 | 30 | 15 | 0,1 | 0,04 | 0,18 | 0,04 | 0,4 | 9 | 2 | **Kuhmilch**, 3,5 % Fett |
| 45 | 155 | 120 | 10 | 90 | 0,1 | 0,4 | 15 | 8 | + | 0,04 | 0,18 | 0,05 | 0,4 | 8 | 2 | 1,5 % Fett (teilentrahmt) |
| 55 | 150 | 125 | 15 | 100 | 0,1 | 0,4 | 2 | 1 | 0,0 | 0,04 | 0,17 | 0,05 | 0,3 | 5 | 1 | 0,3 % Fett (entrahmt) |
| 50 | 155 | 120 | 10 | 90 | 0,1 | 0,4 | 35 | 15 | 0,1 | 0,04 | 0,18 | 0,04 | 0,4 | 7 | 2 | Vorzugsmilch |
| 10 | 45 | 30 | 3 | 15 | 0,1 | 0,1 | 70 | 3 | 0,3 | 0,02 | 0,04 | 0,01 | 0,1 | 8 | 6 | **Muttermilch** (Frauenmilch) |
| 50 | 170 | 200 | 20 | 140 | 0,1 | 0,5 | 45 | 5 | 0,2 | 0,06 | 0,36 | 0,08 | 0,5 | 6 | 4 | **Schafsmilch** |
| 25 | 65 | 110 | 9 | 55 | 0,1 | 0,2 | 10 | 30 | 0,1 | 0,03 | 0,03 | 0,03 | 0,3 | 3 | 15 | **Stutenmilch** |
| 40 | 180 | 125 | 10 | 110 | 0,1 | 0,2 | 70 | 35 | 0,1 | 0,05 | 0,15 | 0,03 | 0,1 | 1 | 2 | **Ziegenmilch** |
| | | | | | | | | | | | | | | | | Milchmischgetränke |
| 40 | 130 | 105 | 10 | 80 | 0,1 | 0,4 | 25 | 15 | 0,1 | 0,03 | 0,15 | 0,04 | 0,3 | 8 | 2 | **Bananenmilch** |
| 55 | 145 | 110 | 15 | 90 | 0,1 | 0,5 | 7 | 9 | + | 0,03 | 0,16 | 0,04 | 0,2 | 5 | 1 | **Buttermilch** |
| 45 | 195 | 100 | 20 | 75 | 0,2 | 0,4 | 6 | 20 | 0,2 | 0,04 | 0,14 | 0,09 | 0,2 | 10 | 6 | Fruchtbuttermilch |
| 40 | 125 | 100 | 10 | 80 | 0,1 | 0,3 | 25 | 15 | 0,1 | 0,03 | 0,15 | 0,04 | 0,3 | 8 | 2 | **Erdbeermilch** |
| 70 | 165 | 100 | 30 | 100 | 0,4 | 0,6 | 20 | 15 | 0,1 | 0,04 | 0,15 | 0,04 | 0,3 | 9 | 1 | **Kakaotrunk**, 3,5 % Fett |
| 70 | 180 | 100 | 30 | 100 | 0,4 | 0,6 | 10 | 8 | 0,1 | 0,04 | 0,15 | 0,04 | 0,3 | 8 | 1 | 1,5 % Fett (fettarm) |
| 50 | 140 | 100 | 1 | 50 | 0,1 | 0,2 | 3 | 0 | + | 0,04 | 0,14 | 0,05 | 0,2 | 15 | 1 | **Molke**, sauer |
| 45 | 130 | 70 | 1 | 40 | 0,1 | 0,1 | 3 | 0 | + | 0,04 | 0,15 | 0,04 | 0,2 | 1 | 1 | süß |
| 70 | 165 | 100 | 30 | 100 | 0,4 | 0,6 | 20 | 15 | 0,1 | 0,04 | 0,15 | 0,04 | 0,3 | 9 | 1 | **Trinkschokolade**, heiß |
| 40 | 125 | 105 | 10 | 80 | 0,1 | 0,4 | 25 | 15 | 0,1 | 0,03 | 0,16 | 0,04 | 0,4 | 8 | 1 | **Vanillemilch**, 3,5 % Fett |
| | | | | | | | | | | | | | | | | Milchprodukte |
| 30 | 120 | 75 | 1 | 70 | 0,1 | 0,1 | 300 | 140 | 0,7 | 0,02 | 0,20 | 0,02 | 0,1 | 6 | 0 | **Crème fraîche**, 30 % Fett |
| 40 | 130 | 100 | 10 | 80 | 0,1 | 0,4 | 220 | 120 | 0,6 | 0,04 | 0,17 | 0,04 | 0,5 | 10 | 1 | **Creme/Schmand**, 20 % Fett |
| 20 | 80 | 70 | 8 | 50 | 0,1 | 0,3 | 440 | 240 | 1,0 | 0,03 | 0,13 | 0,03 | 0,3 | 8 | 1 | 40 % Fett |

Der essbare Anteil von 100 g verzehrsfertiger Lebensmittel enthält:

| | Energie kcal | Energie kJ | Dichte kcal/g | Eiweiß g | Fett ges. g | Fett GFS g | Fett EUFS g | Fett MUFS g | Fett Chol. mg | Kohlenhydrate ges. g | Kohlenhydrate Mono/Di g | Kohlenhydrate Poly g | Kohlenhydrate Ball. g | NaCl mg | Wasser g | Portion g |
|---|---|---|---|---|---|---|---|---|---|---|---|---|---|---|---|---|
| **Dickmilch**, 3,5 % Fett | 64 | 266 | 0,6 | 3 | 4 | 2,1 | 1,1 | 0,1 | 13 | 4 | 4 | 0 | 0,0 | 130 | 87 | 150 |
| entrahmt | 34 | 143 | 3,4 | 3 | + | 0,1 | + | 0,0 | 1 | 4 | 4 | 0 | 0,0 | 130 | 90 | 150 |
| 1,5 % Fett (fettarm) | 46 | 193 | 0,4 | 3 | 2 | 0,9 | 0,4 | 0,1 | 6 | 4 | 4 | 0 | 0,0 | 130 | 89 | 150 |
| **Fruchtdickmilch**, 3,5 % Fett | 97 | 408 | 1,0 | 3 | 3 | 1,8 | 0,9 | 0,1 | 10 | 14 | 14 | 0 | 0,9 | 100 | 77 | 150 |
| 1,5 % Fett (fettarm) | 83 | 348 | 0,8 | 3 | 1 | 0,6 | 0,3 | 0,1 | 5 | 14 | 12 | 0 | 1,0 | 100 | 79 | 150 |
| 10 % Fett | 144 | 604 | 1,4 | 3 | 9 | 5,2 | 2,6 | 0,3 | 33 | 13 | 13 | 0 | 0,8 | 100 | 73 | 150 |
| mit Müsli | 123 | 515 | 1,2 | 4 | 4 | 1,8 | 1,4 | 0,4 | 10 | 17 | 10 | 7 | 1,5 | 140 | 71 | 150 |
| mit Süßstoff | 63 | 262 | 0,6 | 3 | 3 | 1,9 | 1,0 | 0,1 | 12 | 5 | 4 | + | 1,0 | 150 | 86 | 150 |
| **Fruchtjoghurt**, 3,5 % Fett | 104 | 434 | 1,0 | 4 | 3 | 1,6 | 0,8 | 0,1 | 12 | 16 | 15 | + | 0,5 | 130 | 76 | 150 |
| entrahmt | 70 | 294 | 0,7 | 4 | + | 0,1 | + | 0,0 | 1 | 13 | 12 | 0 | 0,5 | 150 | 81 | 150 |
| 1,5 % Fett (fettarm) | 83 | 347 | 0,8 | 4 | 1 | 0,8 | 0,3 | + | 5 | 14 | 13 | 0 | 0,5 | 130 | 79 | 150 |
| 10 % Fett | 153 | 639 | 1,5 | 4 | 9 | 6,0 | 2,3 | 0,3 | 23 | 15 | 14 | 0 | 0,8 | 100 | 70 | 150 |
| mit Müsli | 96 | 400 | 1,0 | 4 | 4 | 1,9 | 1,2 | 0,3 | 8 | 11 | 6 | 4 | 1,9 | 115 | 77 | 150 |
| mit Süßstoff | 68 | 284 | 0,7 | 4 | 3 | 1,9 | 1,0 | 0,1 | 9 | 5 | 5 | 0 | 1,0 | 150 | 85 | 150 |
| **Fruchtzwerg** | 105 | 438 | 1,1 | 7 | 3 | 1,9 | 0,8 | 0,2 | 8 | 13 | 13 | 0 | 0,1 | 75 | 76 | 50 |
| **Joghurt**, 3,5 % Fett | 69 | 289 | 0,7 | 4 | 4 | 2,3 | 1,1 | 0,2 | 10 | 4 | 4 | 0 | 0,0 | 130 | 86 | 150 |
| entrahmt | 36 | 150 | 0,4 | 4 | + | + | + | 0,0 | + | 5 | 5 | 0 | 0,0 | 140 | 89 | 150 |
| 1,5 % Fett (fettarm) | 50 | 209 | 0,5 | 4 | 2 | 0,9 | 0,4 | 0,1 | 4 | 6 | 6 | 0 | 0,0 | 115 | 87 | 150 |
| 10 % Fett | 117 | 489 | 1,2 | 3 | 10 | 6,1 | 3,0 | 0,4 | 27 | 4 | 4 | 0 | 0,0 | 130 | 81 | 150 |
| mit Müsli | 128 | 534 | 1,3 | 5 | 4 | 1,9 | 1,4 | 0,4 | 8 | 17 | 10 | 7 | 1,4 | 140 | 70 | 150 |
| **Kaffeesahne**, 10 % Fett | 123 | 514 | 1,2 | 3 | 10 | 6,4 | 3,1 | 0,3 | 28 | 4 | 4 | 0 | 0,0 | 100 | 81 | 15 (1 EL) |
| 15 % Fett | 162 | 677 | 1,6 | 3 | 15 | 9,1 | 4,5 | 0,6 | 52 | 4 | 4 | 0 | 0,0 | 100 | 76 | 15 (1 EL) |
| **Kaffeeweißer** (pflanzlich) | 549 | 2298 | 5,5 | 4 | 35 | 32,5 | 0,9 | 0,0 | 0 | 55 | 55 | 0 | 0,0 | 510 | 3 | 5 (1 TL) |
| **Kefir**, 3,5 % Fett | 64 | 269 | 0,6 | 3 | 4 | 2,1 | 1,0 | 0,1 | 13 | 4 | 4 | 0 | 0,0 | 115 | 87 | 150 |
| entrahmt | 36 | 151 | 0,4 | 3 | + | + | + | + | 5 | 4 | 4 | 0 | 0,0 | 130 | 90 | 150 |
| mit Früchten | 98 | 411 | 1,0 | 3 | 3 | 1,8 | 0,9 | 0,1 | 11 | 14 | 14 | 0 | 0,9 | 100 | 77 | 150 |

Der essbare Anteil von 100 g verzehrsfertiger Lebensmittel enthält:

| Mineralstoffe | | | | | | | Vitamine | | | | | | | | | |
|---|---|---|---|---|---|---|---|---|---|---|---|---|---|---|---|---|
| Na | K | Ca | Mg | P | Fe | Zn | Ret. | Caro. | E | $B_1$ | $B_2$ | $B_6$ | $B_{12}$ | Fol. | C | |
| mg | mg | mg | mg | mg | mg | mg | µg | µg | mg | mg | mg | mg | µg | µg | mg | |
| 50 | 150 | 120 | 10 | 100 | 0,1 | 0,4 | 40 | 20 | 0,1 | 0,04 | 0,17 | 0,05 | 0,5 | 5 | 1 | **Dickmilch**, 3,5 % Fett |
| 50 | 160 | 120 | 10 | 100 | 0,1 | 0,4 | 0 | 0 | + | 0,04 | 0,18 | 0,05 | 0,5 | 5 | 1 | entrahmt |
| 50 | 150 | 120 | 10 | 100 | 0,1 | 0,4 | 20 | 10 | 0,1 | 0,04 | 0,17 | 0,05 | 0,5 | 5 | 1 | 1,5 % Fett (fettarm) |
| 40 | 135 | 105 | 10 | 85 | 0,1 | 0,3 | 30 | 20 | 0,1 | 0,03 | 0,14 | 0,04 | 0,4 | 4 | 2 | **Fruchtdickmilch**, 3,5 % Fett |
| 40 | 135 | 105 | 10 | 85 | 0,1 | 0,3 | 15 | 10 | 0,1 | 0,03 | 0,14 | 0,04 | 0,4 | 4 | 2 | 1,5 % Fett (fettarm) |
| 40 | 130 | 100 | 10 | 80 | 0,1 | 0,3 | 30 | 15 | 0,1 | 0,03 | 0,13 | 0,04 | 0,4 | 4 | 1 | 10 % Fett |
| 55 | 185 | 100 | 25 | 120 | 0,5 | 0,6 | 32 | 20 | 0,5 | 0,10 | 0,15 | 0,08 | 0,4 | 15 | 1 | mit Müsli |
| 60 | 150 | 115 | 10 | 90 | 0,1 | 0,3 | 36 | 20 | 0,2 | 0,04 | 0,16 | 0,05 | 0,5 | 5 | 2 | mit Süßstoff |
| 50 | 150 | 125 | 10 | 95 | 0,1 | 0,4 | 40 | 20 | 0,1 | 0,02 | 0,18 | 0,04 | 0,4 | 9 | 1 | **Fruchtjoghurt**, 3,5 % Fett |
| 60 | 160 | 130 | 10 | 95 | 0,1 | 0,4 | 1 | 20 | + | 0,02 | 0,20 | 0,05 | 0,5 | 9 | 2 | entrahmt |
| 50 | 150 | 115 | 10 | 90 | 0,1 | 0,4 | 10 | 10 | + | 0,02 | 0,19 | 0,04 | 0,4 | 9 | 2 | 1,5 % Fett (fettarm) |
| 40 | 135 | 120 | 10 | 90 | 0,1 | 0,4 | 25 | 15 | 0,1 | 0,03 | 0,14 | 0,04 | 0,2 | 8 | 2 | 10 % Fett |
| 45 | 190 | 110 | 20 | 100 | 0,3 | 0,6 | 25 | 20 | 0,4 | 0,07 | 0,15 | 0,07 | 0,3 | 15 | 3 | mit Müsli |
| 60 | 155 | 115 | 10 | 85 | 0,1 | 0,4 | 25 | 20 | 0,1 | 0,03 | 0,16 | 0,05 | 0,4 | 9 | 2 | mit Süßstoff |
| 30 | 110 | 240 | 8 | 150 | 0,1 | 0,4 | 90 | 50 | 1,6 | 0,19 | 0,24 | 0,22 | 0,2 | 50 | 8 | **Fruchtzwerg** |
| 50 | 160 | 120 | 10 | 90 | 0,1 | 0,4 | 30 | 20 | 0,1 | 0,04 | 0,18 | 0,05 | 0,4 | 10 | 1 | **Joghurt**, 3,5 % Fett |
| 55 | 185 | 145 | 15 | 110 | 0,1 | 0,4 | 1 | 1 | + | 0,04 | 0,18 | 0,05 | 0,4 | 10 | 2 | entrahmt |
| 45 | 150 | 115 | 10 | 90 | 0,1 | 0,4 | 15 | 8 | + | 0,04 | 0,17 | 0,04 | 0,4 | 10 | 2 | 1,5 % Fett (fettarm) |
| 50 | 140 | 120 | 10 | 90 | 0,1 | 0,3 | 110 | 60 | 0,3 | 0,02 | 0,16 | 0,05 | 0,5 | 15 | 1 | 10 % Fett |
| 55 | 190 | 100 | 25 | 115 | 0,6 | 0,7 | 25 | 20 | 0,5 | 0,09 | 0,16 | 0,08 | 0,3 | 20 | 2 | mit Müsli |
| 40 | 130 | 100 | 12 | 85 | 0,1 | 0,3 | 65 | 50 | 0,3 | 0,03 | 0,16 | 0,04 | 0,4 | 6 | 1 | **Kaffeesahne**, 10 % Fett |
| 40 | 130 | 100 | 10 | 80 | 0,1 | 0,3 | 150 | 80 | 0,4 | 0,04 | 0,18 | 0,04 | 0,5 | 10 | 1 | 15 % Fett |
| 200 | 810 | 20 | 4 | 305 | 1,1 | 0,5 | 0 | 120 | 1,0 | 0,00 | 0,17 | 0,00 | 0,0 | 0 | 0 | **Kaffeeweißer** (pflanzlich) |
| 45 | 160 | 120 | 15 | 90 | 0,1 | 0,3 | 40 | 20 | 0,1 | 0,04 | 0,17 | 0,05 | 0,5 | 5 | 1 | **Kefir**, 3,5 % Fett |
| 50 | 165 | 125 | 15 | 95 | 0,1 | 0,4 | 40 | 20 | 0,1 | 0,04 | 0,17 | 0,05 | 1,0 | 5 | 1 | entrahmt |
| 40 | 145 | 105 | 15 | 75 | 0,2 | 0,3 | 35 | 20 | 0,1 | 0,03 | 0,14 | 0,05 | 0,4 | 6 | 1 | mit Früchten |

Der essbare Anteil von 100 g verzehrsfertiger Lebensmittel enthält:

| | Energie | | | Eiweiß | Fett | | | | | Kohlenhydrate | | | | NaCl | Wasser | Portion |
|---|---|---|---|---|---|---|---|---|---|---|---|---|---|---|---|---|
| | | | Dichte | | ges. | GFS | EUFS | MUFS | Chol. | ges. | Mono/Di | Poly | Ball. | | | |
| | kcal | kJ | kcal/g | g | g | g | g | g | mg | g | g | g | g | mg | g | g |
| **Kondensmilch**, 4 % Fett | 109 | 455 | 1,1 | 8 | 4 | 2,4 | 1,2 | 0,1 | 16 | 11 | 11 | 0 | 0,0 | 280 | 75 | 15 (1 EL) |
| 7,5 % Fett | 132 | 553 | 1,3 | 6 | 8 | 4,5 | 2,3 | 0,2 | 20 | 9 | 9 | 0 | 0,0 | 250 | 74 | 15 (1 EL) |
| 7,5 % Fett, gezuckert | 330 | 1383 | 3,3 | 8 | 8 | 4,8 | 2,4 | 0,3 | 29 | 55 | 55 | 0 | 0,0 | 300 | 26 | 15 (1 EL) |
| 10 % Fett | 177 | 739 | 1,8 | 9 | 10 | 6,4 | 2,8 | 0,3 | 27 | 12 | 12 | 0 | 0,0 | 330 | 66 | 15 (1 EL) |
| **Milchpulver**, aus Vollmilch | 482 | 2016 | 4,8 | 25 | 26 | 16,0 | 9,0 | 0,7 | 70 | 35 | 35 | 0 | 0,0 | 940 | 3 | 10 (1 EL) |
| Magermilchpulver | 360 | 1504 | 3,6 | 35 | 1 | 0,5 | 0,3 | + | 3 | 50 | 50 | 0 | 0,0 | 1420 | 4 | 10 (1 EL) |
| **Saure Sahne** (Sauerrahm) | | | | | | | | | | | | | | | | |
| 10 % Fett | 115 | 480 | 1,2 | 3 | 10 | 6,0 | 2,7 | 0,4 | 27 | 3 | 3 | 0 | 0,0 | 100 | 82 | 15 (1 EL) |
| 20 % Fett | 203 | 849 | 2,0 | 3 | 20 | 12,1 | 6,0 | 0,7 | 65 | 3 | 3 | 0 | 0,0 | 100 | 72 | 15 (1 EL) |
| 30 % Fett | 288 | 1204 | 2,9 | 3 | 30 | 18,2 | 9,0 | 1,1 | 90 | 2 | 2 | 0 | 0,0 | 75 | 63 | 15 (1 EL) |
| **Süße Sahne** (Schlagsahne) | | | | | | | | | | | | | | | | |
| 30 % Fett | 303 | 1269 | 3,0 | 2 | 32 | 17,7 | 9,3 | 0,8 | 84 | 3 | 3 | 0 | 0,0 | 90 | 62 | 15 (1 EL) |
| 40 % Fett | 358 | 1498 | 3,6 | 2 | 40 | 23,1 | 11,5 | 1,4 | 126 | 3 | 3 | 0 | 0,0 | 75 | 56 | 15 (1 EL) |
| **Trinkjoghurt**, 3,5 % Fett | 98 | 411 | 1,0 | 3 | 3 | 2,0 | 0,9 | 0,1 | 9 | 13 | 13 | 0 | 0,8 | 100 | 78 | 150 |
| **Ayran** | 35 | 148 | 0,4 | 2 | 2 | 1,1 | 0,6 | 0,1 | 5 | 2 | 2 | 0 | 0,0 | 560 | 92 | 150 |
| Frischkäse und Speisequark | | | | | | | | | | | | | | | | |
| **Frischkäse**, mind. 10 % F.i.Tr. | 87 | 366 | 0,9 | 13 | 2 | 1,2 | 0,6 | 0,1 | 5 | 4 | 4 | 0 | 0,0 | 760 | 79 | 30 |
| 30 % F.i.Tr. | 118 | 493 | 1,2 | 12 | 6 | 3,6 | 1,8 | 0,2 | 16 | 4 | 4 | 0 | 0,0 | 760 | 77 | 30 |
| Rahmstufe, 50 % F.i.Tr. | 199 | 835 | 2,0 | 10 | 17 | 11,3 | 3,9 | 0,4 | 67 | 3 | 3 | 0 | 0,0 | 810 | 68 | 30 |
| Doppelrahmstufe, 60 % F.i.Tr. | 337 | 1409 | 3,4 | 11 | 32 | 19,7 | 9,4 | 1,0 | 84 | 3 | 3 | 0 | 0,0 | 950 | 52 | 30 |
| mit Kräutern, 10 % F.i.Tr. | 106 | 444 | 1,1 | 16 | 3 | 1,8 | 0,9 | 0,1 | 11 | 3 | 3 | 0 | 0,3 | 990 | 75 | 30 |
| mit Kräutern, 45 % F.i.Tr. | 183 | 765 | 1,8 | 11 | 14 | 8,5 | 4,2 | 0,5 | 52 | 3 | 3 | 0 | 0,3 | 990 | 69 | 30 |
| mit Kräutern, 60 % F.i.Tr. | 249 | 1044 | 2,5 | 9 | 23 | 13,9 | 6,9 | 0,8 | 85 | 2 | 2 | 0 | 0,3 | 890 | 63 | 30 |
| **Früchtequark**, 10 % F.i.Tr. | 106 | 442 | 1,1 | 5 | 1 | 0,7 | 0,2 | 0,1 | 4 | 17 | 17 | 0 | 0,8 | 65 | 74 | 100 |
| Halbfettstufe, 20 % F.i.Tr. | 116 | 484 | 1,2 | 6 | 3 | 1,6 | 0,7 | 0,1 | 7 | 17 | 17 | 0 | 0,8 | 50 | 72 | 100 |
| Fettstufe, 40 % F.i.Tr. | 135 | 564 | 1,4 | 5 | 5 | 3,0 | 1,5 | 0,2 | 13 | 17 | 16 | 0 | 0,8 | 50 | 71 | 100 |

Der essbare Anteil von 100 g verzehrsfertiger Lebensmittel enthält:

| Mineralstoffe | | | | | | | Vitamine | | | | | | | | | |
|---|---|---|---|---|---|---|---|---|---|---|---|---|---|---|---|---|
| Na | K | Ca | Mg | P | Fe | Zn | Ret. | Caro. | E | $B_1$ | $B_2$ | $B_6$ | $B_{12}$ | Fol. | C | |
| mg | mg | mg | mg | mg | mg | mg | µg | µg | mg | mg | mg | mg | µg | µg | mg | |
| 110 | 330 | 260 | 25 | 220 | 0,1 | 0,8 | 40 | 20 | 0,1 | 0,07 | 0,37 | 0,07 | 0,4 | 7 | 1 | **Kondensmilch**, 4 % Fett |
| 100 | 320 | 240 | 25 | 190 | 0,1 | 0,8 | 50 | 35 | 0,2 | 0,07 | 0,37 | 0,06 | 0,4 | 6 | 2 | 7,5 % Fett |
| 120 | 370 | 290 | 25 | 250 | 0,2 | 0,9 | 90 | 50 | 0,2 | 0,09 | 0,42 | 0,06 | 0,5 | 7 | 4 | 7,5 % Fett, gezuckert |
| 130 | 420 | 320 | 35 | 250 | 0,1 | 1,0 | 65 | 45 | 0,2 | 0,09 | 0,48 | 0,08 | 0,5 | 8 | 3 | 10 % Fett |
| 370 | 1160 | 1060 | 90 | 715 | 0,7 | 3,1 | 230 | 140 | 0,5 | 0,27 | 1,40 | 0,20 | 1,5 | 40 | 10 | **Milchpulver**, aus Vollmilch |
| 560 | 1600 | 1300 | 120 | 1000 | 0,8 | 4,0 | 5 | 20 | + | 0,34 | 2,18 | 0,28 | 2,2 | 20 | 2 | Magermilchpulver |
| | | | | | | | | | | | | | | | | **Saure Sahne** (Sauerrahm) |
| 40 | 140 | 110 | 10 | 90 | 0,1 | 0,4 | 110 | 60 | 0,3 | 0,04 | 0,16 | 0,03 | 0,4 | 5 | 1 | 10 % Fett |
| 40 | 130 | 100 | 10 | 80 | 0,1 | 0,4 | 220 | 120 | 0,6 | 0,04 | 0,17 | 0,04 | 0,5 | 10 | 1 | 20 % Fett |
| 30 | 100 | 80 | 9 | 60 | 0,1 | 0,3 | 330 | 180 | 0,9 | 0,03 | 0,16 | 0,03 | 0,4 | 9 | 1 | 30 % Fett |
| | | | | | | | | | | | | | | | | **Süße Sahne** (Schlagsahne) |
| 35 | 110 | 80 | 10 | 65 | 0,1 | 0,3 | 320 | 145 | 0,7 | 0,03 | 0,15 | 0,04 | 0,4 | 4 | 1 | 30 % Fett |
| 30 | 95 | 70 | 7 | 60 | 0,1 | 0,3 | 565 | 265 | 1,0 | 0,02 | 0,11 | 0,03 | 0,2 | 6 | 1 | 40 % Fett |
| 40 | 140 | 115 | 10 | 85 | 0,1 | 0,4 | 25 | 15 | 0,1 | 0,03 | 0,16 | 0,04 | 0,4 | 9 | 1 | **Trinkjoghurt**, 3,5 % Fett |
| 220 | 75 | 65 | 7 | 45 | 0,1 | 0,2 | 15 | 9 | + | 0,02 | 0,09 | 0,02 | 0,2 | 5 | + | **Ayran** |
| | | | | | | | | | | | | | | | | **Frischkäse und Speisequark** |
| 300 | 130 | 90 | 10 | 175 | 0,1 | 0,5 | 20 | 10 | 0,1 | 0,03 | 0,30 | 0,06 | 1,0 | 30 | 1 | **Frischkäse**, mind. 10 % F.i.Tr. |
| 300 | 120 | 100 | 10 | 180 | 0,1 | 0,5 | 50 | 30 | 0,1 | 0,03 | 0,29 | 0,06 | 1,0 | 30 | 1 | 30 % F.i.Tr. |
| 320 | 110 | 90 | 7 | 130 | 0,1 | 0,5 | 160 | 60 | 0,4 | 0,03 | 0,32 | 0,03 | 0,5 | 15 | 0 | Rahmstufe, 50 % F.i.Tr. |
| 375 | 95 | 80 | 7 | 135 | 0,6 | 0,4 | 300 | 150 | 0,7 | 0,04 | 0,23 | 0,06 | 0,5 | 25 | 0 | Doppelrahmstufe, 60 % F.i.Tr. |
| 390 | 130 | 120 | 10 | 190 | 0,1 | 0,5 | 30 | 20 | 0,1 | 0,03 | 0,30 | 0,06 | 1,0 | 30 | + | mit Kräutern, 10 % F.i.Tr. |
| 390 | 120 | 110 | 10 | 180 | 0,1 | 0,4 | 150 | 80 | 0,4 | 0,03 | 0,27 | 0,06 | 0,8 | 25 | + | mit Kräutern, 45 % F.i.Tr. |
| 350 | 90 | 90 | 7 | 150 | 0,1 | 0,4 | 250 | 140 | 0,6 | 0,02 | 0,23 | 0,06 | 0,7 | 10 | 1 | mit Kräutern, 60 % F.i.Tr. |
| 25 | 145 | 70 | 10 | 95 | 0,2 | 0,3 | 10 | 20 | 0,2 | 0,03 | 0,20 | 0,08 | 0,4 | 20 | 7 | **Früchtequark**, 10 % F.i.Tr. |
| 20 | 130 | 60 | 10 | 85 | 0,3 | 0,3 | 20 | 25 | 0,2 | 0,04 | 0,15 | 0,09 | 0,4 | 15 | 7 | Halbfettstufe, 20 % F.i.Tr. |
| 20 | 125 | 60 | 10 | 90 | 0,3 | 0,3 | 40 | 35 | 0,3 | 0,03 | 0,13 | 0,09 | 0,3 | 15 | 7 | Fettstufe, 40 % F.i.Tr. |

Der essbare Anteil von 100 g verzehrsfertiger Lebensmittel enthält:

| | Energie kcal | Energie kJ | Energie Dichte kcal/g | Eiweiß g | Fett ges. g | Fett GFS g | Fett EUFS g | Fett MUFS g | Fett Chol. mg | Kohlenhydrate ges. g | Kohlenhydrate Mono/Di g | Kohlenhydrate Poly g | Kohlenhydrate Ball. g | NaCl mg | Wasser g | Portion g |
|---|---|---|---|---|---|---|---|---|---|---|---|---|---|---|---|---|
| **Früchtequark**, 60 % F.i.Tr. | 157 | 658 | 1,6 | 4 | 8 | 5,0 | 2,4 | 0,3 | 24 | 17 | 16 | 0 | 0,8 | 65 | 69 | 100 |
| mit Süßstoff, 10 % F.i.Tr. | 82 | 342 | 0,8 | 9 | 2 | 0,9 | 0,5 | 0,1 | 5 | 7 | 7 | 0 | 1,2 | 115 | 79 | 100 |
| **Hüttenkäse**, < 10 % F.i.Tr. | 81 | 341 | 0,8 | 13 | 1 | 0,6 | 0,3 | 0,1 | 5 | 3 | 3 | 0 | 0,0 | 960 | 80 | 30 (1 EL) |
| Viertelfettstufe, 10 % F.i.Tr. | 90 | 376 | 0,9 | 14 | 3 | 1,8 | 0,8 | 0,1 | 10 | 2 | 2 | 0 | 0,0 | 1010 | 79 | 30 (1 EL) |
| Halbfettstufe, 20 % F.i.Tr. | 104 | 435 | 1,0 | 12 | 4 | 2,3 | 1,3 | 0,1 | 12 | 3 | 3 | 0 | 0,0 | 580 | 78 | 30 (1 EL) |
| **Kräuterquark**, 30 % F.i.Tr. | 126 | 526 | 1,2 | 8 | 9 | 5,1 | 2,6 | 0,3 | 24 | 4 | 4 | 0 | 0,9 | 580 | 76 | 30 (1 EL) |
| 60 % F.i.Tr. | 199 | 832 | 2,0 | 6 | 18 | 10,9 | 5,4 | 0,7 | 55 | 3 | 3 | 0 | 0,9 | 580 | 69 | 30 (1 EL) |
| **Mascarpone** | 387 | 1619 | 3,9 | 5 | 40 | 27,0 | 9,3 | 1,1 | 120 | 3 | 3 | 0 | 0,0 | 100 | 51 | 50 |
| **Quark**, Magerstufe, <10 % F.i.Tr. | 73 | 304 | 0,7 | 13 | + | 0,2 | 0,1 | + | 1 | 3 | 3 | 0 | 0,0 | 100 | 81 | 30 (1 EL) |
| Viertelfettstufe, 10 % F.i.Tr. | 83 | 346 | 0,8 | 12 | 2 | 1,2 | 0,6 | 0,1 | 7 | 4 | 4 | 0 | 0,0 | 100 | 80 | 30 (1 EL) |
| Halbfettstufe, 20 % F.i.Tr. | 109 | 458 | 1,0 | 12 | 5 | 2,9 | 1,5 | 0,1 | 14 | 3 | 3 | 0 | 0,0 | 90 | 78 | 30 (1 EL) |
| Dreiviertelfettstufe, 30 % F.i.Tr. | 120 | 502 | 1,2 | 10 | 7 | 4,4 | 2,2 | 0,3 | 22 | 3 | 3 | 0 | 0,0 | 100 | 77 | 30 (1 EL) |
| Fettstufe, 40 % F.i.Tr. | 159 | 664 | 1,6 | 11 | 11 | 6,5 | 3,2 | 0,3 | 30 | 3 | 3 | 0 | 0,0 | 90 | 73 | 30 (1 EL) |
| Rahmstufe, 50 % F.i.Tr. | 175 | 731 | 1,8 | 8 | 14 | 8,8 | 4,3 | 0,5 | 43 | 3 | 3 | 0 | 0,0 | 100 | 72 | 30 (1 EL) |
| Doppelrahmstufe, 60 % F.i.Tr. | 218 | 911 | 2,2 | 7 | 20 | 12,0 | 5,9 | 0,7 | 59 | 3 | 3 | 0 | 0,0 | 100 | 65 | 30 (1 EL) |
| **Ricotta**, 60 % F.i.Tr. | 174 | 729 | 1,7 | 9 | 15 | 9,5 | 4,3 | 0,4 | 40 | + | + | 0 | 0,0 | 230 | 71 | 30 |
| **Schichtkäse**, 10 % F.i.Tr. | 91 | 380 | 0,9 | 13 | 2 | 1,2 | 0,6 | 0,1 | 6 | 4 | 4 | 0 | 0,0 | 100 | 79 | 30 |
| 20 % F.i.Tr. | 109 | 457 | 1,1 | 12 | 5 | 3,1 | 1,5 | 0,2 | 13 | 4 | 4 | 0 | 0,0 | 100 | 77 | 30 |
| 45 % F.i.Tr. | 173 | 723 | 1,8 | 11 | 13 | 7,9 | 3,9 | 0,4 | 35 | 3 | 3 | 0 | 0,0 | 100 | 71 | 30 |
| **Zaziki** | 79 | 329 | 0,8 | 6 | 5 | 1,7 | 2,3 | 0,3 | 6 | 3 | 3 | 0 | 0,3 | 410 | 84 | 100 |
| Käse | | | | | | | | | | | | | | | | |
| **Allgäuer Hartkäse**, 50 % F.i.Tr. | 395 | 1650 | 4,0 | 27 | 32 | 18,1 | 10,4 | 1,8 | 85 | 0 | 0 | 0 | 0,0 | 1520 | 37 | 30 |
| **Appenzeller**, 50 % F.i.Tr. | 386 | 1618 | 3,9 | 25 | 32 | 19,2 | 9,5 | 1,2 | 84 | 0 | 0 | 0 | 0,0 | 1580 | 46 | 30 |
| **Blauschimmelkäse**, 50 % F.i.Tr. | 358 | 1500 | 3,6 | 22 | 30 | 18,1 | 9,0 | 1,1 | 90 | 1 | 1 | 0 | 0,0 | 3050 | 41 | 30 |
| Doppelrahmstufe, 60 % F.i.Tr. | 428 | 1789 | 4,3 | 19 | 39 | 24,0 | 11,5 | 1,6 | 100 | 0 | 0 | 0 | 0,0 | 2030 | 37 | 30 |

Der essbare Anteil von 100 g verzehrsfertiger Lebensmittel enthält:

| Mineralstoffe | | | | | | | Vitamine | | | | | | | | | |
|---|---|---|---|---|---|---|---|---|---|---|---|---|---|---|---|---|
| Na mg | K mg | Ca mg | Mg mg | P mg | Fe mg | Zn mg | Ret. µg | Caro. µg | E mg | $B_1$ mg | $B_2$ mg | $B_6$ mg | $B_{12}$ µg | Fol. µg | C mg | |
| 25 | 130 | 65 | 10 | 80 | 0,1 | 0,3 | 90 | 60 | 0,4 | 0,03 | 0,13 | 0,07 | 0,3 | 15 | 7 | **Früchtequark**, 60 % F.i.Tr. |
| 45 | 140 | 100 | 10 | 150 | 0,1 | 0,4 | 15 | 15 | 0,1 | 0,03 | 0,24 | 0,07 | 0,8 | 25 | 4 | mit Süßstoff, 10 % F.i.Tr. |
| 380 | 85 | 70 | 6 | 150 | 0,1 | 0,4 | 15 | 4 | 0,1 | 0,02 | 0,19 | 0,08 | 0,7 | 10 | 1 | **Hüttenkäse**, < 10 % F.i.Tr. |
| 400 | 50 | 100 | 10 | 170 | 0,1 | 0,5 | 30 | 20 | 0,1 | 0,03 | 0,28 | 0,06 | 1,0 | 15 | 0 | Viertelfettstufe, 10 % F.i.Tr. |
| 230 | 90 | 95 | 8 | 150 | 0,1 | 0,5 | 20 | 15 | 0,1 | 0,03 | 0,25 | 0,04 | 2,0 | 15 | 0 | Halbfettstufe, 20 % F.i.Tr. |
| 230 | 210 | 130 | 15 | 150 | 0,7 | 0,5 | 90 | 750 | 0,6 | 0,05 | 0,27 | 0,09 | 0,7 | 35 | 15 | **Kräuterquark**, 30 % F.i.Tr. |
| 230 | 200 | 110 | 15 | 135 | 0,7 | 0,5 | 215 | 820 | 0,9 | 0,05 | 0,23 | 0,09 | 0,5 | 35 | 15 | 60 % F.i.Tr. |
| 40 | 125 | 115 | 10 | 100 | 0,1 | 0,1 | 390 | 170 | 1,0 | 0,03 | 0,25 | 0,03 | 0,3 | 10 | 0 | **Mascarpone** |
| 40 | 95 | 90 | 10 | 160 | 0,4 | 0,5 | 1 | 5 | + | 0,04 | 0,30 | 0,10 | 0,9 | 15 | 1 | **Quark**, Magerstufe, <10 % F.i.Tr. |
| 40 | 130 | 120 | 10 | 190 | 0,1 | 0,5 | 20 | 10 | 0,1 | 0,03 | 0,30 | 0,06 | 1,0 | 15 | 1 | Viertelfettstufe, 10 % F.i.Tr. |
| 35 | 90 | 120 | 10 | 165 | 0,4 | 0,5 | 40 | 25 | 0,1 | 0,04 | 0,27 | 0,09 | 0,8 | 15 | 1 | Halbfettstufe, 20 % F.i.Tr. |
| 40 | 120 | 120 | 10 | 180 | 0,4 | 0,5 | 80 | 40 | 0,2 | 0,03 | 0,30 | 0,06 | 0,9 | 30 | 1 | Dreiviertelfettstufe, 30 % F.i.Tr. |
| 35 | 80 | 120 | 10 | 180 | 0,4 | 0,5 | 90 | 55 | 0,3 | 0,04 | 0,24 | 0,08 | 0,7 | 30 | 1 | Fettstufe, 40 % F.i.Tr. |
| 40 | 110 | 110 | 10 | 170 | 0,4 | 0,4 | 160 | 90 | 0,5 | 0,04 | 0,26 | 0,06 | 0,8 | 25 | 1 | Rahmstufe, 50 % F.i.Tr. |
| 40 | 100 | 100 | 9 | 160 | 0,4 | 0,4 | 220 | 120 | 0,6 | 0,02 | 0,23 | 0,04 | 0,7 | 25 | 1 | Doppelrahmstufe, 60 % F.i.Tr. |
| 90 | 100 | 275 | 15 | 270 | 0,4 | 1,2 | 300 | 120 | 0,7 | 0,02 | 0,19 | 0,04 | 0,4 | 20 | 1 | **Ricotta**, 60 % F.i.Tr. |
| 40 | 130 | 90 | 10 | 170 | 0,1 | 0,5 | 20 | 10 | 0,1 | 0,03 | 0,30 | 0,06 | 1,0 | 30 | 1 | **Schichtkäse**, 10 % F.i.Tr. |
| 40 | 120 | 100 | 10 | 180 | 0,1 | 0,5 | 50 | 30 | 0,1 | 0,03 | 0,29 | 0,06 | 1,0 | 30 | 1 | 20 % F.i.Tr. |
| 40 | 115 | 95 | 10 | 175 | 0,1 | 0,5 | 110 | 60 | 0,3 | 0,03 | 0,26 | 0,06 | 1,0 | 25 | 0 | 45 % F.i.Tr. |
| 160 | 130 | 65 | 10 | 90 | 0,2 | 0,3 | 20 | 140 | 0,3 | 0,03 | 0,15 | 0,06 | 0,4 | 15 | 3 | **Zaziki** |
| | | | | | | | | | | | | | | | | Käse |
| 600 | 85 | 880 | 35 | 580 | 0,3 | 4,1 | 400 | 200 | 0,8 | 0,02 | 0,32 | 0,13 | 2,0 | 10 | 0 | **Allgäuer Hartkäse**, 50 % F.i.Tr. |
| 620 | 80 | 740 | 30 | 540 | 0,3 | 4,0 | 350 | 190 | 0,9 | 0,04 | 0,44 | 0,07 | 1,0 | 15 | 0 | **Appenzeller**, 50 % F.i.Tr. |
| 1200 | 120 | 540 | 25 | 360 | 0,2 | 5,0 | 255 | 130 | 0,8 | 0,04 | 0,50 | 0,18 | 1,2 | 35 | 0 | **Blauschimmelkäse**, 50 % F.i.Tr. |
| 800 | 100 | 600 | 50 | 400 | 0,2 | 3,0 | 430 | 230 | 1,2 | 0,04 | 0,40 | 0,12 | 0,6 | 45 | 0 | Doppelrahmstufe, 60 % F.i.Tr. |

Der essbare Anteil von 100 g verzehrsfertiger Lebensmittel enthält:

| | Energie | | | Eiweiß | Fett | | | | | Kohlenhydrate | | | | NaCl | Wasser | Portion |
|---|---|---|---|---|---|---|---|---|---|---|---|---|---|---|---|---|
| | | | Dichte | | ges. | GFS | EUFS | MUFS | Chol. | ges. | Mono/Di | Poly | Ball. | | | |
| | kcal | kJ | kcal/g | g | g | g | g | g | mg | g | g | g | g | mg | g | g |
| **Brie**, 40 % F.i.Tr. | 257 | 1076 | 2,6 | 24 | 18 | 10,9 | 5,5 | 0,7 | 42 | 0 | 0 | 0 | 0,0 | 3050 | 51 | 30 |
| Rahmstufe, 50 % F.i.Tr. | 344 | 1437 | 3,4 | 23 | 28 | 16,2 | 7,8 | 0,6 | 74 | 0 | 0 | 0 | 0,0 | 1600 | 45 | 30 |
| Doppelrahmstufe, 60 % F.i.Tr. | 362 | 1513 | 3,6 | 17 | 33 | 20,1 | 10,1 | 1,2 | 93 | 0 | 0 | 0 | 0,0 | 1520 | 46 | 30 |
| **Butterkäse**, 30 % F.i.Tr. | 244 | 1020 | 2,4 | 26 | 15 | 9,3 | 4,6 | 0,6 | 36 | 0 | 0 | 0 | 0,0 | 2500 | 55 | 30 |
| 60 % F.i.Tr. | 379 | 1586 | 3,8 | 17 | 35 | 21,5 | 10,4 | 1,3 | 81 | 0 | 0 | 0 | 0,0 | 2500 | 46 | 30 |
| **Camembert**, 30 % F.i.Tr. | 215 | 900 | 2,2 | 24 | 14 | 7,8 | 3,9 | 0,4 | 35 | 0 | 0 | 0 | 0,0 | 1700 | 58 | 30 |
| Fettstufe, 40 % F.i.Tr. | 274 | 1145 | 2,7 | 22 | 20 | 11,8 | 6,0 | 0,5 | 55 | 0 | 0 | 0 | 0,0 | 1700 | 53 | 30 |
| Vollfettstufe, 45 % F.i.Tr. | 285 | 1191 | 2,9 | 21 | 22 | 13,3 | 6,5 | 0,5 | 60 | 0 | 0 | 0 | 0,0 | 1700 | 52 | 30 |
| Doppelrahmstufe, 60 % F.i.Tr. | 374 | 1565 | 3,7 | 18 | 34 | 19,6 | 9,9 | 0,8 | 90 | 0 | 0 | 0 | 0,0 | 1800 | 44 | 30 |
| Doppelrahmstufe, 70 % F.i.Tr. | 408 | 1707 | 4,1 | 13 | 40 | 24,3 | 12,0 | 1,5 | 112 | 0 | 0 | 0 | 0,0 | 1780 | 43 | 30 |
| **Cheddar/Chester**, 50 % F.i.Tr | 393 | 1646 | 3,9 | 25 | 32 | 20,1 | 8,4 | 0,9 | 85 | 0 | 0 | 0 | 0,0 | 1710 | 36 | 30 |
| **Edamer**, 30 % F.i.Tr. | 251 | 1048 | 2,5 | 26 | 16 | 10,5 | 4,3 | 0,3 | 43 | 0 | 0 | 0 | 0,0 | 1300 | 49 | 30 |
| Fettstufe, 40 % F.i.Tr. | 315 | 1316 | 3,2 | 26 | 23 | 15,2 | 6,8 | 0,5 | 62 | 0 | 0 | 0 | 0,0 | 1270 | 44 | 30 |
| Vollfettstufe, 45 % F.i.Tr. | 354 | 1479 | 3,5 | 25 | 28 | 18,1 | 7,5 | 0,6 | 75 | 0 | 0 | 0 | 0,0 | 1270 | 41 | 30 |
| **Emmentaler**, 45 % F.i.Tr. | 378 | 1581 | 3,8 | 28 | 30 | 18,9 | 6,6 | 0,9 | 83 | 0 | 0 | 0 | 0,0 | 850 | 36 | 30 |
| **Geheimratskäse**, 55 % F.i.Tr. | 325 | 1362 | 3,2 | 24 | 25 | 15,4 | 7,7 | 0,9 | 59 | 0 | 0 | 0 | 0,0 | 1520 | 45 | 30 |
| **Gorgonzola**, 55 % F.i.Tr. | 356 | 1488 | 3,6 | 19 | 31 | 18,9 | 8,7 | 0,9 | 83 | 0 | 0 | 0 | 0,0 | 3560 | 43 | 30 |
| **Gouda**, 40 % F.i.Tr. | 300 | 1254 | 3,0 | 25 | 22 | 14,1 | 5,3 | 0,5 | 52 | 0 | 0 | 0 | 0,0 | 2770 | 49 | 30 |
| Vollfettstufe, 45 % F.i.Tr. | 364 | 1524 | 3,6 | 22 | 31 | 19,9 | 7,5 | 0,7 | 67 | 0 | 0 | 0 | 0,0 | 2770 | 41 | 30 |
| 60 % F.i.Tr. | 420 | 1759 | 4,2 | 20 | 38 | 24,3 | 9,2 | 0,9 | 87 | 0 | 0 | 0 | 0,0 | 2770 | 38 | 30 |
| **Greyerzer**, 45 % F.i.Tr. | 378 | 1581 | 3,8 | 28 | 30 | 20,1 | 7,1 | 0,9 | 83 | 0 | 0 | 0 | 0,0 | 1520 | 39 | 30 |
| **Jarlsberg**, 45 % F.i.Tr. | 349 | 1462 | 3,5 | 27 | 27 | 16,5 | 8,1 | 1,0 | 69 | 0 | 0 | 0 | 0,0 | 1520 | 41 | 30 |
| **Käsepastete**, mit Walnuss | 316 | 1320 | 3,2 | 12 | 28 | 17,5 | 8,2 | 1,0 | 74 | 3 | 1 | 1 | 0,0 | 3050 | 51 | 30 |
| **Limburger**, 40 % F.i.Tr. | 267 | 1116 | 2,7 | 22 | 20 | 13,0 | 5,7 | 0,4 | 52 | 0 | 0 | 0 | 0,0 | 1800 | 51 | 30 |
| **Maasdamer**, 45 % F.i.Tr. | 356 | 1488 | 3,6 | 26 | 28 | 17,0 | 8,2 | 1,0 | 74 | 0 | 0 | 0 | 0,0 | 1520 | 42 | 30 |

| Mineralstoffe | | | | | | | Vitamine | | | | | | | | | |
|---|---|---|---|---|---|---|---|---|---|---|---|---|---|---|---|---|
| Na mg | K mg | Ca mg | Mg mg | P mg | Fe mg | Zn mg | Ret. µg | Caro. µg | E mg | $B_1$ mg | $B_2$ mg | $B_6$ mg | $B_{12}$ µg | Fol. µg | C mg | |
| 1200 | 200 | 400 | 20 | 400 | 0,3 | 3,0 | 280 | 100 | 0,3 | 0,04 | 0,58 | 0,20 | 2,0 | 50 | 0 | **Brie**, 40 % F.i.Tr. |
| 630 | 150 | 350 | 20 | 190 | 0,5 | 3,0 | 140 | 100 | 0,8 | 0,05 | 0,34 | 0,23 | 1,7 | 65 | 0 | Rahmstufe, 50 % F.i.Tr. |
| 600 | 150 | 280 | 20 | 250 | 0,3 | 2,6 | 370 | 200 | 1,0 | 0,04 | 0,40 | 0,12 | 1,8 | 60 | 0 | Doppelrahmstufe, 60 % F.i.Tr. |
| 980 | 120 | 1000 | 40 | 650 | 0,2 | 4,7 | 170 | 90 | 0,5 | 0,04 | 0,35 | 0,06 | 2,0 | 20 | 0 | **Butterkäse**, 30 % F.i.Tr. |
| 980 | 120 | 1000 | 40 | 650 | 0,2 | 4,5 | 380 | 210 | 1,0 | 0,05 | 0,30 | 0,06 | 2,0 | 20 | 0 | 60 % F.i.Tr. |
| 670 | 120 | 600 | 20 | 600 | 0,2 | 3,4 | 200 | 100 | 0,3 | 0,05 | 0,67 | 0,28 | 3,1 | 65 | 0 | **Camembert**, 30 % F.i.Tr. |
| 670 | 120 | 615 | 20 | 350 | 0,2 | 3,3 | 300 | 170 | 0,4 | 0,05 | 0,65 | 0,27 | 3,0 | 55 | 0 | Fettstufe, 40 % F.i.Tr. |
| 670 | 110 | 570 | 15 | 350 | 0,2 | 3,1 | 330 | 190 | 0,5 | 0,05 | 0,60 | 0,25 | 2,8 | 45 | 0 | Vollfettstufe, 45 % F.i.Tr. |
| 710 | 95 | 500 | 15 | 310 | 0,1 | 2,6 | 500 | 290 | 0,8 | 0,04 | 0,37 | 0,20 | 2,4 | 40 | 0 | Doppelrahmstufe, 60 % F.i.Tr. |
| 700 | 100 | 450 | 15 | 200 | 0,2 | 2,0 | 440 | 240 | 1,2 | 0,04 | 0,35 | 0,10 | 1,2 | 50 | 0 | Doppelrahmstufe, 70 % F.i.Tr. |
| 675 | 100 | 700 | 30 | 470 | 0,5 | 3,8 | 390 | 300 | 1,0 | 0,04 | 0,45 | 0,06 | 1,0 | 20 | 0 | **Cheddar/Chester**, 50 % F.i.Tr |
| 510 | 95 | 800 | 35 | 570 | 0,3 | 5,0 | 160 | 40 | 0,4 | 0,06 | 0,35 | 0,06 | 2,0 | 20 | 0 | **Edamer**, 30 % F.i.Tr. |
| 500 | 105 | 800 | 30 | 500 | 0,3 | 4,9 | 230 | 60 | 0,4 | 0,05 | 0,37 | 0,07 | 1,9 | 20 | 0 | Fettstufe, 40 % F.i.Tr. |
| 500 | 65 | 680 | 30 | 400 | 0,3 | 4,5 | 280 | 75 | 0,4 | 0,06 | 0,35 | 0,07 | 2,1 | 20 | 0 | Vollfettstufe, 45 % F.i.Tr. |
| 335 | 155 | 1375 | 45 | 840 | 0,3 | 5,8 | 270 | 120 | 0,5 | 0,01 | 0,22 | 0,05 | 3,1 | 10 | 0 | **Emmentaler**, 45 % F.i.Tr. |
| 600 | 100 | 800 | 35 | 550 | 0,3 | 3,8 | 280 | 150 | 0,8 | 0,04 | 0,30 | 0,07 | 1,9 | 35 | 0 | **Geheimratskäse**, 55 % F.i.Tr. |
| 1400 | 260 | 610 | 20 | 360 | 0,3 | 2,6 | 240 | 100 | 0,6 | 0,05 | 0,43 | 0,11 | 1,2 | 30 | 0 | **Gorgonzola**, 55 % F.i.Tr. |
| 1090 | 120 | 960 | 30 | 650 | 0,3 | 4,2 | 250 | 130 | 0,7 | 0,04 | 0,30 | 0,07 | 1,9 | 35 | + | **Gouda**, 40 % F.i.Tr |
| 1090 | 125 | 955 | 30 | 650 | 0,3 | 4,2 | 260 | 150 | 0,8 | 0,02 | 0,16 | 0,04 | 1,9 | 20 | + | Vollfettstufe, 45 % F.i.Tr. |
| 1090 | 125 | 960 | 30 | 650 | 0,3 | 4,2 | 320 | 180 | 0,9 | 0,05 | 0,35 | 0,06 | 2,0 | 20 | + | 60 % F.i.Tr. |
| 600 | 160 | 1370 | 45 | 840 | 0,3 | 5,7 | 270 | 120 | 0,6 | 0,01 | 0,22 | 0,05 | 3,1 | 10 | 0 | **Greyerzer**, 45 % F.i.Tr. |
| 600 | 120 | 800 | 40 | 530 | 0,4 | 4,0 | 300 | 160 | 0,8 | 0,02 | 0,37 | 0,06 | 2,0 | 30 | 0 | **Jarlsberg**, 45 % F.i.Tr. |
| 1200 | 160 | 400 | 30 | 600 | 1,0 | 3,0 | 310 | 170 | 0,8 | 0,07 | 0,37 | 0,07 | 2,0 | 20 | 0 | **Käsepastete**, mit Walnuss |
| 710 | 130 | 530 | 20 | 255 | 0,6 | 2,1 | 380 | 120 | 0,6 | 0,05 | 0,35 | 0,09 | 2,0 | 60 | 0 | **Limburger**, 40 % F.i.Tr. |
| 600 | 100 | 750 | 40 | 500 | 0,3 | 4,0 | 300 | 170 | 0,8 | 0,04 | 0,35 | 0,06 | 2,0 | 30 | 0 | **Maasdamer**, 45 % F.i.Tr. |

Der essbare Anteil von 100 g verzehrsfertiger Lebensmittel enthält:

| | Energie | | | Eiweiß | Fett | | | | | Kohlenhydrate | | | | NaCl | Wasser | Portion |
|---|---|---|---|---|---|---|---|---|---|---|---|---|---|---|---|---|
| | | | Dichte | | ges. | GFS | EUFS | MUFS | Chol. | ges. | Mono/Di | Poly | Ball. | | | |
| | kcal | kJ | kcal/g | g | g | g | g | g | mg | g | g | g | g | mg | g | g |
| **Mozzarella** | 263 | 1100 | 2,6 | 17 | 21 | 14,2 | 4,8 | 0,5 | 65 | 1 | 1 | 0 | 0,0 | 510 | 58 | 50 |
| 20 % F.i.Tr. | 104 | 435 | 1,0 | 12 | 4 | 2,4 | 1,2 | 0,2 | 11 | 3 | 3 | 0 | 0,0 | 580 | 77 | 30 |
| **Münsterkäse**, 45 % F.i.Tr. | 289 | 1210 | 2,9 | 22 | 23 | 14,5 | 6,1 | 0,4 | 60 | 0 | 0 | 0 | 0,0 | 2540 | 51 | 30 |
| **Parmesan**, 45 % F.i.Tr. | 396 | 1658 | 3,9 | 31 | 31 | 20,7 | 6,2 | 1,2 | 82 | 0 | 0 | 0 | 0,0 | 2130 | 35 | 20 (1 EL) |
| **Provolone**, 50 % F.i.Tr. | 365 | 1526 | 3,7 | 26 | 29 | 17,7 | 8,7 | 1,1 | 70 | 0 | 0 | 0 | 0,0 | 1560 | 39 | 30 |
| **Raclettekäse**, 45 % F.i.Tr. | 343 | 1434 | 3,4 | 23 | 28 | 17,0 | 8,4 | 1,0 | 65 | 0 | 0 | 0 | 0,0 | 1520 | 43 | 30 |
| **Romadur**, 40 % F.i.Tr. | 274 | 1145 | 2,7 | 23 | 20 | 12,2 | 6,1 | 0,8 | 53 | 0 | 0 | 0 | 0,0 | 1780 | 51 | 30 |
| **Roquefortkäse**, 50 % F.i.Tr. | 360 | 1506 | 3,6 | 22 | 31 | 19,5 | 6,7 | 1,2 | 72 | 0 | 0 | 0 | 0,0 | 3810 | 40 | 30 |
| **Sauermilchkäse** (Harzer) | 131 | 549 | 1,3 | 30 | 1 | 0,4 | 0,2 | + | 2 | 0 | 0 | 0 | 0,0 | 2030 | 63 | 30 |
| **Schafskäse** (Feta), 45 % F.i.Tr. | 284 | 1190 | 2,8 | 16 | 24 | 16,1 | 5,1 | 0,9 | 69 | 1 | 1 | 0 | 0,0 | 2440 | 55 | 30 |
| **Scheiblettenkäse**, 20 % F.i.Tr. | 184 | 770 | 1,8 | 20 | 9 | 5,2 | 2,6 | 0,3 | 20 | 6 | 6 | 0 | 0,0 | 3050 | 59 | 30 |
| 45 % F.i.Tr. | 298 | 1245 | 3,0 | 17 | 23 | 14,0 | 7,0 | 0,8 | 53 | 6 | 6 | 0 | 0,0 | 3050 | 49 | 30 |
| **Schmelzkäse**, 30 % F.i.Tr. | 209 | 876 | 2,1 | 15 | 14 | 8,5 | 4,2 | 0,5 | 32 | 6 | 6 | 0 | 0,0 | 2800 | 60 | 30 |
| Vollfettstufe, 45 % F.i.Tr. | 288 | 1206 | 2,9 | 16 | 22 | 13,5 | 6,7 | 0,8 | 52 | 6 | 6 | 0 | 0,0 | 3050 | 51 | 30 |
| mit Pilzen, 30 % F.i.Tr. | 186 | 778 | 1,9 | 16 | 11 | 6,7 | 3,3 | 0,4 | 25 | 6 | 6 | 0 | 0,0 | 2920 | 62 | 30 |
| mit Schinken, 45 % F.i.Tr. | 278 | 1164 | 2,8 | 16 | 21 | 12,7 | 6,3 | 0,8 | 49 | 6 | 6 | 0 | 0,0 | 3100 | 51 | 30 |
| **Stilton**, Blue, 60 % F.i.Tr. | 461 | 1927 | 4,6 | 26 | 40 | 24,3 | 12,1 | 1,5 | 120 | 0 | 0 | 0 | 0,0 | 2360 | 29 | 30 |
| **Tilsiter**, 30 % F.i.Tr. | 270 | 1128 | 2,7 | 29 | 17 | 11,3 | 4,6 | 0,4 | 46 | 0 | 0 | 0 | 0,0 | 1450 | 46 | 30 |
| 40 % F.i.Tr. | 301 | 1258 | 3,0 | 25 | 22 | 13,5 | 6,7 | 0,8 | 52 | 0 | 0 | 0 | 0,0 | 1520 | 48 | 30 |
| 45 % F.i.Tr. | 354 | 1479 | 3,5 | 26 | 28 | 17,8 | 7,4 | 0,9 | 74 | 0 | 0 | 0 | 0,0 | 2290 | 40 | 30 |
| **Weinkäse**, 45 % F.i.Tr. | 289 | 1208 | 2,9 | 21 | 23 | 14,0 | 6,9 | 0,8 | 54 | 0 | 0 | 0 | 0,0 | 2540 | 51 | 30 |
| **Weißlacker** (Bierkäse) | | | | | | | | | | | | | | | | |
| 45 % F.i.Tr. | 291 | 1218 | 2,9 | 21 | 23 | 14,1 | 6,9 | 0,8 | 54 | 0 | 0 | 0 | 0,0 | 3560 | 48 | 30 |
| **Ziegenschnittkäse**, 45 % F.i.Tr. | 344 | 1441 | 3,4 | 25 | 27 | 17,6 | 7,3 | 0,5 | 72 | 0 | 0 | 0 | 0,0 | 1320 | 42 | 30 |
| Weichkäse, 45 % F.i.Tr | 275 | 1152 | 2,7 | 20 | 22 | 13,2 | 6,6 | 0,8 | 54 | 1 | 1 | 0 | 0,0 | 2540 | 53 | 30 |

Der essbare Anteil von 100 g verzehrsfertiger Lebensmittel enthält:

| Mineralstoffe | | | | | | | Vitamine | | | | | | | | | |
|---|---|---|---|---|---|---|---|---|---|---|---|---|---|---|---|---|
| Na mg | K mg | Ca mg | Mg mg | P mg | Fe mg | Zn mg | Ret. µg | Caro. µg | E mg | $B_1$ mg | $B_2$ mg | $B_6$ mg | $B_{12}$ µg | Fol. µg | C mg | |
| 200 | 40 | 380 | 10 | 280 | 0,1 | 1,7 | 210 | 80 | 0,5 | 0,01 | 0,33 | 0,03 | 1,3 | 9 | 0 | **Mozzarella** |
| 230 | 85 | 95 | 8 | 150 | 0,3 | 0,5 | 20 | 15 | 0,1 | 0,03 | 0,25 | 0,06 | 2,0 | 15 | | 20 % F.i.Tr. |
| 1000 | 135 | 310 | 25 | 240 | 0,4 | 2,8 | 340 | 140 | 0,7 | 0,01 | 0,32 | 0,06 | 1,4 | 10 | 0 | **Münsterkäse**, 45 % F.i.Tr. |
| 840 | 175 | 1175 | 45 | 870 | 0,4 | 5,9 | 380 | 210 | 1,0 | 0,03 | 0,30 | 0,07 | 2,0 | 20 | 0 | **Parmesan**, 45 % F.i.Tr. |
| 615 | 120 | 880 | 30 | 575 | 0,5 | 3,9 | 280 | 100 | 0,5 | 0,02 | 0,32 | 0,08 | 1,8 | 20 | 0 | **Provolone**, 50 % F.i.Tr. |
| 600 | 100 | 750 | 35 | 500 | 0,3 | 3,7 | 310 | 170 | 0,8 | 0,04 | 0,30 | 0,06 | 2,0 | 35 | 0 | **Raclettekäse**, 45 % F.i.Tr. |
| 700 | 120 | 400 | 25 | 325 | 0,3 | 2,0 | 220 | 120 | 0,6 | 0,05 | 0,35 | 0,10 | 2,0 | 50 | 0 | **Romadur**, 40 % F.i.Tr. |
| 1500 | 90 | 660 | 30 | 400 | 0,6 | 2,5 | 310 | 50 | 0,6 | 0,04 | 0,59 | 0,12 | 0,6 | 50 | 0 | **Roquefortkäse**, 50 % F.i.Tr. |
| 800 | 105 | 125 | 15 | 266 | 0,3 | 2,0 | 10 | 10 | 0,1 | 0,03 | 0,35 | 0,03 | 2,0 | 3 | 0 | **Sauermilchkäse** (Harzer) |
| 960 | 60 | 250 | 20 | 220 | 0,1 | 1,0 | 275 | 0 | 0,8 | 0,04 | 0,30 | 0,05 | 0,4 | 20 | 0 | **Schafskäse** (Feta), 45 % F.i.Tr. |
| 1200 | 150 | 600 | 45 | 800 | 0,9 | 4,0 | 90 | 50 | 0,2 | 0,03 | 0,38 | 0,07 | 2,0 | 3 | 0 | **Scheiblettenkäse**, 20 % F.i.Tr. |
| 1200 | 150 | 600 | 45 | 800 | 0,9 | 4,0 | 280 | 100 | 0,5 | 0,03 | 0,38 | 0,07 | 2,0 | 3 | 0 | 45 % F.i.Tr. |
| 1100 | 200 | 600 | 30 | 900 | 0,9 | 3,0 | 150 | 80 | 0,4 | 0,03 | 0,38 | 0,07 | 2,0 | 20 | 0 | **Schmelzkäse**, 30 % F.i.Tr. |
| 1200 | 150 | 500 | 30 | 700 | 0,9 | 3,0 | 250 | 130 | 0,7 | 0,03 | 0,38 | 0,07 | 2,0 | 20 | 0 | Vollfettstufe, 45 % F.i.Tr. |
| 1150 | 210 | 620 | 30 | 930 | 0,9 | 3,0 | 155 | 80 | 0,4 | 0,03 | 0,38 | 0,07 | 2,0 | 20 | 0 | mit Pilzen, 30 % F.i.Tr. |
| 1220 | 150 | 510 | 30 | 710 | 0,9 | 3,0 | 255 | 130 | 0,7 | 0,03 | 0,38 | 0,07 | 2,0 | 20 | 0 | mit Schinken, 45 % F.i.Tr. |
| 930 | 130 | 320 | 20 | 300 | 0,3 | 2,5 | 370 | 230 | 1,0 | 0,07 | 0,30 | 0,06 | 1,0 | 75 | 0 | **Stilton**, Blue, 60 % F.i.Tr. |
| 570 | 70 | 990 | 35 | 580 | 0,5 | 4,0 | 75 | 100 | 0,5 | 0,07 | 0,40 | 0,06 | 2,5 | 35 | + | **Tilsiter**, 30 % F.i.Tr. |
| 600 | 100 | 800 | 40 | 550 | 0,4 | 4,0 | 250 | 130 | 0,7 | 0,04 | 0,35 | 0,06 | 2,0 | 30 | + | 40 % F.i.Tr. |
| 900 | 100 | 700 | 40 | 500 | 0,5 | 4,0 | 330 | 180 | 0,8 | 0,04 | 0,32 | 0,06 | 2,0 | 30 | + | 45 % F.i.Tr. |
| 1000 | 100 | 350 | 20 | 300 | 0,3 | 2,0 | 250 | 140 | 0,7 | 0,05 | 0,35 | 0,15 | 2,0 | 50 | 0 | **Weinkäse**, 45 % F.i.Tr. |
| 1400 | 100 | 400 | 30 | 300 | 0,4 | 3,0 | 250 | 140 | 0,7 | 0,05 | 0,35 | 0,06 | 2,0 | 20 | 0 | **Weißlacker** (Bierkäse) 45 % F.i.Tr. |
| 520 | 70 | 690 | 30 | 410 | 0,3 | 4,0 | 280 | 75 | 0,4 | 0,06 | 0,36 | 0,07 | 2,0 | 30 | 0 | **Ziegenschnittkäse**, 45 % F.i.Tr. |
| 1000 | 150 | 400 | 20 | 400 | 0,3 | 3,0 | 280 | 100 | 0,4 | 0,05 | 0,46 | 0,20 | 2,0 | 50 | 0 | Weichkäse, 45 % F.i.Tr |

Der essbare Anteil von 100 g verzehrsfertiger Lebensmittel enthält:

| | Energie | | | Eiweiß | Fett | | | | | Kohlenhydrate | | | | NaCl | Wasser | Portion |
|---|---|---|---|---|---|---|---|---|---|---|---|---|---|---|---|---|
| | | | Dichte | | ges. | GFS | EUFS | MUFS | Chol. | ges. | Mono/Di | Poly | Ball. | | | |
| | kcal | kJ | kcal/g | g | g | g | g | g | mg | g | g | g | g | mg | g | g |
| **FLEISCH, FLEISCHPRODUKTE, EIER** | | | | | | | | | | | | | | | | |
| Fleisch | | | | | | | | | | | | | | | | |
| **Hase** | 113 | 472 | 1,1 | 22 | 3 | 1,0 | 0,5 | 0,8 | 65 | 0 | 0 | 0 | 0,0 | 115 | 73 | 125 |
| **Hirsch** | 112 | 468 | 1,1 | 21 | 3 | 1,5 | 1,4 | 0,1 | 65 | 0 | 0 | 0 | 0,0 | 50 | 74 | 125 |
| **Kalb**, mager | 92 | 384 | 0,9 | 21 | 1 | 0,4 | 0,3 | 0,1 | 63 | 0 | 0 | 0 | 0,0 | 230 | 76 | 125 |
| Brust | 201 | 838 | 2,0 | 18 | 14 | 5,1 | 4,6 | 1,2 | 68 | 0 | 0 | 0 | 0,0 | 270 | 66 | 125 |
| Rücken | 107 | 447 | 1,1 | 21 | 3 | 1,1 | 1,1 | 0,1 | 70 | 0 | 0 | 0 | 0,0 | 230 | 74 | 125 |
| Bries | 99 | 413 | 1,0 | 17 | 3 | 1,6 | 1,2 | 0,2 | 290 | 0 | 0 | 0 | 0,0 | 220 | 77 | 100 |
| Leber | 86 | 359 | 0,9 | 15 | 1 | 0,3 | 0,2 | 0,3 | 230 | 4 | 0 | 4 | 0,0 | 230 | 78 | 125 |
| **Kaninchen** | 152 | 636 | 1,5 | 21 | 8 | 2,6 | 1,2 | 2,3 | 83 | 0 | 0 | 0 | 0,0 | 110 | 69 | 125 |
| **Lamm**, Brust | 381 | 1592 | 3,8 | 12 | 37 | 15,7 | 17,2 | 2,5 | 75 | 0 | 0 | 0 | 0,0 | 230 | 48 | 125 |
| Keule | 234 | 978 | 2,3 | 18 | 18 | 7,7 | 8,4 | 1,2 | 65 | 0 | 0 | 0 | 0,0 | 200 | 63 | 125 |
| Kotelett | 348 | 1454 | 3,5 | 15 | 32 | 13,6 | 14,9 | 2,2 | 70 | 0 | 0 | 0 | 0,0 | 230 | 52 | 125 |
| Leber | 134 | 562 | 1,3 | 20 | 5 | 1,6 | 1,3 | 0,8 | 370 | 2 | 0 | 2 | 0,0 | 190 | 71 | 125 |
| Rücken | 194 | 810 | 1,9 | 19 | 13 | 5,6 | 6,0 | 0,9 | 65 | 0 | 0 | 0 | 0,0 | 190 | 66 | 125 |
| **Reh**, Keule | 97 | 405 | 1,0 | 21 | 1 | 0,6 | 0,4 | 0,1 | 60 | 0 | 0 | 0 | 0,0 | 150 | 75 | 125 |
| Rücken | 122 | 509 | 1,2 | 22 | 4 | 1,6 | 1,5 | 0,4 | 65 | 0 | 0 | 0 | 0,0 | 220 | 72 | 125 |
| **Pferde** | 108 | 451 | 1,1 | 21 | 3 | 1,0 | 1,1 | 0,4 | 60 | + | 0 | + | 0,0 | 110 | 75 | 125 |
| **Rind**, mager | 107 | 447 | 1,1 | 22 | 2 | 0,8 | 0,9 | 0,1 | 50 | 0 | 0 | 0 | 0,0 | 160 | 75 | 125 |
| mittelfett | 155 | 647 | 1,6 | 21 | 8 | 3,6 | 3,7 | 0,3 | 60 | 0 | 0 | 0 | 0,0 | 130 | 69 | 125 |
| Filet | 121 | 505 | 1,2 | 21 | 4 | 1,7 | 1,9 | 0,3 | 50 | 0 | 0 | 0 | 0,0 | 100 | 73 | 125 |
| Hackfleisch | 161 | 673 | 1,6 | 20 | 9 | 4,1 | 4,2 | 0,3 | 60 | 0 | 0 | 0 | 0,0 | 180 | 70 | 100 |
| Hochrippe | 155 | 647 | 1,6 | 21 | 8 | 3,6 | 3,7 | 0,3 | 47 | 0 | 0 | 0 | 0,0 | 130 | 69 | 125 |
| Roastbeef | 130 | 543 | 1,3 | 22 | 4 | 1,7 | 1,8 | 0,2 | 50 | 0 | 0 | 0 | 0,0 | 140 | 72 | 125 |
| Tatar (Schabefleisch) | 111 | 463 | 1,1 | 22 | 3 | 1,1 | 1,2 | 0,2 | 50 | 0 | 0 | 0 | 0,0 | 100 | 74 | 100 |

| Mineralstoffe | | | | | | | Vitamine | | | | | | | | | |
|---|---|---|---|---|---|---|---|---|---|---|---|---|---|---|---|---|
| Na mg | K mg | Ca mg | Mg mg | P mg | Fe mg | Zn mg | Ret. µg | Caro. µg | E mg | $B_1$ mg | $B_2$ mg | $B_6$ mg | $B_{12}$ µg | Fol. µg | C mg | |
| | | | | | | | | | | | | | | | | **FLEISCH, FLEISCHPRODUKTE, EIER** |
| | | | | | | | | | | | | | | | | Fleisch |
| 45 | 265 | 15 | 25 | 210 | 2,9 | 2,1 | + | 0 | 0,1 | 0,09 | 0,06 | 0,30 | 1,0 | 5 | 0 | **Hase** |
| 60 | 295 | 10 | 20 | 190 | 2,3 | 3,2 | 1 | 0 | 0,1 | 0,23 | 0,25 | 0,30 | 1,0 | 5 | 0 | **Hirsch** |
| 90 | 395 | 10 | 15 | 200 | 2,0 | 4,0 | + | 0 | 0,2 | 0,14 | 0,27 | 0,40 | 2,0 | 5 | 0 | **Kalb**, mager |
| 105 | 330 | 10 | 20 | 240 | 3,0 | 3,2 | + | 0 | 0,2 | 0,14 | 0,24 | 0,42 | 1,3 | 4 | 0 | Brust |
| 90 | 370 | 15 | 15 | 195 | 2,1 | 2,3 | + | 0 | + | 0,14 | 0,26 | 0,40 | 1,6 | 5 | 0 | Rücken |
| 85 | 385 | 1 | 20 | 120 | 2,0 | 1,9 | 18 | 0 | 0,2 | 0,10 | 0,17 | 0,03 | 6,0 | 15 | 55 | Bries |
| 90 | 320 | 9 | 20 | 310 | 7,9 | 6,1 | 28000 | 0 | 0,2 | 0,28 | 2,60 | 0,17 | 60,0 | 240 | 35 | Leber |
| 45 | 380 | 15 | 30 | 225 | 3,5 | 1,4 | + | 0 | 0,1 | 0,11 | 0,07 | 0,30 | 10,0 | 5 | 0 | **Kaninchen** |
| 90 | 295 | 9 | 20 | 155 | 2,3 | 3,5 | + | 0 | 0,4 | 0,14 | 0,19 | 0,25 | 3,0 | 3 | 0 | **Lamm**, Brust |
| 80 | 380 | 10 | 25 | 215 | 2,5 | 3,7 | + | 0 | 0,4 | 0,16 | 0,22 | 0,29 | 3,0 | 3 | 0 | Keule |
| 90 | 345 | 9 | 20 | 140 | 2,2 | 3,1 | + | 0 | 0,2 | 0,14 | 0,19 | 0,25 | 3,0 | 3 | 0 | Kotelett |
| 75 | 310 | 7 | 20 | 365 | 7,4 | 3,9 | 20000 | 0 | 0,4 | 0,27 | 3,30 | 0,42 | 35,0 | 230 | 10 | Leber |
| 75 | 295 | 9 | 20 | 140 | 2,0 | 3,3 | + | 0 | 0,4 | 0,16 | 0,23 | 0,25 | 3,0 | 3 | 0 | Rücken |
| 60 | 310 | 5 | 30 | 220 | 3,0 | 0,3 | + | 0 | 0,7 | 0,22 | 0,25 | 0,28 | 4,5 | 5 | 0 | **Reh**, Keule |
| 85 | 340 | 25 | 30 | 220 | 3,0 | 0,3 | 1 | 0 | 0,8 | 0,20 | 0,25 | 0,26 | 4,0 | 5 | 0 | Rücken |
| 45 | 330 | 15 | 25 | 185 | 4,7 | 2,9 | 20 | 0 | 0,2 | 0,11 | 0,15 | 0,50 | 3,0 | 5 | + | **Pferde** |
| 65 | 355 | 5 | 25 | 195 | 2,1 | 4,2 | 20 | 0 | 0,5 | 0,23 | 0,26 | 0,19 | 5,0 | 3 | 0 | **Rind**, mager |
| 50 | 315 | 5 | 20 | 150 | 1,9 | 4,8 | 15 | 0 | 0,5 | 0,18 | 0,22 | 0,15 | 3,8 | 3 | 0 | mittelfett |
| 40 | 340 | 3 | 20 | 165 | 2,3 | 4,4 | 20 | 0 | 0,5 | 0,10 | 0,13 | 0,50 | 2,0 | 10 | 0 | Filet |
| 70 | 300 | 10 | 15 | 160 | 2,5 | 3,5 | 12 | 0 | 0,6 | 0,16 | 0,16 | 0,30 | 1,5 | 5 | 0 | Hackfleisch |
| 50 | 315 | 4 | 20 | 150 | 1,9 | 3,6 | 15 | 0 | 0,5 | 0,08 | 0,15 | 0,35 | 2,0 | 8 | 0 | Hochrippe |
| 55 | 355 | 3 | 25 | 155 | 2,0 | 4,1 | 15 | 0 | 0,5 | 0,09 | 0,16 | 0,18 | 5,0 | 3 | 0 | Roastbeef |
| 40 | 390 | 10 | 20 | 190 | 3,0 | 4,2 | 5 | 0 | 0,4 | 0,18 | 0,20 | 0,20 | 2,0 | 5 | 0 | Tatar (Schabefleisch) |

Der essbare Anteil von 100 g verzehrsfertiger Lebensmittel enthält:

| | Energie | | | Eiweiß | Fett | | | | | Kohlenhydrate | | | | NaCl | Wasser | Portion |
|---|---|---|---|---|---|---|---|---|---|---|---|---|---|---|---|---|
| | | | Dichte | | ges. | GFS | EUFS | MUFS | Chol. | ges. | Mono/Di | Poly | Ball. | | | |
| | kcal | kJ | kcal/g | g | g | g | g | g | mg | g | g | g | g | mg | g | g |
| **Rind**, Leber | 131 | 548 | 1,3 | 19 | 4 | 1,3 | 0,6 | 0,8 | 260 | 5 | 0 | 5 | 0,0 | 290 | 70 | 125 |
| Niere | 113 | 472 | 1,1 | 17 | 5 | 3,4 | 1,3 | 0,1 | 340 | 0 | 0 | 0 | 0,0 | 600 | 76 | 125 |
| Zunge | 207 | 865 | 2,1 | 16 | 16 | 5,4 | 6,9 | 1,2 | 100 | 0 | 0 | 0 | 0,0 | 250 | 66 | 125 |
| **Rind/Schwein-Hack** | 170 | 710 | 1,7 | 20 | 10 | 4,0 | 4,3 | 1,0 | 60 | 0 | 0 | 0 | 0,0 | 150 | 69 | 125 |
| **Schweine**, mager | 109 | 455 | 1,1 | 22 | 2 | 0,9 | 1,0 | 0,2 | 50 | 0 | 0 | 0 | 0,0 | 180 | 74 | 125 |
| mittelfett | 168 | 703 | 1,7 | 20 | 10 | 4,2 | 4,5 | 0,6 | 60 | 0 | 0 | 0 | 0,0 | 150 | 69 | 125 |
| Bauch | 261 | 1090 | 2,6 | 18 | 21 | 9,2 | 9,7 | 1,2 | 60 | 0 | 0 | 0 | 0,0 | 150 | 60 | 125 |
| Filet | 106 | 443 | 1,1 | 22 | 2 | 0,7 | 0,8 | 0,3 | 55 | 0 | 0 | 0 | 0,0 | 190 | 74 | 125 |
| Hackfleisch | 179 | 747 | 1,8 | 20 | 11 | 4,5 | 5,0 | 0,8 | 60 | 0 | 0 | 0 | 0,0 | 100 | 67 | 100 |
| Kotelett | 133 | 555 | 1,3 | 22 | 5 | 2,0 | 2,5 | 0,5 | 55 | 0 | 0 | 0 | 0,0 | 165 | 72 | 125 |
| Schnitzel, natur | 106 | 443 | 1,1 | 22 | 2 | 0,7 | 0,8 | 0,3 | 50 | 0 | 0 | 0 | 0,0 | 150 | 74 | 125 |
| Speck | 746 | 3118 | 7,5 | 4 | 82 | 32,0 | 35,1 | 10,0 | 76 | 0 | 0 | 0 | 0,0 | 50 | 13 | 50 |
| Leber | 131 | 548 | 1,3 | 21 | 5 | 1,7 | 0,6 | 1,5 | 370 | 1 | 0 | 1 | 0,0 | 200 | 72 | 125 |
| Niere | 101 | 422 | 1,0 | 17 | 4 | 1,5 | 0,6 | 0,8 | 405 | 0 | 0 | 0 | 0,0 | 430 | 77 | 125 |
| **Wildschwein** | 162 | 676 | 1,6 | 20 | 9 | 3,4 | 4,7 | 0,8 | 63 | 0 | 0 | 0 | 0,0 | 240 | 70 | 125 |
| **Ziegen** | 149 | 623 | 1,5 | 20 | 8 | 3,6 | 3,4 | 0,4 | 75 | 0 | 0 | 0 | 0,0 | 130 | 70 | 125 |
| **Geflügelfleisch** | | | | | | | | | | | | | | | | |
| **Ente**, Fleisch mit Haut | 227 | 949 | 2,3 | 18 | 17 | 4,6 | 9,3 | 2,1 | 80 | 0 | 0 | 0 | 0,0 | 100 | 63 | 125 |
| Brust | 121 | 506 | 1,2 | 20 | 5 | 1,3 | 2,6 | 0,6 | 100 | 0 | 0 | 0 | 0,0 | 280 | 75 | 125 |
| Leber | 131 | 548 | 1,3 | 19 | 5 | 1,5 | 1,0 | 0,9 | 515 | 3 | 0 | 3 | 0,0 | 360 | 72 | 50 |
| **Fasan**, Fleisch mit Haut | 154 | 644 | 1,5 | 24 | 7 | 2,2 | 3,3 | 0,8 | 50 | 0 | 0 | 0 | 0,0 | 75 | 63 | 125 |
| **Gans**, Fleisch mit Haut | 342 | 1430 | 3,4 | 16 | 31 | 8,3 | 16,0 | 3,0 | 86 | 0 | 0 | 0 | 0,0 | 220 | 52 | 125 |
| Keule | 157 | 656 | 1,6 | 22 | 8 | 2,2 | 3,5 | 0,8 | 70 | 0 | 0 | 0 | 0,0 | 230 | 68 | 125 |
| **Huhn**, Fleisch mit Haut | 166 | 694 | 1,7 | 20 | 10 | 3,0 | 3,2 | 2,5 | 100 | 0 | 0 | 0 | 0,0 | 220 | 69 | 125 |
| Brust, mit Haut | 145 | 606 | 1,5 | 22 | 6 | 1,9 | 2,2 | 1,5 | 66 | 0 | 0 | 0 | 0,0 | 160 | 70 | 125 |
| Flügel, mit Haut | 210 | 877 | 2,1 | 16 | 16 | 4,3 | 5,8 | 3,5 | 77 | 0 | 0 | 0 | 0,0 | 180 | 66 | 125 |

Der essbare Anteil von 100 g verzehrsfertiger Lebensmittel enthält:

| Mineralstoffe | | | | | | | Vitamine | | | | | | | | | |
|---|---|---|---|---|---|---|---|---|---|---|---|---|---|---|---|---|
| Na mg | K mg | Ca mg | Mg mg | P mg | Fe mg | Zn mg | Ret. µg | Caro. µg | E mg | $B_1$ mg | $B_2$ mg | $B_6$ mg | $B_{12}$ µg | Fol. µg | C mg | |
| 115 | 290 | 7 | 15 | 360 | 7,0 | 4,8 | 18000 | 0 | 0,7 | 0,27 | 3,10 | 0,96 | 65,0 | 590 | 30 | **Rind**, Leber |
| 235 | 245 | 10 | 20 | 250 | 9,5 | 2,1 | 330 | 0 | 0,3 | 0,30 | 2,26 | 0,39 | 33,0 | 170 | 10 | Niere |
| 100 | 255 | 9 | 10 | 230 | 3,0 | 3,5 | 4 | 0 | 0,3 | 0,14 | 0,29 | 0,13 | 5,0 | 7 | 0 | Zunge |
| 60 | 200 | 20 | 30 | 190 | 2,4 | 2,7 | 20 | 0 | 0,5 | 0,10 | 0,15 | 0,36 | 2,0 | 7 | 0 | **Rind/Schwein-Hack** |
| 70 | 290 | 9 | 20 | 170 | 1,5 | 1,9 | 6 | 0 | 0,4 | 0,80 | 0,19 | 0,39 | 1,0 | 9 | 0 | **Schweine**, mager |
| 60 | 380 | 5 | 25 | 190 | 1,4 | 2,3 | 5 | 0 | 0,3 | 0,80 | 0,22 | 0,47 | 2,0 | 3 | 0 | mittelfett |
| 60 | 155 | 1 | 20 | 55 | 0,9 | 1,2 | 4 | 0 | 0,3 | 0,70 | 0,18 | 0,40 | 1,0 | 2 | 0 | Bauch |
| 75 | 350 | 2 | 25 | 175 | 1,5 | 1,9 | 6 | 0 | 0,4 | 0,90 | 0,23 | 0,56 | 2,0 | 3 | 0 | Filet |
| 40 | 390 | 9 | 20 | 190 | 3,0 | 2,0 | 5 | 0 | 0,2 | 0,80 | 0,20 | 0,40 | 2,0 | 3 | 0 | Hackfleisch |
| 65 | 315 | 10 | 25 | 150 | 1,8 | 1,4 | 9 | 0 | 0,3 | 0,82 | 0,20 | 0,55 | 2,0 | 2 | 0 | Kotelett |
| 60 | 375 | 5 | 25 | 185 | 1,7 | 2,6 | 6 | 0 | 0,2 | 0,80 | 0,19 | 0,39 | 1,0 | 3 | 0 | Schnitzel, natur |
| 20 | 15 | 2 | 5 | 15 | 0,3 | 0,5 | 0 | 0 | 0,7 | 0,10 | 0,02 | 0,08 | 0,3 | 2 | 0 | Speck |
| 80 | 370 | 8 | 25 | 430 | 17,0 | 6,5 | 36000 | 0 | 0,6 | 0,31 | 3,20 | 0,59 | 39,0 | 135 | 25 | Leber |
| 170 | 240 | 7 | 20 | 260 | 10,0 | 2,7 | 60 | 0 | 0,4 | 0,34 | 1,80 | 0,55 | 15,0 | 95 | 15 | Niere |
| 95 | 360 | 10 | 20 | 165 | 1,8 | 2,3 | 8 | 0 | 0,2 | 0,10 | 0,20 | 0,40 | 5,0 | 5 | 0 | **Wildschwein** |
| 50 | 300 | 10 | 20 | 190 | 2,0 | 3,0 | 35 | 0 | 1,0 | 0,15 | 0,28 | 0,30 | 3,0 | 5 | 0 | **Ziegen** |
| | | | | | | | | | | | | | | | | **Geflügelfleisch** |
| 40 | 270 | 15 | 20 | 195 | 2,5 | 1,8 | 50 | 0 | 0,5 | 0,30 | 0,23 | 0,33 | 1,8 | 8 | 0 | **Ente**, Fleisch mit Haut |
| 110 | 290 | 10 | 20 | 200 | 2,4 | 1,9 | 30 | 0 | 0,1 | 0,35 | 0,45 | 0,34 | 3,0 | 25 | 0 | Brust |
| 140 | 240 | 10 | 25 | 270 | 30,0 | 3,1 | 12000 | 0 | 0,4 | 0,56 | 0,89 | 0,76 | 50,0 | 700 | 4 | Leber |
| 30 | 315 | 20 | 25 | 245 | 2,0 | 1,3 | 25 | 0 | 0,2 | 0,09 | 0,13 | 0,66 | 0,8 | 10 | 0 | **Fasan**, Fleisch mit Haut |
| 85 | 420 | 10 | 25 | 180 | 1,9 | 1,3 | 65 | 0 | 0,8 | 0,12 | 0,26 | 0,58 | 0,8 | 4 | 0 | **Gans**, Fleisch mit Haut |
| 90 | 420 | 10 | 25 | 230 | 2,0 | 1,3 | 30 | 0 | 0,5 | 0,10 | 0,24 | 0,58 | 1,9 | 5 | 0 | Keule |
| 85 | 360 | 10 | 35 | 200 | 0,7 | 1,0 | 40 | 0 | 0,7 | 0,08 | 0,16 | 0,50 | 0,4 | 10 | 2 | **Huhn**, Fleisch mit Haut |
| 65 | 265 | 15 | 35 | 210 | 1,1 | 0,7 | 25 | 0 | 0,3 | 0,07 | 0,09 | 0,53 | 0,4 | 9 | 0 | Brust, mit Haut |
| 70 | 150 | 10 | 25 | 120 | 1,0 | 1,3 | 35 | 0 | 0,1 | 0,05 | 0,15 | 0,25 | 0,3 | 5 | 0 | Flügel, mit Haut |

Der essbare Anteil von 100 g verzehrsfertiger Lebensmittel enthält:

| | Energie | | | Eiweiß | Fett | | | | | Kohlenhydrate | | | | NaCl | Wasser | Portion |
|---|---|---|---|---|---|---|---|---|---|---|---|---|---|---|---|---|
| | | | Dichte | | ges. | GFS | EUFS | MUFS | Chol. | ges. | Mono/Di | Poly | Ball. | | | |
| | kcal | kJ | kcal/g | g | g | g | g | g | mg | g | g | g | g | mg | g | g |
| **Huhn**, Leber | 136 | 568 | 1,4 | 22 | 5 | 1,8 | 1,5 | 1,1 | 490 | 1 | 0 | 1 | 0,0 | 180 | 70 | 50 |
| Schenkel, mit Haut | 173 | 723 | 1,7 | 18 | 11 | 3,7 | 3,2 | 2,6 | 85 | 0 | 0 | 0 | 0,0 | 240 | 69 | 125 |
| Suppenhuhn | 257 | 1074 | 2,6 | 18 | 20 | 6,5 | 7,7 | 5,6 | 75 | 0 | 0 | 0 | 0,0 | 200 | 60 | 125 |
| **Perlhuhn** | 151 | 631 | 1,5 | 23 | 6 | 1,9 | 2,6 | 0,9 | 75 | 0 | 0 | 0 | 0,0 | 200 | 68 | 125 |
| **Pute**, Fleisch mit Haut | 151 | 631 | 1,5 | 22 | 7 | 2,1 | 2,8 | 1,5 | 75 | 0 | 0 | 0 | 0,0 | 160 | 69 | 125 |
| Brust | 105 | 439 | 1,1 | 24 | 1 | 0,3 | 0,2 | 0,3 | 60 | 0 | 0 | 0 | 0,0 | 110 | 73 | 125 |
| Keule | 114 | 477 | 1,1 | 20 | 4 | 1,2 | 0,8 | 1,2 | 75 | 0 | 0 | 0 | 0,0 | 220 | 74 | 125 |
| Leber | 133 | 556 | 1,3 | 21 | 5 | 1,8 | 1,3 | 1,2 | 500 | 1 | 0 | 1 | 0,0 | 180 | 72 | 100 |
| **Straußenfleisch** | 110 | 460 | 1,1 | 22 | 2 | 0,6 | 0,6 | 0,4 | 66 | 0 | 0 | 0 | 0,0 | 180 | 75 | 125 |
| **Taube**, Fleisch mit Haut | 169 | 706 | 1,7 | 21 | 10 | 2,8 | 3,8 | 1,2 | 110 | 0 | 0 | 0 | 0,0 | 280 | 68 | 125 |
| **Wachtel**, Fleisch mit Haut | 110 | 460 | 1,1 | 22 | 2 | 0,8 | 0,6 | 0,5 | 44 | 0 | 0 | 0 | 0,0 | 110 | 75 | 125 |
| **Wildente** | 133 | 556 | 1,3 | 12 | 9 | 2,3 | 4,6 | 1,0 | 80 | 0 | 0 | 0 | 0,0 | 150 | 77 | 125 |
| **Fleischgerichte, zubereitet** | | | | | | | | | | | | | | | | |
| **Bockwurst** | 275 | 1151 | 2,8 | 13 | 24 | 10,1 | 11,1 | 1,0 | 65 | + | 0 | 0 | 0,1 | 1780 | 59 | 125 |
| **Bratwurst**, fein | 329 | 1377 | 3,3 | 16 | 29 | 12,1 | 13,5 | 2,2 | 70 | + | 0 | 0 | 0,1 | 1730 | 51 | 150 |
| grob | 290 | 1213 | 2,9 | 15 | 26 | 10,5 | 11,5 | 1,8 | 65 | + | 0 | 0 | 0,1 | 1320 | 56 | 150 |
| **Brühwürstchen** | 313 | 1311 | 3,1 | 14 | 29 | 11,5 | 12,5 | 3,2 | 58 | + | 0 | + | 0,1 | 1830 | 53 | 100 |
| **Currybratwurst** | 273 | 1141 | 2,7 | 12 | 25 | 10,3 | 11,5 | 1,9 | 57 | + | 0 | 0 | 0,1 | 1930 | 59 | 150 |
| **Fleischkäse**, gebraten | 158 | 662 | 1,6 | 20 | 9 | 3,5 | 3,9 | 0,7 | 65 | + | 0 | 0 | 0,1 | 2430 | 67 | 150 |
| mit Spiegelei | 188 | 786 | 1,9 | 16 | 12 | 6,2 | 3,9 | 1,1 | 215 | 4 | 1 | 3 | + | 1370 | 66 | 200 |
| **Fleischpastete** | 270 | 1131 | 2,7 | 12 | 18 | 9,3 | 6,2 | 0,9 | 86 | 17 | 1 | 16 | 0,9 | 610 | 51 | 350 |
| **Frankfurter Rindswurst** | 249 | 1044 | 2,5 | 19 | 19 | 8,7 | 9,0 | 0,8 | 64 | + | 0 | 0 | 0,1 | 2410 | 57 | 150 |
| **Frankfurter Würstchen** | 267 | 1118 | 2,7 | 12 | 24 | 10,0 | 11,2 | 1,8 | 54 | + | 0 | 0 | 0,1 | 3000 | 60 | 100 (1 Pr) |
| **Frikadelle** | 209 | 877 | 2,1 | 22 | 11 | 2,5 | 3,7 | 3,5 | 107 | 7 | 0 | 7 | 0,2 | 1240 | 58 | 125 |
| **Gänseleberpastete** | 249 | 1042 | 2,5 | 19 | 18 | 7,0 | 7,2 | 1,8 | 375 | 4 | 0 | 4 | 0,0 | 1830 | 56 | 50 |
| **Gyros** | 196 | 820 | 2,0 | 23 | 11 | 2,5 | 3,9 | 4,0 | 59 | 1 | 1 | 0 | + | 1420 | 62 | 125 |

Der essbare Anteil von 100 g verzehrsfertiger Lebensmittel enthält:

| Mineralstoffe | | | | | | | Vitamine | | | | | | | | | |
|---|---|---|---|---|---|---|---|---|---|---|---|---|---|---|---|---|
| Na mg | K mg | Ca mg | Mg mg | P mg | Fe mg | Zn mg | Ret. µg | Caro. µg | E mg | $B_1$ mg | $B_2$ mg | $B_6$ mg | $B_{12}$ µg | Fol. µg | C mg | |
| 70 | 220 | 20 | 15 | 240 | 7,4 | 3,2 | 34000 | 0 | 0,4 | 0,32 | 2,50 | 0,80 | 25,0 | 380 | 30 | **Huhn**, Leber |
| 95 | 250 | 15 | 30 | 190 | 1,8 | 3,1 | 30 | 0 | 0,2 | 0,10 | 0,24 | 0,30 | 0,3 | 30 | 0 | Schenkel, mit Haut |
| 80 | 350 | 10 | 30 | 180 | 1,5 | 1,1 | 32 | 0 | 0,5 | 0,06 | 0,17 | 0,35 | 0,4 | 10 | 0 | Suppenhuhn |
| 80 | 350 | 10 | 30 | 180 | 1,5 | 1,1 | 10 | 0 | 0,1 | 0,08 | 0,16 | 0,35 | 0,4 | 8 | 0 | **Perlhuhn** |
| 65 | 315 | 25 | 30 | 240 | 1,5 | 2,1 | 10 | 0 | 0,5 | 0,08 | 0,14 | 0,46 | 1,4 | 10 | 0 | **Pute**, Fleisch mit Haut |
| 45 | 330 | 15 | 20 | 200 | 1,0 | 1,8 | 1 | 0 | 0,2 | 0,05 | 0,08 | 0,45 | 0,5 | 7 | 0 | Brust |
| 85 | 280 | 15 | 15 | 200 | 2,0 | 2,4 | 5 | 0 | 0,3 | 0,09 | 0,18 | 0,30 | 0,4 | 10 | 0 | Keule |
| 70 | 250 | 5 | 15 | 280 | 12,0 | 2,3 | 21000 | 30 | 0,4 | 0,15 | 2,60 | 1,47 | 49,0 | 670 | 25 | Leber |
| 70 | 320 | 5 | 20 | 220 | 2,3 | 3,8 | • | 0 | 0,2 | 0,20 | 0,29 | 0,52 | 5,1 | 8 | 0 | **Straußenfleisch** |
| 110 | 410 | 15 | 35 | 400 | 1,5 | 1,7 | 8 | 0 | 0,5 | 0,10 | 0,28 | 0,82 | 0,4 | 8 | 0 | **Taube**, Fleisch mit Haut |
| 45 | 280 | 15 | 30 | 180 | 4,5 | 2,7 | 15 | 0 | 0,6 | 0,13 | 0,17 | 0,67 | 0,5 | 8 | 0 | **Wachtel**, Fleisch mit Haut |
| 60 | 250 | 15 | 20 | 170 | 4,1 | 0,8 | 80 | 0 | 0,7 | 0,35 | 0,27 | 0,53 | 0,6 | 8 | 0 | **Wildente** |
| | | | | | | | | | | | | | | | | **Fleischgerichte, zubereitet** |
| 700 | 90 | 10 | 10 | 70 | 0,6 | 1,9 | 2 | 0 | 0,0 | 0,23 | 0,06 | 0,12 | 0,6 | 1 | 20 | **Bockwurst** |
| 680 | 250 | 10 | 20 | 110 | 0,8 | 1,7 | 3 | 1 | 0,3 | 0,49 | 0,16 | 0,33 | 1,3 | 2 | 1 | **Bratwurst**, fein |
| 520 | 190 | 15 | 15 | 155 | 0,8 | 2,1 | 3 | 1 | 0,3 | 0,38 | 0,15 | 0,10 | 1,4 | 3 | 1 | grob |
| 720 | 230 | 10 | 20 | 125 | 1,1 | 2,4 | 5 | 0 | 0,3 | 0,34 | 0,14 | 0,23 | 1,8 | 1 | 20 | **Brühwürstchen** |
| 760 | 210 | 10 | 15 | 100 | 0,7 | 1,3 | 2 | 5 | 0,3 | 0,41 | 0,13 | 0,26 | 0,9 | 1 | 1 | **Currybratwurst** |
| 955 | 300 | 15 | 25 | 190 | 1,0 | 2,1 | 3 | 0 | 0,2 | 0,56 | 0,19 | 0,37 | 1,4 | 1 | 20 | **Fleischkäse**, gebraten |
| 540 | 220 | 30 | 20 | 180 | 1,4 | 1,8 | 115 | 5 | 0,9 | 0,31 | 0,23 | 0,22 | 1,5 | 25 | 10 | mit Spiegelei |
| 240 | 180 | 25 | 15 | 100 | 1,2 | 1,7 | 90 | 150 | 0,5 | 0,12 | 0,13 | 0,11 | 1,2 | 7 | 1 | **Fleischpastete** |
| 950 | 305 | 15 | 20 | 170 | 2,0 | 3,6 | 10 | 90 | 0,2 | 0,18 | 0,21 | 0,15 | 3,4 | 2 | 25 | **Frankfurter Rindswurst** |
| 1180 | 150 | 10 | 20 | 110 | 1,8 | 1,4 | 5 | 0 | 0,2 | 0,18 | 0,19 | 0,14 | 1,1 | 1 | 20 | **Frankfurter Würstchen** |
| 490 | 270 | 35 | 25 | 175 | 2,5 | 3,9 | 30 | 100 | 1,3 | 0,29 | 0,22 | 0,21 | 2,6 | 15 | 2 | **Frikadelle** |
| 720 | 275 | 20 | 25 | 265 | 10,0 | 3,6 | 8050 | 30 | 0,3 | 0,30 | 2,48 | 0,63 | 33,0 | 430 | 2 | **Gänseleberpastete** |
| 560 | 310 | 20 | 25 | 150 | 2,0 | 1,5 | 8 | 75 | 1,2 | 0,63 | 0,21 | 0,43 | 1,6 | 3 | 1 | **Gyros** |

Der essbare Anteil von 100 g verzehrsfertiger Lebensmittel enthält:

| | Energie | | | Eiweiß | Fett | | | | | Kohlenhydrate | | | | NaCl | Wasser | Portion |
|---|---|---|---|---|---|---|---|---|---|---|---|---|---|---|---|---|
| | | | Dichte | | ges. | GFS | EUFS | MUFS | Chol. | ges. | Mono/Di | Poly | Ball. | | | |
| | kcal | kJ | kcal/g | g | g | g | g | g | mg | g | g | g | g | mg | g | g |
| **Hackbraten** | 163 | 684 | 1,6 | 13 | 10 | 4,1 | 4,3 | 1,4 | 74 | 5 | 0 | 5 | 0,2 | 740 | 70 | 250 |
| **Hähnchen**, gegrillt | 174 | 729 | 1,7 | 21 | 10 | 2,5 | 3,5 | 3,3 | 105 | 0 | 0 | 0 | 0,0 | 690 | 67 | 250 |
| Keule, gebraten | 221 | 925 | 2,2 | 20 | 16 | 4,3 | 5,0 | 5,9 | 99 | 0 | 0 | 0 | 0,0 | 760 | 63 | 100 |
| Schnitzel, paniert | 207 | 867 | 2,1 | 16 | 7 | 2,1 | 2,8 | 1,9 | 120 | 19 | 1 | 18 | 1,0 | 840 | 55 | 125 |
| Flügel, gegrillt | 194 | 811 | 1,9 | 18 | 13 | 4,1 | 5,4 | 3,2 | 85 | 8 | 0 | 8 | 0,2 | 250 | 67 | 100 |
| **Hot Dog** | 232 | 970 | 2,3 | 9 | 10 | 3,8 | 4,4 | 1,2 | 19 | 26 | 3 | 23 | 1,8 | 2210 | 50 | 125 |
| **Jägerschnitzel** | 156 | 652 | 1,6 | 16 | 9 | 3,0 | 2,8 | 2,1 | 57 | 2 | 1 | 1 | 0,8 | 610 | 70 | 150 |
| **Kalbshaxe**, gegrillt | 135 | 567 | 1,4 | 17 | 6 | 2,6 | 2,3 | 0,4 | 57 | 1 | 0 | 1 | 0,0 | 1020 | 72 | 250 |
| **Kalbsgeschnetzeltes** | 120 | 502 | 1,2 | 9 | 8 | 4,2 | 2,6 | 0,8 | 40 | 5 | 0 | 5 | 0,2 | 700 | 77 | 250 |
| **Kasseler**, gegrillt | 115 | 482 | 1,2 | 23 | 2 | 0,8 | 1,0 | 0,2 | 53 | 0 | 0 | 0 | 0,0 | 3050 | 70 | 100 |
| **Leberkäse**, gebraten | 308 | 1289 | 3,1 | 12 | 29 | 9,9 | 13,0 | 4,5 | 84 | + | 0 | + | 0,1 | 1470 | 55 | 125 |
| **Leberknödel** | 164 | 686 | 1,6 | 14 | 9 | 3,8 | 3,2 | 0,8 | 150 | 8 | 1 | 7 | 0,8 | 560 | 67 | 200 |
| **Nürnberger Würstchen** | 277 | 1159 | 2,8 | 21 | 21 | 8,4 | 9,3 | 2,5 | 72 | 1 | 0 | 1 | 0,1 | 3560 | 52 | 50 |
| **Putenschnitzel**, natur | 134 | 561 | 1,3 | 24 | 4 | 1,6 | 1,4 | 0,8 | 45 | 0 | 0 | 0 | 0,0 | 910 | 69 | 100 |
| **Rindergulasch**, mit Sauce | 118 | 492 | 1,2 | 8 | 8 | 2,7 | 2,6 | 2,1 | 28 | 3 | 2 | 1 | 0,9 | 610 | 78 | 250 |
| **Rinderroulade**, gefüllt | 160 | 670 | 1,6 | 21 | 8 | 2,6 | 3,2 | 1,8 | 76 | 1 | 1 | 0 | 0,2 | 790 | 68 | 100 |
| **Rindersteak**, mit Kräuterbutter | 310 | 1297 | 3,1 | 32 | 20 | 11,7 | 6,2 | 0,6 | 115 | + | 0 | + | 0,2 | 790 | 50 | 125 |
| **Rippchen**, gekocht | 147 | 617 | 1,5 | 17 | 8 | 3,2 | 3,8 | 0,7 | 48 | + | + | 0 | 0,0 | 6220 | 49 | 150 |
| **Rumpsteak**, gebraten | 214 | 896 | 2,1 | 29 | 11 | 4,7 | 4,9 | 0,5 | 70 | 0 | 0 | 0 | 0,0 | 810 | 58 | 125 |
| **Schaschlik**, mit Sauce | 190 | 794 | 1,9 | 12 | 14 | 5,4 | 6,0 | 2,0 | 50 | 3 | 2 | 1 | 1,1 | 530 | 67 | 250 |
| **Sülze**, Berliner Art | 95 | 399 | 1,0 | 9 | 6 | 2,1 | 2,6 | 0,8 | 80 | 1 | + | + | | 640 | 82 | 125 |
| **Schweinebauch**, gegrillt | 377 | 1580 | 3,8 | 21 | 33 | 13,6 | 14,8 | 2,2 | 84 | 0 | 0 | 0 | 0,0 | 250 | 44 | 100 |
| **Schweinehaxe**, gegrillt | 260 | 1088 | 2,6 | 26 | 17 | 6,8 | 8,0 | 1,5 | 100 | 0 | 0 | 0 | 0,0 | 250 | 55 | 250 |
| **Schweinekotelett**, paniert | 231 | 967 | 2,3 | 16 | 12 | 5,8 | 5,0 | 1,0 | 55 | 14 | 1 | 13 | 0,8 | 520 | 55 | 150 |

Der essbare Anteil von 100 g verzehrsfertiger Lebensmittel enthält:

| Mineralstoffe | | | | | | | Vitamine | | | | | | | | | |
|---|---|---|---|---|---|---|---|---|---|---|---|---|---|---|---|---|
| **Na** mg | **K** mg | **Ca** mg | **Mg** mg | **P** mg | **Fe** mg | **Zn** mg | **Ret.** µg | **Caro.** µg | **E** mg | **$B_1$** mg | **$B_2$** mg | **$B_6$** mg | **$B_{12}$** µg | **Fol.** µg | **C** mg | |
| 290 | 170 | 15 | 15 | 120 | 1,2 | 2,3 | 40 | 60 | 0,5 | 0,14 | 0,15 | 0,14 | 1,4 | 9 | 1 | **Hackbraten** |
| 270 | 225 | 15 | 15 | 145 | 0,7 | 1,1 | 30 | 0 | 1,6 | 0,05 | 0,15 | 0,32 | 0,3 | 8 | 2 | **Hähnchen**, gegrillt |
| 300 | 230 | 15 | 30 | 180 | 1,9 | 1,8 | 35 | 0 | 0,8 | 0,07 | 0,22 | 0,16 | 0,3 | 10 | 0 | Keule, gebraten |
| 330 | 215 | 25 | 20 | 150 | 0,9 | 1,0 | 65 | 0 | 0,8 | 0,10 | 0,17 | 0,32 | 0,5 | 25 | 1 | Schnitzel, paniert |
| 100 | 135 | 15 | 20 | 110 | 0,9 | 1,4 | 60 | 0 | 0,1 | 0,03 | 0,15 | 0,16 | 0,2 | 0 | 0 | Flügel, gegrillt |
| 870 | 160 | 30 | 20 | 110 | 1,2 | 0,9 | 0 | 50 | 0,5 | 0,17 | 0,11 | 0,10 | 0,4 | 20 | 8 | **Hot Dog** |
| 240 | 250 | 10 | 20 | 140 | 1,1 | 1,5 | 20 | 120 | 1,5 | 0,46 | 0,22 | 0,27 | 1,1 | 6 | 1 | **Jägerschnitzel** |
| 400 | 215 | 15 | 15 | 135 | 1,3 | 2,1 | 6 | 0 | 0,3 | 0,08 | 0,20 | 0,19 | 0,8 | 6 | 1 | **Kalbshaxe**, gegrillt |
| 275 | 205 | 20 | 15 | 115 | 1,2 | 1,1 | 65 | 25 | 0,4 | 0,04 | 0,21 | 0,11 | 0,3 | 9 | 1 | **Kalbsgeschnetzeltes** |
| 1200 | 390 | 5 | 20 | 270 | 0,5 | 1,3 | 0 | 0 | 0,3 | 0,54 | 0,12 | 0,32 | 0,4 | 2 | 0 | **Kasseler**, gegrillt |
| 580 | 270 | 10 | 20 | 140 | 1,8 | 1,8 | 1450 | 80 | 0,2 | 0,05 | 0,15 | 0,25 | 2,6 | 8 | 20 | **Leberkäse**, gebraten |
| 220 | 170 | 25 | 15 | 165 | 4,8 | 2,7 | 7850 | 40 | 0,5 | 0,18 | 0,63 | 0,20 | 10,0 | 65 | 10 | **Leberknödel** |
| 1400 | 400 | 25 | 35 | 200 | 1,6 | 3,2 | 6 | 4 | 0,4 | 0,58 | 0,20 | 0,37 | 2,0 | 2 | 0 | **Nürnberger Würstchen** |
| 360 | 280 | 15 | 20 | 180 | 1,0 | 1,9 | 15 | 8 | 0,8 | 0,03 | 0,07 | 0,29 | 0,4 | 6 | 0 | **Putenschnitzel**, natur |
| 240 | 185 | 25 | 15 | 80 | 1,4 | 2,2 | 10 | 550 | 1,7 | 0,04 | 0,11 | 0,09 | 1,2 | 4 | 2 | **Rindergulasch**, mit Sauce |
| 310 | 220 | 15 | 20 | 170 | 2,3 | 4,5 | 15 | 20 | 1,5 | 0,12 | 0,24 | 0,12 | 3,2 | 3 | 1 | **Rinderroulade**, gefüllt |
| 310 | 370 | 10 | 30 | 190 | 3,0 | 5,9 | 65 | 110 | 0,6 | 0,08 | 0,22 | 0,14 | 4,5 | 4 | 1 | **Rindersteak**, mit Kräuterbutter |
| 2450 | 240 | 30 | 30 | 125 | 1,5 | 1,1 | 5 | 0 | 0,2 | 0,65 | 0,16 | 0,46 | 1,4 | 1 | 0 | **Rippchen**, gekocht |
| 320 | 380 | 10 | 30 | 185 | 2,6 | 5,3 | 15 | 0 | 0,5 | 0,86 | 0,20 | 0,17 | 5,0 | 3 | 0 | **Rumpsteak**, gebraten |
| 210 | 235 | 15 | 20 | 100 | 1,2 | 2,4 | 3 | 480 | 1,1 | 0,29 | 0,16 | 0,26 | 0,9 | 15 | 25 | **Schaschlik**, mit Sauce |
| 250 | 100 | 15 | 10 | 80 | 1,0 | 1,1 | 35 | 30 | 0,4 | 0,10 | 0,10 | 0,08 | 0,7 | 8 | 1 | **Sülze**, Berliner Art |
| 100 | 160 | 5 | 15 | 60 | 0,7 | 1,9 | 6 | 0 | 0,5 | 0,28 | 0,18 | 0,22 | 1,8 | 3 | 0 | **Schweinebauch**, gegrillt |
| 100 | 210 | 10 | 25 | 180 | 1,2 | 2,4 | 6 | 0 | 0,5 | 0,80 | 0,27 | 0,42 | 1,9 | 3 | 0 | **Schweinehaxe**, gegrillt |
| 205 | 370 | 20 | 30 | 180 | 2,1 | 2,0 | 40 | 2 | 0,6 | 0,53 | 0,18 | 0,35 | 0,8 | 2 | 0 | **Schweinekotelett**, paniert |

Der essbare Anteil von 100 g verzehrsfertiger Lebensmittel enthält:

| | Energie kcal | Energie kJ | Dichte kcal/g | Eiweiß g | Fett ges. g | GFS g | EUFS g | MUFS g | Chol. mg | Kohlenhydrate ges. g | Mono/Di g | Poly g | Ball. g | NaCl mg | Wasser g | Portion g |
|---|---|---|---|---|---|---|---|---|---|---|---|---|---|---|---|---|
| **Schweineschnitzel**, natur | 203 | 850 | 2,0 | 28 | 10 | 2,7 | 3,9 | 2,6 | 97 | 0 | 0 | 0 | 0,0 | 760 | 60 | 125 |
| paniert | 227 | 950 | 2,3 | 23 | 11 | 3,8 | 4,2 | 1,9 | 120 | 9 | 1 | 8 | 0,6 | 790 | 54 | 150 |
| Cordon bleu | 219 | 918 | 2,2 | 22 | 10 | 5,8 | 3,0 | 0,6 | 87 | 9 | 1 | 8 | 0,7 | 910 | 55 | 150 |
| **Weißwurst**, Münchner | 307 | 1284 | 3,1 | 12 | 27 | 10,4 | 12,0 | 3,1 | 70 | 2 | 0 | 2 | 0,1 | 1420 | 56 | 125 |
| **Wiener Schnitzel** | 200 | 839 | 2,0 | 18 | 6 | 4,7 | 0,8 | 0,3 | 60 | 17 | 1 | 16 | 1,0 | 580 | 55 | 150 |
| **Wiener Würstchen** | 261 | 1093 | 2,6 | 13 | 23 | 9,6 | 10,7 | 1,7 | 63 | + | 0 | + | 0,1 | 2390 | 59 | 70 (1 Pr) |
| **Würstchen im Schlafrock** | 349 | 1458 | 3,5 | 12 | 27 | 11,0 | 13,2 | 1,5 | 80 | 14 | 0 | 14 | 0,5 | 1020 | 45 | 125 |
| **Fleisch- und Wurstwaren** | | | | | | | | | | | | | | | | |
| **Bierschinken** | 172 | 719 | 1,7 | 17 | 10 | 3,5 | 4,5 | 1,0 | 62 | 2 | 2 | + | 0,0 | 2900 | 68 | 25 |
| **Bierwurst**, bayrisch | 232 | 968 | 2,3 | 16 | 19 | 7,2 | 8,2 | 2,1 | 50 | 0 | 0 | 0 | 0,0 | 2160 | 62 | 25 |
| **Blutwurst/Rotwurst** | 363 | 1520 | 3,6 | 16 | 34 | 13,3 | 14,5 | 4,1 | 41 | + | 0 | + | 0,2 | 1650 | 47 | 25 |
| **Breslauer/Lyoner** | 306 | 1281 | 3,0 | 11 | 29 | 10,9 | 13,3 | 3,4 | 72 | + | 0 | 0 | 0,0 | 1980 | 56 | 25 |
| **Cabanossi** | 451 | 1888 | 4,5 | 15 | 44 | 18,1 | 20,1 | 3,1 | 66 | + | 0 | 0 | 0,2 | 2790 | 36 | 25 |
| **Cervelatwurst** | 391 | 1638 | 3,9 | 20 | 35 | 14,6 | 15,2 | 2,8 | 82 | + | 0 | 0 | 0,1 | 3200 | 40 | 25 |
| **Corned Beef** | 141 | 591 | 1,4 | 22 | 6 | 2,6 | 2,8 | 0,2 | 70 | 0 | 0 | 0 | 0,0 | 2110 | 69 | 30 |
| **Fleischwurst/Stadtwurst** | 300 | 1257 | 3,0 | 12 | 28 | 11,2 | 12,7 | 3,5 | 59 | + | 0 | 0 | 0,1 | 2480 | 56 | 30 |
| **Geflügelmortadella** | 236 | 989 | 2,4 | 13 | 19 | 5,5 | 6,8 | 3,1 | 93 | 4 | 3 | 1 | 0,1 | 2490 | 62 | 25 |
| **Gelbwurst** | 293 | 1228 | 2,9 | 12 | 28 | 10,5 | 12,7 | 3,2 | 55 | + | 0 | 0 | 0,0 | 2540 | 57 | 25 |
| **Jagdwurst** | 203 | 849 | 2,0 | 15 | 16 | 5,6 | 7,1 | 2,2 | 62 | + | 0 | 0 | 0,1 | 2080 | 65 | 25 |
| **Kasseler Aufschnitt** | 142 | 593 | 1,4 | 29 | 3 | 1,1 | 1,3 | 0,3 | 67 | 0 | 0 | 0 | 0,0 | 3560 | 64 | 30 |
| **Knoblauchwurst**, gebrüht | 332 | 1390 | 3,3 | 15 | 31 | 12,8 | 14,1 | 2,2 | 61 | + | 0 | 0 | 0,0 | 2740 | 50 | 25 |
| **Lachsschinken** | 116 | 487 | 1,2 | 18 | 4 | 1,6 | 2,0 | 0,4 | 47 | 0 | 0 | 0 | 0,0 | 6100 | 69 | 20 |
| **Landjäger** | 476 | 1993 | 4,7 | 25 | 42 | 17,6 | 19,4 | 2,8 | 66 | + | 0 | 0 | 0,0 | 4390 | 26 | 30 |
| **Leberpastete** | 314 | 1313 | 3,1 | 14 | 29 | 11,6 | 12,5 | 2,6 | 185 | 1 | + | 0 | 0,2 | 1880 | 53 | 30 |
| **Leberwurst**, fein | 333 | 1392 | 3,3 | 16 | 30 | 12,2 | 13,0 | 2,6 | 175 | 1 | + | + | 0,1 | 1680 | 50 | 30 |
| grob | 354 | 1482 | 3,5 | 14 | 33 | 13,1 | 16,9 | 2,4 | 170 | 1 | + | + | 0,1 | 2060 | 49 | 30 |

| Mineralstoffe | | | | | | | Vitamine | | | | | | | | | |
|---|---|---|---|---|---|---|---|---|---|---|---|---|---|---|---|---|
| Na mg | K mg | Ca mg | Mg mg | P mg | Fe mg | Zn mg | Ret. µg | Caro. µg | E mg | $B_1$ mg | $B_2$ mg | $B_6$ mg | $B_{12}$ µg | Fol. µg | C mg | |
| 300 | 330 | 10 | 30 | 205 | 1,4 | 2,6 | 7 | 0 | 0,9 | 0,87 | 0,29 | 0,46 | 2,1 | 3 | 0 | **Schweineschnitzel**, natur |
| 310 | 280 | 15 | 30 | 185 | 1,4 | 2,2 | 50 | 20 | 0,6 | 0,66 | 0,25 | 0,35 | 1,7 | 10 | 0 | paniert |
| 360 | 260 | 180 | 25 | 260 | 1,6 | 2,9 | 65 | 75 | 0,5 | 0,47 | 0,18 | 0,23 | 1,1 | 10 | 3 | Cordon bleu |
| 560 | 120 | 20 | 10 | 155 | 0,8 | 1,7 | 2 | 50 | 0,3 | 0,19 | 0,04 | 0,10 | 0,9 | 4 | 1 | **Weißwurst**, Münchner |
| 230 | 260 | 40 | 20 | 170 | 1,9 | 1,9 | 15 | 0 | 0,3 | 0,12 | 0,22 | 0,20 | 0,8 | 10 | 1 | **Wiener Schnitzel** |
| 940 | 205 | 15 | 20 | 170 | 2,4 | 1,9 | 3 | 20 | 0,3 | 0,10 | 0,12 | 0,29 | 1,3 | 1 | 25 | **Wiener Würstchen** |
| 400 | 115 | 10 | 20 | 85 | 1,2 | 1,9 | 30 | 0 | 0,5 | 0,10 | 0,10 | 0,11 | 1,0 | 2 | 10 | **Würstchen im Schlafrock** |
| | | | | | | | | | | | | | | | | Fleisch- und Wurstwaren |
| 1140 | 330 | 10 | 15 | 260 | 1,1 | 2,0 | 5 | 0 | 0,2 | 0,60 | 0,05 | 0,34 | 1,3 | 2 | 20 | **Bierschinken** |
| 850 | 220 | 15 | 20 | 120 | 1,2 | 2,2 | 4 | 0 | 0,3 | 0,29 | 0,14 | 0,18 | 1,8 | 2 | 35 | **Bierwurst**, bayrisch |
| 650 | 60 | 15 | 10 | 60 | 10,8 | 0,3 | 5 | 15 | 0,2 | 0,06 | 0,02 | 0,12 | 0,7 | 3 | 0 | **Blutwurst/Rotwurst** |
| 780 | 270 | 10 | 20 | 130 | 0,8 | 1,6 | 4 | 0 | 0,3 | 0,71 | 0,19 | 0,45 | 1,3 | 1 | 25 | **Breslauer/Lyoner** |
| 1100 | 205 | 15 | 15 | 90 | 1,0 | 2,0 | 5 | 180 | 0,3 | 0,25 | 0,16 | 0,17 | 1,8 | 2 | 0 | **Cabanossi** |
| 1260 | 300 | 25 | 10 | 155 | 1,7 | 3,0 | 7 | 0 | 0,3 | 0,10 | 0,20 | 0,40 | 2,3 | 2 | 25 | **Cervelatwurst** |
| 830 | 130 | 30 | 15 | 130 | 2,5 | 4,0 | 10 | 0 | 0,1 | 0,03 | 0,10 | 0,14 | 1,0 | 2 | 10 | **Corned Beef** |
| 975 | 180 | 15 | 15 | 140 | 0,8 | 1,5 | 3 | 18 | 0,7 | 0,15 | 0,11 | 0,20 | 2,0 | 3 | 20 | **Fleischwurst/Stadtwurst** |
| 980 | 230 | 15 | 10 | 190 | 1,2 | 2,0 | 20 | 95 | 0,4 | 0,10 | 0,04 | 0,13 | 0,8 | 9 | 25 | **Geflügelmortadella** |
| 1000 | 240 | 15 | 15 | 180 | 0,7 | 1,5 | 0 | 0 | 0,8 | 0,26 | 0,14 | 0,20 | 1,0 | 3 | 0 | **Gelbwurst** |
| 820 | 260 | 15 | 20 | 145 | 2,9 | 2,8 | 3 | 1 | 0,2 | 0,11 | 0,12 | 0,38 | 1,3 | 2 | 40 | **Jagdwurst** |
| 1400 | 490 | 35 | 30 | 350 | 0,6 | 1,6 | 0 | 0 | 0,3 | 0,68 | 0,15 | 0,40 | 0,4 | 2 | 8 | **Kasseler Aufschnitt** |
| 1080 | 200 | 15 | 15 | 90 | 0,9 | 2,0 | 5 | 0 | 0,3 | 0,22 | 0,15 | 0,16 | 1,8 | 2 | 3 | **Knoblauchwurst**, gebrüht |
| 2400 | 250 | 30 | 30 | 130 | 1,6 | 1,2 | 5 | 0 | 0,2 | 0,69 | 0,17 | 0,49 | 1,5 | 1 | 0 | **Lachsschinken** |
| 1730 | 290 | 20 | 25 | 140 | 1,5 | 3,2 | 5 | 0 | 0,3 | 0,18 | 0,15 | 0,18 | 1,9 | 2 | 25 | **Landjäger** |
| 740 | 170 | 10 | 15 | 190 | 7,0 | 3,3 | 9650 | 0 | 0,3 | 0,03 | 0,60 | 0,45 | 3,2 | 60 | 10 | **Leberpastete** |
| 660 | 245 | 10 | 20 | 210 | 7,5 | 3,6 | 10500 | 1 | 0,3 | 0,26 | 1,31 | 0,34 | 13,5 | 50 | 20 | **Leberwurst**, fein |
| 810 | 140 | 40 | 20 | 155 | 5,3 | 3,1 | 8300 | 1 | 0,4 | 0,21 | 0,92 | 0,36 | 11,5 | 45 | 15 | grob |

Der essbare Anteil von 100 g verzehrsfertiger Lebensmittel enthält:

| | Energie | | | Eiweiß | Fett | | | | | Kohlenhydrate | | | | NaCl | Wasser | Portion |
|---|---|---|---|---|---|---|---|---|---|---|---|---|---|---|---|---|
| | | | Dichte | | ges. | GFS | EUFS | MUFS | Chol. | ges. | Mono/Di | Poly | Ball. | | | |
| | kcal | kJ | kcal/g | g | g | g | g | g | mg | g | g | g | g | mg | g | g |
| **Leberwurst**, Bauernleberwurst | 364 | 1523 | 3,6 | 18 | 33 | 13,6 | 14,4 | 2,7 | 170 | 1 | + | + | 0,0 | 1730 | 46 | 30 |
| Kalbsleberwurst | 345 | 1444 | 3,4 | 13 | 32 | 12,5 | 13,9 | 4,1 | 120 | 2 | 1 | 1 | 0,0 | 1980 | 50 | 30 |
| **Mettwurst**, luftgetrocknet | 335 | 1400 | 3,3 | 20 | 28 | 11,8 | 13,1 | 2,1 | 80 | 0 | 0 | 0 | 0,0 | 3170 | 47 | 30 |
| grob | 294 | 1230 | 2,9 | 19 | 24 | 9,6 | 10,1 | 2,9 | 71 | 0 | 0 | 0 | 0,1 | 2770 | 52 | 30 |
| Braunschweiger | 374 | 1563 | 3,7 | 15 | 35 | 14,6 | 16,3 | 2,7 | 95 | 0 | 0 | 0 | 0,0 | 2770 | 46 | 30 |
| **Mortadella** | 272 | 1137 | 2,7 | 12 | 25 | 8,7 | 11,8 | 3,2 | 90 | + | 0 | 0 | 0,0 | 1700 | 59 | 25 |
| **Pfälzer Saumagen** | 159 | 665 | 1,6 | 17 | 6 | 2,5 | 2,8 | 0,5 | 50 | 7 | 1 | 6 | 1,0 | 2080 | 64 | 30 |
| **Plockwurst** | 317 | 1326 | 3,2 | 21 | 26 | 10,4 | 11,4 | 3,1 | 100 | + | 0 | 0 | 0,0 | 3500 | 48 | 50 |
| **Putenbrust** | 110 | 459 | 1,1 | 23 | 2 | 0,5 | 0,6 | 0,5 | 50 | 1 | + | 0 | 1,0 | 3100 | 71 | 25 |
| **Putensalami** | 180 | 752 | 1,8 | 29 | 7 | 2,7 | 2,8 | 0,7 | 69 | + | + | + | 0,0 | 3230 | 58 | 20 |
| **Rauch-/Bündnerfleisch** | 129 | 540 | 1,3 | 17 | 6 | 2,9 | 2,9 | 0,3 | 60 | 0 | 0 | 0 | 0,0 | 6220 | 68 | 20 |
| **Rotwurst**, Thüringer Art | 178 | 744 | 1,8 | 20 | 11 | 4,5 | 4,7 | 0,9 | 89 | 0 | 0 | 0 | 0,0 | 1780 | 66 | 30 |
| **Salami**, Deutsche | 398 | 1666 | 4,0 | 20 | 36 | 14,0 | 15,5 | 4,3 | 83 | + | 0 | 0 | 0,0 | 5410 | 38 | 25 |
| energiereduziert | 261 | 1094 | 2,6 | 22 | 19 | 7,8 | 8,3 | 1,5 | 83 | 1 | 1 | + | 0,0 | 3280 | 53 | 25 |
| **Schinkenwurst** | 260 | 1087 | 2,6 | 13 | 23 | 8,2 | 10,5 | 2,9 | 67 | 0 | 0 | 0 | 0,0 | 1900 | 60 | 25 |
| **Schwartenmagen** | 181 | 757 | 1,8 | 19 | 11 | 4,1 | 4,2 | 1,1 | 165 | + | + | 0 | 0,0 | 3330 | 62 | 30 |
| **Schweineschinken**, geräuchert | 301 | 1261 | 2,8 | 26 | 22 | 7,6 | 11,0 | 3,2 | 75 | 0 | 0 | 0 | 0,0 | 5330 | 49 | 20 |
| Kochschinken | 128 | 538 | 1,3 | 22 | 4 | 1,4 | 1,7 | 0,4 | 60 | 1 | 1 | 0 | 0,0 | 2450 | 70 | 30 |
| **Schweinespeck**, geräuchert | 615 | 2574 | 6,2 | 9 | 65 | 28,3 | 30,0 | 3,6 | 46 | 0 | 0 | 0 | 0,0 | 4500 | 20 | 30 |
| durchwachsen | 320 | 1340 | 3,2 | 16 | 29 | 11,9 | 12,9 | 1,9 | 60 | 0 | 0 | 0 | 0,0 | 3560 | 54 | 30 |
| **Teewurst**, Rügenwälder Art | 456 | 1908 | 4,5 | 12 | 45 | 19,6 | 20,8 | 2,6 | 70 | 1 | 1 | 0 | 0,0 | 3050 | 39 | 30 |
| energiereduziert | 169 | 709 | 1,7 | 20 | 10 | 3,9 | 4,2 | 0,7 | 63 | + | 0 | 0 | 0,1 | 3020 | 67 | 30 |
| **Zungenwurst** | 286 | 1196 | 2,9 | 17 | 24 | 9,6 | 11,1 | 1,9 | 75 | 1 | 1 | 0 | 0,2 | 1900 | 55 | 30 |
| **Zwiebelwurst** | 407 | 1701 | 4,0 | 11 | 40 | 16,6 | 18,4 | 2,9 | 62 | 1 | 1 | + | 0,1 | 2030 | 44 | 30 |

| Mineralstoffe | | | | | | | Vitamine | | | | | | | | | |
|---|---|---|---|---|---|---|---|---|---|---|---|---|---|---|---|---|
| Na mg | K mg | Ca mg | Mg mg | P mg | Fe mg | Zn mg | Ret. µg | Caro. µg | E mg | $B_1$ mg | $B_2$ mg | $B_6$ mg | $B_{12}$ µg | Fol. µg | C mg | |
| 680 | 240 | 15 | 20 | 190 | 6,1 | 3,3 | 8100 | 7 | 0,4 | 0,28 | 1,00 | 0,32 | 10,7 | 40 | 2 | **Leberwurst**, Bauernleberwurst |
| 780 | 225 | 10 | 15 | 205 | 5,6 | 2,9 | 6600 | 0 | 0,9 | 0,17 | 0,95 | 0,25 | 3,9 | 50 | 25 | Kalbsleberwurst |
| 1250 | 310 | 15 | 25 | 145 | 0,9 | 2,7 | 3 | 0 | 0,3 | 0,63 | 0,20 | 0,41 | 1,5 | 2 | + | **Mettwurst**, luftgetrocknet |
| 1090 | 355 | 15 | 30 | 175 | 1,1 | 2,2 | 3 | 0 | 0,3 | 0,62 | 0,16 | 0,39 | 1,2 | 1 | 30 | grob |
| 1090 | 210 | 15 | 25 | 160 | 1,6 | 2,1 | 5 | 0 | 0,4 | 0,20 | 0,15 | 0,55 | 1,9 | 3 | 30 | Braunschweiger |
| 670 | 205 | 40 | 20 | 145 | 1,4 | 1,4 | 4 | 15 | 0,3 | 0,10 | 0,15 | 0,40 | 1,4 | 2 | 25 | **Mortadella** |
| 820 | 440 | 15 | 30 | 140 | 1,2 | 1,9 | 3 | 4 | 0,2 | 0,60 | 0,16 | 0,45 | 1,2 | 7 | 2 | **Pfälzer Saumagen** |
| 1380 | 355 | 20 | 30 | 185 | 1,7 | 3,4 | 10 | 0 | 0,4 | 0,56 | 0,26 | 0,37 | 3,4 | 3 | + | **Plockwurst** |
| 1220 | 430 | 10 | 25 | 300 | 0,4 | 1,0 | 0 | 10 | 0,1 | 0,08 | 0,17 | 0,42 | 1,2 | 35 | 9 | **Putenbrust** |
| 1270 | 435 | 25 | 30 | 240 | 1,3 | 2,5 | 3 | 1 | 0,5 | 0,40 | 0,16 | 0,60 | 1,1 | 6 | 0 | **Putensalami** |
| 2450 | 275 | 25 | 25 | 160 | 1,8 | 3,4 | 12 | 0 | 0,2 | 0,19 | 0,21 | 0,66 | 3,4 | 2 | 0 | **Rauch-/Bündnerfleisch** |
| 700 | 320 | 10 | 25 | 180 | 5,2 | 2,3 | 1400 | 0 | 0,2 | 0,59 | 0,34 | 0,47 | 3,2 | 9 | 25 | **Rotwurst**, Thüringer Art |
| 2130 | 220 | 35 | 40 | 170 | 1,4 | 3,7 | 4 | 0 | 0,7 | 0,18 | 0,20 | 0,45 | 1,4 | 1 | 30 | **Salami**, Deutsche |
| 1290 | 470 | 20 | 35 | 235 | 1,8 | 3,7 | 9 | 1 | 0,3 | 0,78 | 0,28 | 0,54 | 3,0 | 2 | 0 | energiereduziert |
| 750 | 230 | 15 | 20 | 110 | 0,7 | 1,4 | 3 | 10 | 0,3 | 0,57 | 0,17 | 0,36 | 1,2 | 2 | 25 | **Schinkenwurst** |
| 1310 | 970 | 40 | 65 | 485 | 4,0 | 7,2 | 5 | 165 | 0,4 | 1,00 | 0,58 | 1,15 | 3,8 | 9 | + | **Schwartenmagen** |
| 2100 | 430 | 30 | 25 | 220 | 1,3 | 3,1 | 0 | 0 | 0,1 | 0,41 | 0,19 | 0,40 | 1,0 | 2 | 0 | **Schweineschinken**, geräuchert |
| 965 | 270 | 15 | 25 | 135 | 2,3 | 1,2 | 0 | 0 | 0,3 | 0,61 | 0,21 | 0,36 | 0,6 | 6 | 0 | Kochschinken |
| 1770 | 225 | 10 | 20 | 110 | 0,8 | 0,8 | 5 | 0 | 0,2 | 0,43 | 0,14 | 0,35 | 0,7 | 1 | 0 | **Schweinespeck**, geräuchert |
| 1400 | 140 | 10 | 20 | 210 | 2,2 | 1,5 | 4 | 0 | 0,3 | 0,29 | 0,14 | 0,25 | 1,5 | 3 | 0 | durchwachsen |
| 1200 | 225 | 10 | 10 | 165 | 0,9 | 1,8 | 5 | 35 | 0,3 | 0,32 | 0,07 | 0,17 | 1,8 | 2 | 0 | **Teewurst**, Rügenwälder Art |
| 1190 | 210 | 10 | 20 | 160 | 1,0 | 2,0 | 5 | 70 | 0,3 | 0,59 | 0,20 | 0,43 | 1,8 | 2 | 20 | energiereduziert |
| 750 | 215 | 15 | 15 | 110 | 1,1 | 1,4 | 3 | 70 | 0,3 | 0,53 | 0,23 | 0,35 | 1,1 | 3 | 20 | **Zungenwurst** |
| 800 | 160 | 15 | 15 | 55 | 0,5 | 1,1 | 2 | 2 | 0,3 | 0,21 | 0,11 | 0,17 | 0,9 | 4 | 10 | **Zwiebelwurst** |

Der essbare Anteil von 100 g verzehrsfertiger Lebensmittel enthält:

| | Energie | | | Eiweiß | Fett | | | | | Kohlenhydrate | | | | NaCl | Wasser | Portion |
|---|---|---|---|---|---|---|---|---|---|---|---|---|---|---|---|---|
| | | | Dichte | | ges. | GFS | EUFS | MUFS | Chol. | ges. | Mono/Di | Poly | Ball. | | | |
| | kcal | kJ | kcal/g | g | g | g | g | g | mg | g | g | g | g | mg | g | g |
| Eier | | | | | | | | | | | | | | | | |
| **Entenei** | 184 | 769 | 1,8 | 13 | 14 | 0,4 | 6,0 | 2,4 | 680 | 1 | 1 | 0 | 0,0 | 250 | 70 | 80 |
| **Hühnerei**, roh, o. Schale | 155 | 646 | 1,6 | 13 | 11 | 3,1 | 4,9 | 1,5 | 400 | 1 | 1 | 0 | 0,0 | 370 | 74 | 60 |
| Eigelb, roh | 353 | 1475 | 3,5 | 16 | 32 | 9,2 | 13,2 | 4,2 | 1260 | + | + | 0 | 0,0 | 130 | 50 | 20 |
| Eiklar, roh | 49 | 206 | 0,5 | 11 | + | + | + | 0,0 | 0 | 1 | 1 | 0 | 0,0 | 430 | 87 | 40 |
| **Rührei** | 173 | 723 | 1,7 | 12 | 14 | 6,2 | 5,0 | 1,3 | 450 | 1 | 1 | 0 | 0,0 | 420 | 72 | 125 |
| **Spiegelei** | 220 | 919 | 2,2 | 13 | 18 | 8,2 | 6,0 | 2,0 | 550 | 1 | 1 | 0 | 0,0 | 510 | 66 | 65 |
| **Trockenvollei** | 570 | 2383 | 5,7 | 46 | 42 | 11,6 | 17,7 | 5,6 | 1440 | 2 | 2 | 0 | 0,0 | 1320 | 6 | 10 |
| **Wachtelei** | 153 | 638 | 1,5 | 13 | 11 | 3,6 | 4,3 | 1,3 | 845 | + | + | 0 | 0,0 | 360 | 74 | 10 |
| FISCH, MEERESFRÜCHTE UND IHRE ERZEUGNISSE | | | | | | | | | | | | | | | | |
| Fisch | | | | | | | | | | | | | | | | |
| **Aal** | 280 | 1170 | 2,8 | 15 | 24 | 6,1 | 11,4 | 3,7 | 165 | 0 | 0 | 0 | 0,0 | 160 | 59 | 150 |
| **Barsch** | 81 | 338 | 0,8 | 18 | 1 | 0,2 | 0,1 | 0,2 | 72 | 0 | 0 | 0 | 0,0 | 110 | 79 | 150 |
| **Brasse** | 116 | 485 | 1,2 | 17 | 6 | 1,6 | 1,2 | 1,7 | 70 | 0 | 0 | 0 | 0,0 | 90 | 76 | 150 |
| **Butterfisch** | 146 | 610 | 1,5 | 17 | 8 | 3,4 | 3,4 | 0,6 | 65 | 0 | 0 | 0 | 0,0 | 230 | 74 | 150 |
| **Dorade royal** (Goldbrasse) | 139 | 581 | 1,4 | 19 | 7 | 2,0 | 2,0 | 2,0 | 60 | 0 | 0 | 0 | 0,0 | • | 72 | 150 |
| **Dornhai** | 181 | 757 | 1,8 | 13 | 14 | 4,8 | 5,3 | 3,9 | 23 | 0 | 0 | 0 | 0,0 | 40 | 72 | 150 |
| **Forelle** | 102 | 426 | 1,0 | 20 | 3 | 0,6 | 0,8 | 1,0 | 56 | 0 | 0 | 0 | 0,0 | 150 | 76 | 150 |
| **Hai** | 130 | 544 | 1,3 | 21 | 5 | 0,9 | 1,9 | 1,2 | 60 | 0 | 0 | 0 | 0,0 | 200 | 73 | 150 |
| **Hecht** | 82 | 342 | 0,8 | 18 | 1 | 0,1 | 0,2 | 0,4 | 63 | 0 | 0 | 0 | 0,0 | 190 | 79 | 150 |
| **Heilbutt**, schwarz | 140 | 584 | 1,4 | 13 | 10 | 1,6 | 6,7 | 1,0 | 45 | 0 | 0 | 0 | 0,0 | 220 | 75 | 150 |
| weiß | 96 | 400 | 1,0 | 20 | 2 | 0,3 | 0,4 | 0,7 | 24 | 0 | 0 | 0 | 0,0 | 160 | 76 | 150 |
| **Hering** | 233 | 973 | 2,3 | 18 | 18 | 3,3 | 8,9 | 4,4 | 77 | 0 | 0 | 0 | 0,0 | 300 | 62 | 100 |
| **Kabeljau** (Dorsch) | 76 | 317 | 0,8 | 18 | 1 | 0,1 | 0,1 | 0,3 | 34 | 0 | 0 | 0 | 0,0 | 180 | 80 | 150 |
| **Karpfen** | 115 | 480 | 1,2 | 18 | 5 | 1,0 | 2,2 | 1,1 | 75 | 0 | 0 | 0 | 0,0 | 75 | 75 | 150 |

| Mineralstoffe | | | | | | | Vitamine | | | | | | | | | |
|---|---|---|---|---|---|---|---|---|---|---|---|---|---|---|---|---|
| Na mg | K mg | Ca mg | Mg mg | P mg | Fe mg | Zn mg | Ret. µg | Caro. µg | E mg | $B_1$ mg | $B_2$ mg | $B_6$ mg | $B_{12}$ µg | Fol. µg | C mg | |
| | | | | | | | | | | | | | | | | Eier |
| 100 | 150 | 65 | 15 | 180 | 2,7 | 1,4 | 540 | 1200 | 0,8 | 0,16 | 0,53 | 0,25 | 5,4 | 80 | 0 | **Entenei** |
| 145 | 145 | 55 | 10 | 215 | 2,1 | 1,3 | 270 | 15 | 2,0 | 0,10 | 0,31 | 0,08 | 1,8 | 65 | 0 | **Hühnerei**, roh, o. Schale |
| 50 | 140 | 140 | 15 | 590 | 7,2 | 3,8 | 880 | 30 | 5,7 | 0,29 | 0,40 | 0,30 | 2,0 | 160 | 0 | Eigelb, roh |
| 170 | 155 | 10 | 10 | 20 | 0,2 | + | 0 | 0 | 0,0 | 0,02 | 0,32 | 0,01 | 0,1 | 15 | + | Eiklar, roh |
| 165 | 150 | 65 | 10 | 200 | 1,8 | 1,2 | 200 | 10 | 1,5 | 0,09 | 0,28 | 0,08 | 1,5 | 50 | 0 | **Rührei** |
| 200 | 140 | 50 | 10 | 200 | 1,7 | 1,2 | 240 | 10 | 1,5 | 0,08 | 0,28 | 0,06 | 1,7 | 60 | 0 | **Spiegelei** |
| 520 | 490 | 190 | 45 | 760 | 8,8 | 5,0 | 800 | • | 2,7 | 0,44 | 1,38 | 0,08 | 9,5 | 180 | 0 | **Trockenvollei** |
| 140 | 130 | 65 | 15 | 225 | 3,6 | 1,5 | 155 | 10 | 1,1 | 0,13 | 0,79 | 0,15 | 1,6 | 65 | 0 | **Wachtelei** |
| | | | | | | | | | | | | | | | | FISCH, MEERESFRÜCHTE UND IHRE ERZEUGNISSE |
| | | | | | | | | | | | | | | | | Fisch |
| 65 | 280 | 15 | 25 | 335 | 0,8 | 2,0 | 980 | 0 | 8,0 | 0,18 | 0,32 | 0,28 | 1,0 | 15 | 2 | **Aal** |
| 45 | 330 | 95 | 25 | 240 | 0,4 | 0,6 | 7 | 0 | 1,5 | 0,08 | 0,12 | 0,23 | 1,0 | 15 | 2 | **Barsch** |
| 35 | 475 | 55 | 50 | 245 | 0,7 | 0,8 | 4 | 0 | 2,6 | 0,06 | 0,05 | 0,15 | 1,5 | 25 | 1 | **Brasse** |
| 90 | 375 | 20 | 25 | 240 | 0,5 | 0,8 | 30 | 0 | • | 0,12 | 0,15 | 0,30 | 1,9 | 15 | + | **Butterfisch** |
| • | • | • | • | • | • | • | • | 0 | • | • | • | • | • | • | • | **Dorade royal** (Goldbrasse) |
| 15 | 220 | 5 | 25 | 210 | 0,5 | 0,3 | 240 | 0 | 0,6 | 0,05 | 0,14 | 0,20 | 1,8 | 3 | 1 | **Dornhai** |
| 60 | 375 | 10 | 25 | 245 | 0,4 | 0,5 | 30 | 0 | 1,7 | 0,08 | 0,08 | 0,23 | 4,5 | 9 | 3 | **Forelle** |
| 80 | 160 | 35 | 50 | 210 | 0,8 | 0,4 | 70 | 0 | 1,0 | 0,04 | 0,06 | 0,40 | 1,5 | 3 | 0 | **Hai** |
| 75 | 315 | 30 | 30 | 240 | 0,5 | 0,8 | 14 | 0 | 0,9 | 0,09 | 0,06 | 0,15 | 2,0 | 6 | 3 | **Hecht** |
| 85 | 345 | 20 | 20 | 150 | 0,4 | 0,4 | 30 | 0 | 0,9 | 0,07 | 0,07 | 0,43 | 1,0 | 10 | 1 | **Heilbutt**, schwarz |
| 65 | 445 | 15 | 30 | 200 | 0,6 | 0,4 | 30 | 0 | 0,9 | 0,08 | 0,07 | 0,42 | 1,0 | 9 | 1 | weiß |
| 120 | 360 | 35 | 30 | 250 | 1,1 | 0,7 | 40 | 0 | 1,5 | 0,04 | 0,22 | 0,45 | 8,5 | 5 | 1 | **Hering** |
| 70 | 350 | 30 | 25 | 195 | 0,3 | 0,4 | 7 | 0 | 1,0 | 0,06 | 0,05 | 0,20 | 1,2 | 8 | 2 | **Kabeljau** (Dorsch) |
| 30 | 400 | 65 | 55 | 250 | 0,7 | 0,7 | 45 | 0 | 0,5 | 0,07 | 0,05 | 0,15 | 1,5 | 25 | 1 | **Karpfen** |

Der essbare Anteil von 100 g verzehrsfertiger Lebensmittel enthält:

| | Energie | | | Eiweiß | Fett | | | | | Kohlenhydrate | | | | NaCl | Wasser | Portion |
|---|---|---|---|---|---|---|---|---|---|---|---|---|---|---|---|---|
| | | | Dichte | | ges. | GFS | EUFS | MUFS | Chol. | ges. | Mono/Di | Poly | Ball. | | | |
| | kcal | kJ | kcal/g | g | g | g | g | g | mg | g | g | g | g | mg | g | g |
| **Lachs** | 202 | 843 | 2,0 | 20 | 14 | 2,9 | 6,1 | 4,2 | 44 | 0 | 0 | 0 | 0,0 | 150 | 65 | 150 |
| **Makrele** | 182 | 760 | 1,8 | 19 | 12 | 3,4 | 4,8 | 2,9 | 80 | 0 | 0 | 0 | 0,0 | 200 | 68 | 150 |
| **Meeräsche** | 120 | 502 | 1,2 | 20 | 4 | 1,5 | 1,4 | 0,9 | 80 | 0 | 0 | 0 | 0,0 | 180 | 74 | 150 |
| **Merlan** | 92 | 385 | 0,9 | 21 | 1 | 0,1 | 0,3 | 0,2 | 46 | 0 | 0 | 0 | 0,0 | 330 | 76 | 150 |
| **Pangasius** | 77 | 321 | 0,8 | 15 | 2 | 0,8 | 0,7 | 0,2 | 40 | 0 | 0 | 0 | 0,0 | 130 | 80 | 150 |
| **Red Snapper** (Schnappfisch) | 100 | 418 | 1,0 | 21 | 1 | 0,3 | 0,3 | 0,5 | 37 | 0 | 0 | 0 | 0,0 | 160 | 76 | 150 |
| **Renke** (Felchen) | 100 | 418 | 1,0 | 18 | 3 | 0,7 | 1,4 | 1,0 | 60 | 0 | 0 | 0 | 0,0 | 370 | 77 | 150 |
| **Rotbarsch** | 105 | 438 | 1,1 | 18 | 4 | 0,8 | 1,9 | 0,9 | 30 | 0 | 0 | 0 | 0,0 | 200 | 76 | 150 |
| **Sardelle** | 101 | 422 | 1,0 | 20 | 2 | 0,6 | 0,5 | 0,7 | 15 | 0 | 0 | 0 | 0,0 | 250 | 75 | 5 |
| **Sardine** | 118 | 498 | 1,2 | 19 | 5 | 1,2 | 1,1 | 1,7 | 15 | 0 | 0 | 0 | 0,0 | 250 | 73 | 100 |
| **Schellfisch** | 77 | 326 | 0,8 | 18 | 1 | 0,1 | 0,1 | 0,3 | 35 | 0 | 0 | 0 | 0,0 | 290 | 80 | 150 |
| **Schleie** | 77 | 321 | 0,8 | 18 | 1 | 0,2 | 0,4 | 0,2 | 70 | 0 | 0 | 0 | 0,0 | 90 | 76 | 150 |
| **Scholle** | 86 | 361 | 0,9 | 17 | 1 | 0,3 | 0,3 | 0,6 | 63 | 0 | 0 | 0 | 0,0 | 270 | 80 | 150 |
| **Schwertfisch** | 117 | 489 | 1,2 | 19 | 4 | 0,9 | 1,9 | 1,3 | 39 | 0 | 0 | 0 | 0,0 | 250 | 74 | 150 |
| **Seehecht** | 92 | 386 | 0,9 | 17 | 3 | 0,6 | 0,6 | 0,9 | 50 | 0 | 0 | 0 | 0,0 | 250 | 79 | 150 |
| **Seelachs** (Köhler) | 81 | 339 | 0,8 | 18 | 1 | 0,1 | 0,2 | 0,2 | 40 | 0 | 0 | 0 | 0,0 | 200 | 80 | 150 |
| Alaska pollack | 74 | 309 | 0,7 | 17 | 1 | 0,2 | 0,2 | 0,3 | 70 | 0 | 0 | 0 | 0,0 | 250 | 81 | 150 |
| **Seeteufel** (Anglerfisch) | 66 | 278 | 0,7 | 15 | 1 | 0,2 | 0,2 | 0,3 | 25 | 0 | 0 | 0 | 0,0 | 280 | 83 | 150 |
| **Seezunge** | 83 | 346 | 0,8 | 18 | 1 | 0,4 | 0,5 | 0,4 | 50 | 0 | 0 | 0 | 0,0 | 250 | 80 | 150 |
| **Steinbeißer** (Katfisch) | 81 | 339 | 0,8 | 16 | 2 | 0,4 | 0,8 | 0,6 | 35 | 0 | 0 | 0 | 0,0 | 270 | 80 | 150 |
| **Thunfisch** | 226 | 944 | 2,3 | 22 | 16 | 4,2 | 4,2 | 4,8 | 70 | 0 | 0 | 0 | 0,0 | 110 | 61 | 150 |
| **Wels** (Waller) | 163 | 681 | 1,6 | 15 | 11 | 3,2 | 2,7 | 2,2 | 150 | 0 | 0 | 0 | 0,0 | 50 | 72 | 150 |
| **Zander** | 83 | 346 | 0,8 | 19 | 1 | 0,2 | 0,2 | 0,3 | 70 | 0 | 0 | 0 | 0,0 | 65 | 78 | 150 |

| Mineralstoffe | | | | | | | Vitamine | | | | | | | | | |
|---|---|---|---|---|---|---|---|---|---|---|---|---|---|---|---|---|
| Na mg | K mg | Ca mg | Mg mg | P mg | Fe mg | Zn mg | Ret. µg | Caro. µg | E mg | $B_1$ mg | $B_2$ mg | $B_6$ mg | $B_{12}$ µg | Fol. µg | C mg | |
| 60 | 330 | 15 | 25 | 240 | 0,6 | 0,5 | 40 | 0 | 2,2 | 0,17 | 0,17 | 1,00 | 2,9 | 3 | 1 | **Lachs** |
| 80 | 380 | 10 | 30 | 245 | 1,2 | 0,5 | 100 | 0 | 1,3 | 0,13 | 0,36 | 0,63 | 9,0 | 1 | + | **Makrele** |
| 70 | 400 | 55 | 30 | 220 | 1,5 | 0,6 | 45 | 0 | 1,0 | 0,06 | 0,15 | 0,43 | 2,2 | 15 | + | **Meeräsche** |
| 130 | 300 | 40 | 30 | 190 | 1,0 | 0,3 | 15 | 0 | 0,2 | 0,05 | 0,10 | 0,30 | 2,1 | 15 | + | **Merlan** |
| 50 | 240 | 10 | 20 | 150 | 0,2 | 0,5 | 15 | 0 | 0,3 | 0,05 | 0,17 | 0,13 | 0,7 | 10 | + | **Pangasius** |
| 65 | 420 | 30 | 30 | 200 | 0,2 | 0,3 | 30 | 0 | 0,5 | 0,05 | 0,01 | 0,40 | 3,0 | 5 | 2 | **Red Snapper** (Schnappfisch) |
| 145 | 385 | 15 | 30 | 245 | 1,1 | 1,5 | 20 | 0 | 2,7 | 0,09 | 0,11 | 0,35 | 3,2 | 9 | 1 | **Renke** (Felchen) |
| 80 | 310 | 20 | 30 | 200 | 0,7 | 0,3 | 15 | 0 | 1,3 | 0,11 | 0,08 | 0,40 | 3,8 | 10 | 1 | **Rotbarsch** |
| 100 | 280 | 80 | 40 | 230 | 4,9 | 0,9 | 20 | 0 | 0,5 | 0,07 | 0,27 | 0,14 | 0,6 | 4 | + | **Sardelle** |
| 100 | 420 | 85 | 25 | 250 | 2,4 | 1,6 | 20 | 0 | 0,5 | 0,02 | 0,25 | 0,96 | 0,1 | 4 | + | **Sardine** |
| 115 | 300 | 20 | 25 | 180 | 0,6 | 0,3 | 15 | 0 | 0,4 | 0,05 | 0,17 | 0,30 | 0,7 | 9 | 2 | **Schellfisch** |
| 35 | 400 | 60 | 50 | 215 | 0,8 | 1,1 | 1 | 0 | 0,1 | 0,08 | 0,18 | 0,29 | 2,0 | 20 | 1 | **Schleie** |
| 105 | 310 | 60 | 20 | 200 | 0,9 | 0,5 | 3 | 0 | 0,8 | 0,21 | 0,22 | 0,22 | 1,5 | 10 | 2 | **Scholle** |
| 100 | 340 | 10 | 20 | 500 | 0,9 | 1,1 | 20 | 0 | 1,0 | 0,05 | 0,08 | 0,33 | 0,6 | 2 | 1 | **Schwertfisch** |
| 100 | 295 | 40 | 25 | 140 | 0,7 | 0,3 | 15 | 0 | 0,6 | 0,10 | 0,20 | 0,24 | 2,0 | 15 | 1 | **Seehecht** |
| 80 | 375 | 15 | 50 | 300 | 1,0 | 0,6 | 6 | 0 | 0,2 | 0,09 | 0,35 | 0,20 | 3,5 | 3 | 1 | **Seelachs** (Köhler) |
| 100 | 330 | 15 | 25 | 300 | 0,2 | 0,6 | 20 | 0 | 0,2 | 0,17 | 0,17 | 0,40 | 1,2 | 10 | 1 | Alaska pollack |
| 110 | 235 | 20 | 30 | 220 | 0,3 | 0,5 | 7 | 0 | 1,0 | 0,02 | 0,06 | 0,15 | 2,0 | 10 | 1 | **Seeteufel** (Anglerfisch) |
| 100 | 310 | 30 | 50 | 195 | 0,8 | 0,3 | 1 | 0 | 0,8 | 0,06 | 0,10 | 0,25 | 1,0 | 10 | + | **Seezunge** |
| 105 | 280 | 20 | 25 | 180 | 1,0 | 0,6 | 20 | 0 | 2,1 | 0,20 | 0,06 | 0,35 | 2,2 | 10 | 1 | **Steinbeißer** (Katfisch) |
| 45 | 360 | 40 | 50 | 200 | 1,0 | 0,1 | 450 | 0 | 1,2 | 0,16 | 0,16 | 0,46 | 4,3 | 15 | 1 | **Thunfisch** |
| 20 | 420 | 25 | 55 | 150 | 0,6 | 0,4 | 15 | 0 | 0,5 | 0,04 | 0,03 | 0,20 | 2,0 | 25 | 1 | **Wels** (Waller) |
| 25 | 390 | 50 | 50 | 195 | 0,6 | 0,6 | 2 | 0 | 1,0 | 0,16 | 0,25 | 0,24 | 1,5 | 10 | 1 | **Zander** |

Der essbare Anteil von 100 g verzehrsfertiger Lebensmittel enthält:

| | Energie | | | Eiweiß | Fett | | | | | Kohlenhydrate | | | | NaCl | Wasser | Portion |
|---|---|---|---|---|---|---|---|---|---|---|---|---|---|---|---|---|
| | | | Dichte | | ges. | GFS | EUFS | MUFS | Chol. | ges. | Mono/Di | Poly | Ball. | | | |
| | kcal | kJ | kcal/g | g | g | g | g | g | mg | g | g | g | g | mg | g | g |
| **Krusten- und Weichtiere** | | | | | | | | | | | | | | | | |
| **Auster**, ausgelöst | 66 | 275 | 0,7 | 9 | 1 | 0,4 | 0,2 | 0,3 | 125 | 5 | 0 | 5 | 0,0 | 400 | 83 | 100 |
| **Flusskrebs** | 70 | 293 | 0,7 | 15 | 1 | 0,1 | 0,1 | 0,2 | 160 | 1 | 0 | 1 | 0,0 | 640 | 82 | 100 |
| **Hummer**, ausgelöst | 83 | 350 | 0,8 | 16 | 2 | 0,3 | 0,4 | 0,7 | 90 | 1 | 0 | 1 | 0,0 | 690 | 79 | 100 |
| **Jakobsmuschel** | 77 | 322 | 0,8 | 11 | 1 | 0,3 | 0,1 | 0,3 | 150 | 6 | 0 | 6 | 0,0 | 520 | 80 | 100 |
| **Krabben** | 91 | 382 | 0,9 | 19 | 2 | 0,2 | 0,3 | 0,5 | 140 | 1 | 0 | 1 | 0,0 | 370 | 76 | 100 |
| **Languste** (Scampi) | 84 | 351 | 0,8 | 17 | 1 | 0,1 | 0,2 | 0,6 | 140 | 1 | 0 | 1 | 0,0 | 460 | 79 | 100 |
| **Miesmuschel**, ausgelöst | 70 | 291 | 0,7 | 11 | 2 | 0,6 | 0,5 | 0,7 | 125 | 2 | 0 | 2 | 0,0 | 760 | 83 | 100 |
| **Nordseegarnele**, ausgelöst | 87 | 363 | 0,9 | 19 | 1 | 0,3 | 0,2 | 0,5 | 135 | 0 | 0 | 0 | 0,0 | 370 | 78 | 100 |
| **Shrimps**, ausgelöst | 92 | 386 | 0,9 | 19 | 2 | 0,2 | 0,3 | 0,5 | 145 | 1 | 0 | 1 | 0,0 | 330 | 77 | 100 |
| **Tiefseegarnele**, in Dosen | 94 | 393 | 0,9 | 21 | 1 | 0,2 | 0,4 | 0,4 | 200 | 0 | 0 | 0 | 0,0 | 2500 | 75 | 100 |
| **Tintenfisch** | 73 | 307 | 0,7 | 16 | 1 | 0,2 | 0,2 | 0,3 | 275 | 0 | 0 | 0 | 0,0 | 1000 | 81 | 100 |
| **Fischwaren und Fischgerichte** | | | | | | | | | | | | | | | | |
| **Aal**, geräuchert | 328 | 1371 | 3,3 | 18 | 29 | 7,4 | 13,8 | 4,5 | 160 | 0 | 0 | 0 | 0,0 | 1270 | 51 | 50 |
| **Bückling** | 224 | 934 | 2,2 | 21 | 16 | 2,9 | 7,6 | 3,9 | 70 | 0 | 0 | 0 | 0,0 | 1750 | 62 | 125 |
| **Fischfrikadelle**, gebraten | 178 | 745 | 1,8 | 15 | 8 | 2,6 | 2,3 | 2,3 | 60 | 11 | 1 | 10 | 0,8 | 1400 | 62 | 150 |
| **Fischstäbchen**, frittiert | 253 | 1059 | 2,5 | 12 | 16 | 7,6 | 2,0 | 4,2 | 65 | 15 | 1 | 14 | 0,9 | 590 | 54 | 150 |
| **Forellenfilet**, geräuchert | 110 | 459 | 1,1 | 21 | 3 | 0,7 | 0,8 | 1,1 | 60 | 0 | 0 | 0 | 0,0 | 250 | 75 | 75 |
| **Heilbutt**, geräuchert | 223 | 932 | 2,2 | 17 | 17 | 2,6 | 11,7 | 1,6 | 70 | 0 | 0 | 0 | 0,0 | 1320 | 63 | 125 |
| **Hering**, Bismarck- | 210 | 877 | 2,1 | 16 | 16 | 3,0 | 8,0 | 4,0 | 75 | 0 | 0 | 0 | 0,0 | 2770 | 65 | 100 |
| Brathering | 216 | 902 | 2,2 | 17 | 15 | 4,3 | 7,0 | 2,5 | 85 | 3 | 0 | 0 | 0,0 | 1490 | 62 | 150 |
| Matjesfilet | 240 | 1005 | 2,4 | 14 | 20 | 4,2 | 10,3 | 3,9 | 125 | 1 | + | 0 | 0,2 | 11680 | 52 | 150 |
| Filet in Meerrettichsauce | 197 | 826 | 2,0 | 13 | 14 | 3,7 | 6,3 | 3,2 | 50 | 4 | 2 | 2 | 0,3 | 300 | 66 | 80 |
| Filet in Tomatensauce | 122 | 512 | 1,2 | 7 | 9 | 3,2 | 3,3 | 1,6 | 30 | 3 | 1 | 2 | 0,6 | 380 | 78 | 80 |
| Rollmops | 140 | 585 | 1,4 | 12 | 10 | 1,7 | 4,7 | 2,3 | 80 | 1 | 1 | + | 0,4 | 8890 | 74 | 80 |
| **Heringssalat**, mit saurer Sahne | 117 | 488 | 1,2 | 5 | 7 | 0,4 | 3,1 | 1,0 | 35 | 8 | 1 | 7 | 0,7 | 2130 | 75 | 125 |

| Mineralstoffe | | | | | | | Vitamine | | | | | | | | | |
|---|---|---|---|---|---|---|---|---|---|---|---|---|---|---|---|---|
| Na mg | K mg | Ca mg | Mg mg | P mg | Fe mg | Zn mg | Ret. µg | Caro. µg | E mg | $B_1$ mg | $B_2$ mg | $B_6$ mg | $B_{12}$ µg | Fol. µg | C mg | |
| | | | | | | | | | | | | | | | | **Krusten- und Weichtiere** |
| 160 | 185 | 80 | 30 | 155 | 3,1 | 22,0 | 95 | 0 | 0,9 | 0,16 | 0,20 | 0,22 | 14,5 | 7 | 1 | **Auster**, ausgelöst |
| 250 | 255 | 45 | 25 | 225 | 2,0 | 1,3 | 1 | 0 | 0,1 | 0,15 | 0,10 | 0,21 | 2,0 | 20 | 3 | **Flusskrebs** |
| 270 | 220 | 60 | 25 | 235 | 1,0 | 1,6 | 1 | 1 | 1,5 | 0,13 | 0,09 | 1,18 | 1,0 | 15 | 3 | **Hummer**, ausgelöst |
| 205 | 310 | 70 | 50 | 150 | 7,5 | 2,0 | 30 | 0 | 0,5 | 0,10 | 0,19 | 0,07 | 2,0 | 15 | + | **Jakobsmuschel** |
| 145 | 265 | 90 | 70 | 225 | 1,7 | 2,2 | 2 | 0 | 4,0 | 0,05 | 0,03 | 0,13 | 0,8 | 7 | 2 | **Krabben** |
| 180 | 500 | 70 | 20 | 215 | 1,3 | 2,0 | 25 | 0 | 0,2 | 0,01 | 0,08 | 0,21 | 0,5 | 15 | 2 | **Languste** (Scampi) |
| 300 | 285 | 25 | 30 | 200 | 4,2 | 1,8 | 55 | 0 | 0,8 | 0,16 | 0,22 | 0,08 | 8,0 | 35 | 3 | **Miesmuschel**, ausgelöst |
| 145 | 230 | 90 | 65 | 225 | 0,6 | 2,2 | 2 | 0 | 0,1 | 0,05 | 0,03 | 0,13 | 1,7 | 10 | 2 | **Nordseegarnele**, ausgelöst |
| 130 | 240 | 100 | 65 | 210 | 1,5 | 2,2 | 2 | 0 | 4,2 | 0,04 | 0,03 | 0,11 | 0,8 | 6 | 2 | **Shrimps**, ausgelöst |
| 980 | 100 | 110 | 50 | 150 | 5,0 | 2,3 | 2 | 1 | 0,1 | 0,01 | 0,02 | 0,03 | 2,0 | 15 | 1 | **Tiefseegarnele**, in Dosen |
| 390 | 270 | 25 | 30 | 140 | 0,8 | 0,7 | 3 | 0 | 2,4 | 0,07 | 0,05 | 0,39 | 2,5 | 2 | 1 | **Tintenfisch** |
| | | | | | | | | | | | | | | | | **Fischwaren und Fischgerichte** |
| 500 | 245 | 20 | 20 | 250 | 0,7 | 0,5 | 940 | 0 | 5,5 | 0,19 | 0,37 | 0,16 | 1,0 | 7 | 1 | **Aal**, geräuchert |
| 690 | 345 | 35 | 30 | 255 | 1,1 | 0,7 | 30 | 0 | 1,6 | 0,04 | 0,25 | 0,50 | 9,7 | 5 | 0 | **Bückling** |
| 550 | 225 | 55 | 25 | 180 | 0,8 | 0,6 | 40 | 65 | 1,4 | 0,09 | 0,10 | 0,23 | 2,4 | 20 | 1 | **Fischfrikadelle**, gebraten |
| 230 | 195 | 15 | 20 | 125 | 0,3 | 0,5 | 15 | 0 | 3,9 | 0,10 | 0,13 | 0,25 | 0,8 | 9 | 1 | **Fischstäbchen**, frittiert |
| 100 | 310 | 15 | 25 | 230 | 0,4 | 0,6 | 20 | 0 | 1,7 | 0,07 | 0,06 | 0,18 | 4,5 | 7 | 2 | **Forellenfilet**, geräuchert |
| 520 | 265 | 20 | 20 | 300 | 0,9 | 0,5 | 35 | 0 | 0,8 | 0,06 | 0,04 | 0,30 | 1,0 | 10 | 0 | **Heilbutt**, geräuchert |
| 1090 | 75 | 40 | 10 | 150 | 1,5 | 0,6 | 30 | 0 | 1,3 | 0,05 | 0,21 | 0,15 | 8,0 | 3 | 1 | **Hering**, Bismarck- |
| 585 | 185 | 35 | 40 | 240 | 1,1 | 0,8 | 20 | 0 | 1,3 | 0,01 | 0,13 | 0,20 | 5,0 | 3 | 0 | Brathering |
| 4600 | 395 | 60 | 40 | 205 | 1,3 | 0,9 | 45 | 3 | 2,2 | 0,04 | 0,21 | 0,28 | 4,7 | 5 | 1 | Matjesfilet |
| 120 | 270 | 70 | 25 | 180 | 0,7 | 0,6 | 45 | 30 | 0,9 | 0,04 | 0,19 | 0,25 | 4,9 | 6 | 4 | Filet in Meerrettichsauce |
| 150 | 200 | 20 | 15 | 100 | 0,5 | 0,3 | 10 | 220 | 0,8 | 0,03 | 0,09 | 0,17 | 2,9 | 10 | 5 | Filet in Tomatensauce |
| 3500 | 210 | 80 | 30 | 220 | 1,2 | 0,6 | 30 | 125 | 0,9 | 0,04 | 0,18 | 0,15 | 6,5 | 8 | 3 | Rollmops |
| 840 | 300 | 30 | 20 | 70 | 0,8 | 0,4 | 20 | 35 | 0,3 | 0,05 | 0,05 | 0,12 | 0,7 | 9 | 9 | **Heringssalat**, mit saurer Sahne |

Der essbare Anteil von 100 g verzehrsfertiger Lebensmittel enthält:

| | Energie | | | Eiweiß | Fett | | | | | Kohlenhydrate | | | | NaCl | Wasser | Portion |
|---|---|---|---|---|---|---|---|---|---|---|---|---|---|---|---|---|
| | | | Dichte | | ges. | GFS | EUFS | MUFS | Chol. | ges. | Mono/Di | Poly | Ball. | | | |
| | kcal | kJ | kcal/g | g | g | g | g | g | mg | g | g | g | g | mg | g | g |
| **Kabeljaufilet**, paniert | 170 | 713 | 1,7 | 16 | 7 | 5,3 | 0,9 | 0,6 | 75 | 9 | 1 | 8 | 0,6 | 650 | 64 | 180 |
| **Kaviar**, echt | 259 | 1085 | 2,6 | 26 | 16 | 2,8 | 3,1 | 5,0 | 300 | 4 | 0 | 4 | 0,0 | 4930 | 47 | 5 |
| **Kaviarersatz** | 121 | 505 | 1,2 | 14 | 6 | 1,1 | 1,2 | 2,1 | 330 | 2 | 0 | 2 | 0,0 | 5330 | 72 | 5 |
| **Lachs**, Konserve, in Öl | 171 | 718 | 1,7 | 19 | 11 | 1,7 | 3,3 | 5,5 | 55 | 0 | 0 | 0 | 0,0 | 10410 | 59 | 50 |
| geräuchert | 190 | 794 | 1,9 | 21 | 12 | 3,1 | 4,6 | 4,1 | 60 | 0 | 0 | 0 | 0,0 | 150 | 66 | 75 |
| **Makrele**, geräuchert | 335 | 1400 | 3,4 | 19 | 29 | 8,0 | 11,0 | 7,0 | 65 | 0 | 0 | 0 | 0,0 | 1830 | 50 | 75 |
| **Sardelle**, gesalzen | 88 | 367 | 0,9 | 18 | 2 | 0,6 | 0,4 | 0,7 | 40 | 0 | 0 | 0 | 0,0 | 12700 | 66 | 5 |
| **Sardine**, Konserve, in Öl | 222 | 926 | 2,2 | 24 | 14 | 2,8 | 4,7 | 3,5 | 140 | 0 | 0 | 0 | 0,0 | 930 | 55 | 25 |
| **Scampi**, gegrillt | 138 | 577 | 1,4 | 20 | 6 | 1,0 | 3,2 | 1,0 | 150 | 1 | + | 1 | 0,0 | 770 | 71 | 125 |
| **Schillerlocke** | 168 | 703 | 1,7 | 26 | 7 | 2,2 | 2,4 | 1,8 | 25 | 0 | 0 | 0 | 0,0 | 1600 | 64 | 150 |
| **Schlemmerfilet** | 181 | 757 | 1,8 | 15 | 10 | 3,9 | 4,6 | 0,8 | 75 | 7 | 1 | 6 | 0,7 | 790 | 64 | 250 |
| **Scholle**, paniert | 182 | 762 | 1,8 | 15 | 10 | 1,4 | 2,6 | 4,6 | 85 | 8 | 1 | 7 | 0,4 | 740 | 64 | 200 |
| gefüllt | 200 | 835 | 2,0 | 13 | 12 | 5,5 | 2,5 | 2,8 | 80 | 10 | 1 | 9 | 0,5 | 810 | 64 | 200 |
| **Seelachs**, in Öl | 150 | 628 | 1,5 | 20 | 8 | 3,0 | 2,0 | 3,0 | 25 | 0 | 0 | 0 | 0,0 | 7370 | 62 | 50 |
| Filet, paniert, zub. o. Fett | 152 | 638 | 1,5 | 17 | 3 | 0,8 | 0,8 | 0,9 | 60 | 16 | 1 | 15 | 0,9 | 510 | 61 | 100 |
| **Sprotte**, geräuchert | 241 | 1007 | 2,4 | 19 | 18 | 4,6 | 7,2 | 4,5 | 115 | 0 | 0 | 0 | 0,0 | 2000 | 60 | 75 |
| **Thunfisch**, Konserve, i. Öl, abgetr. | 283 | 1182 | 2,8 | 24 | 21 | 3,8 | 5,8 | 9,9 | 32 | 0 | 0 | 0 | 0,0 | 740 | 52 | 60 |
| **Tintenfisch**, Bierteig, ausgeb. | 134 | 560 | 1,3 | 15 | 4 | 0,7 | 1,0 | 1,8 | 240 | 9 | + | 9 | 0,3 | 1090 | 70 | 250 |

## FETTE UND ÖLE

### Pflanzliche Öle und Fette

| | | | | | | | | | | | | | | | | |
|---|---|---|---|---|---|---|---|---|---|---|---|---|---|---|---|---|
| **Distelöl** (Safloröl) | 900 | 3762 | 9,0 | 0 | 100 | 9,5 | 10,9 | 75,6 | 0 | 0 | 0 | 0 | 0,0 | 0 | 0 | 12 (1 EL) |
| **Erdnussöl** | 900 | 3762 | 9,0 | 0 | 100 | 19,8 | 55,9 | 21,6 | 1 | 0 | 0 | 0 | 0,0 | 0 | 0 | 12 (1 EL) |
| **Kürbiskernöl** | 900 | 3762 | 9,0 | 0 | 100 | 16,6 | 28,0 | 49,7 | 3 | 0 | 0 | 0 | 0,0 | 0 | 0 | 12 (1 EL) |
| **Leinöl** | 900 | 3762 | 9,0 | 0 | 100 | 10,0 | 19,2 | 67,1 | 4 | 0 | 0 | 0 | 0,0 | 3 | 0 | 12 (1 EL) |
| **Maiskeimöl** | 900 | 3762 | 9,0 | 0 | 100 | 13,2 | 26,0 | 56,5 | 1 | 0 | 0 | 0 | 0,0 | 3 | 0 | 12 (1 EL) |

| Mineralstoffe | | | | | | | Vitamine | | | | | | | | | |
|---|---|---|---|---|---|---|---|---|---|---|---|---|---|---|---|---|
| Na mg | K mg | Ca mg | Mg mg | P mg | Fe mg | Zn mg | Ret. µg | Caro. µg | E mg | $B_1$ mg | $B_2$ mg | $B_6$ mg | $B_{12}$ µg | Fol. µg | C mg | |
| 255 | 275 | 35 | 25 | 180 | 0,6 | 0,6 | 35 | 2 | 1,0 | 0,06 | 0,07 | 0,15 | 1,1 | 15 | 2 | **Kabeljaufilet**, paniert |
| 1940 | 165 | 50 | 5 | 300 | 1,4 | 1,0 | 560 | 0 | 10,0 | 0,10 | 0,50 | 0,33 | 16,0 | 5 | 15 | **Kaviar**, echt |
| 2100 | 75 | 50 | 10 | 160 | 0,2 | 0,3 | 125 | 0 | 8,8 | 0,98 | 0,71 | 0,23 | 8,0 | 10 | 20 | **Kaviarersatz** |
| 4100 | 285 | 20 | 80 | 725 | 0,8 | 0,1 | 60 | 2 | 8,5 | 0,09 | 0,17 | 0,31 | 2,5 | 30 | 0 | **Lachs**, Konserve, in Öl |
| 60 | 330 | 20 | 25 | 220 | 0,5 | 0,5 | 50 | 5 | 2,5 | 0,12 | 0,23 | 0,43 | 3,5 | 40 | 0 | geräuchert |
| 720 | 310 | 10 | 35 | 200 | 1,0 | 0,8 | 70 | 0 | 0,9 | 0,11 | 0,43 | 0,31 | 7,3 | 50 | 0 | **Makrele**, geräuchert |
| 5000 | 240 | 105 | 45 | 220 | 4,3 | 1,2 | 17 | 0 | 0,4 | 0,06 | 0,23 | 0,43 | 0,2 | 3 | 0 | **Sardelle**, gesalzen |
| 365 | 390 | 330 | 50 | 430 | 1,9 | 3,0 | 50 | 0 | 8,9 | 0,04 | 0,30 | 0,22 | 0,2 | 8 | 0 | **Sardine**, Konserve, in Öl |
| 305 | 230 | 110 | 70 | 230 | 0,6 | 2,4 | 6 | 75 | 4,9 | 0,05 | 0,04 | 0,13 | 1,7 | 13 | 3 | **Scampi**, gegrillt |
| 630 | 310 | 20 | 35 | 260 | 0,8 | 0,7 | 170 | 0 | 0,6 | 0,05 | 0,10 | 0,15 | 1,5 | 1 | 0 | **Schillerlocke** |
| 310 | 285 | 30 | 25 | 255 | 0,5 | 0,7 | 40 | 85 | 0,8 | 0,11 | 0,15 | 0,31 | 1,0 | 9 | 2 | **Schlemmerfilet** |
| 290 | 270 | 65 | 20 | 175 | 1,1 | 0,6 | 20 | 0 | 1,5 | 0,16 | 0,19 | 0,16 | 1,2 | 10 | 1 | **Scholle**, paniert |
| 320 | 250 | 20 | 25 | 260 | 1,0 | 1,0 | 80 | 0 | 0,8 | 0,20 | 0,20 | 0,15 | 1,0 | 8 | 1 | gefüllt |
| 2900 | 55 | 30 | 25 | 240 | 0,6 | 0,5 | 10 | 0 | 1,5 | 0,05 | 0,18 | 0,20 | 2,0 | 4 | 1 | **Seelachs**, in Öl |
| 200 | 285 | 10 | 25 | 175 | 0,3 | 0,2 | 10 | 0 | 0,9 | 0,06 | 0,31 | 0,24 | 1,9 | 8 | 0 | Filet, paniert, zub. o. Fett |
| 785 | 590 | 1700 | 20 | 210 | 1,1 | 1,4 | 150 | 0 | 1,5 | 0,03 | 0,40 | 0,82 | 6,0 | 1 | 1 | **Sprotte**, geräuchert |
| 290 | 250 | 10 | 35 | 295 | 1,2 | 0,6 | 150 | 3 | 8,2 | 0,05 | 0,06 | 0,25 | 1,3 | 5 | 1 | **Thunfisch**, Konserve, i. Öl, abgetr. |
| 430 | 225 | 25 | 30 | 125 | 0,7 | 0,7 | 15 | 1 | 2,2 | 0,06 | 0,07 | 0,26 | 3,9 | 4 | 1 | **Tintenfisch**, Bierteig, ausgeb. |
| | | | | | | | | | | | | | | | | FETTE UND ÖLE |
| | | | | | | | | | | | | | | | | Pflanzliche Öle und Fette |
| 0 | 1 | 0 | 0 | 0 | 0,0 | 0,0 | 0 | 0 | 44,5 | 0,00 | 0,00 | 0,00 | 0,0 | 0 | 0 | **Distelöl** (Safloröl) |
| 0 | 1 | 0 | 0 | 0 | 0,0 | 0,0 | 0 | 0 | 8,9 | 0,00 | 0,00 | 0,00 | 0,0 | 0 | 0 | **Erdnussöl** |
| 0 | 1 | 0 | 0 | 0 | 0,0 | 0,0 | 0 | 0 | 3,5 | 0,00 | 0,00 | 0,00 | 0,0 | 0 | 0 | **Kürbiskernöl** |
| 1 | 1 | 1 | 1 | 1 | 0,0 | 0,0 | 0 | 0 | 5,8 | 0,00 | 0,00 | 0,00 | 0,0 | 0 | 0 | **Leinöl** |
| 1 | 1 | 15 | 0 | 0 | 1,3 | 0,0 | 0 | 140 | 25,7 | 0,00 | 0,00 | 0,00 | 0,0 | 0 | 0 | **Maiskeimöl** |

Der essbare Anteil von 100 g verzehrsfertiger Lebensmittel enthält:

| | Energie | | | Eiweiß | Fett | | | | | Kohlenhydrate | | | | NaCl | Wasser | Portion |
|---|---|---|---|---|---|---|---|---|---|---|---|---|---|---|---|---|
| | | | Dichte | | ges. | GFS | EUFS | MUFS | Chol. | ges. | Mono/Di | Poly | Ball. | | | |
| | kcal | kJ | kcal/g | g | g | g | g | g | mg | g | g | g | g | mg | g | g |
| **Olivenöl** | 900 | 3762 | 9,0 | 0 | 100 | 14,0 | 70,6 | 9,2 | 0 | 0 | 0 | 0 | 0,0 | 3 | 0 | 12 (1 EL) |
| **Palmöl** | 900 | 3762 | 9,0 | 0 | 100 | 48,4 | 36,8 | 10,1 | 1 | 0 | 0 | 0 | 0,0 | 3 | 0 | 12 (1 EL) |
| **Rapsöl** | 900 | 3762 | 9,0 | 0 | 100 | 7,5 | 57,9 | 32,0 | 2 | 0 | 0 | 0 | 0,0 | 5 | 0 | 12 (1 EL) |
| **Sesamöl** | 900 | 3762 | 9,0 | 0 | 100 | 12,9 | 40,3 | 43,0 | 1 | 0 | 0 | 0 | 0,0 | 5 | 0 | 12 (1 EL) |
| **Sojaöl** | 900 | 3762 | 9,0 | 0 | 100 | 14,8 | 19,1 | 60,6 | 2 | 0 | 0 | 0 | 0,0 | 0 | 0 | 12 (1 EL) |
| **Sonnenblumenöl** | 900 | 3762 | 9,0 | 0 | 100 | 11,0 | 20,4 | 63,6 | 0 | 0 | 0 | 0 | 0,0 | 3 | 0 | 12 (1 EL) |
| **Traubenkernöl** | 900 | 3762 | 9,0 | 0 | 100 | 8,9 | 16,8 | 66,4 | 0 | 0 | 0 | 0 | 0,0 | 0 | 0 | 12 (1 EL) |
| **Walnussöl** | 900 | 3762 | 9,0 | 0 | 100 | 9,9 | 18,4 | 64,6 | 0 | 0 | 0 | 0 | 0,0 | 0 | 0 | 12 (1 EL) |
| **Weizenkeimöl** | 900 | 3762 | 9,0 | 0 | 100 | 17,4 | 14,9 | 63,5 | 0 | 0 | 0 | 0 | 0,0 | 3 | 0 | 12 (1 EL) |
| **Streich- und sonstige Fette** | | | | | | | | | | | | | | | | |
| **Pflanzenmargarine** | 722 | 3017 | 7,2 | + | 80 | 30,7 | 26,8 | 19,7 | 7 | + | 0 | + | 0,0 | 250 | 19 | 20 |
| Sonnenblumenmargarine | 722 | 3017 | 7,2 | + | 80 | 21,0 | 20,0 | 39,0 | 5 | + | 0 | + | 0,0 | 200 | 19 | 20 |
| **Standardmargarine** | 722 | 3017 | 7,2 | + | 80 | 23,8 | 32,5 | 19,5 | 115 | + | 0 | + | 0,0 | 250 | 19 | 20 |
| **Halbfettmargarine** | 368 | 1538 | 3,7 | 2 | 40 | 10,4 | 10,1 | 17,5 | 4 | + | 0 | + | 0,0 | 1000 | 57 | 20 |
| **Diätmargarine** | 722 | 3017 | 7,2 | + | 80 | 25,5 | 17,8 | 32,7 | 1 | + | 0 | + | 0,0 | 100 | 19 | 20 |
| **Diät-Halbfettmargarine** | 368 | 1538 | 3,7 | 1 | 40 | 11,2 | 13,3 | 12,9 | 25 | + | 0 | + | 0,0 | 1000 | 59 | 20 |
| **Backmargarine** | 710 | 2970 | 7,1 | + | 80 | 32,3 | 28,1 | 16,1 | 115 | + | 0 | + | 0,0 | 250 | 19 | 20 |
| **Frittierfett** | 900 | 3762 | 9,0 | 0 | 100 | 44,0 | 38,0 | 13,0 | 30 | 0 | 0 | 0 | 0,0 | 0 | 0 | 10 (1 EL) |
| **Kakaobutter** | 900 | 3762 | 9,0 | 0 | 100 | 61,0 | 31,4 | 2,3 | 3 | 0 | 0 | 0 | 0,0 | 0 | 0 | 10 (1 EL) |
| **Kokosfett** | 900 | 3762 | 9,0 | 0 | 100 | 87,0 | 7,0 | 1,6 | 1 | 0 | 0 | 0 | 0,0 | 0 | 0 | 10 (1 EL) |
| **Mayonnaise**, 80 % Fett | 743 | 3112 | 7,4 | 1 | 82 | 36,7 | 31,2 | 11,0 | 240 | 2 | 0 | 2 | 0,0 | 1220 | 13 | 10 (1 EL) |
| Salatmayonnaise, 50 % Fett | 482 | 2018 | 4,8 | 1 | 52 | 23,1 | 19,6 | 7,0 | 50 | 5 | 0 | 5 | 0,0 | 1900 | 38 | 10 (1 EL) |
| **Palmkernfett** | 900 | 3762 | 9,0 | 0 | 100 | 79,5 | 14,3 | 2,4 | 2 | 0 | 0 | 0 | 0,0 | 0 | 0 | 10 (1 EL) |
| **Pflanzencreme** | 732 | 3060 | 7,3 | + | 82 | 10,5 | 42,0 | 25,9 | 5 | 0 | 0 | 0 | 0,0 | 280 | 18 | 10 (1 EL) |
| **Remoulade**, 50 % Fett | 641 | 2682 | 6,4 | 1 | 65 | 29,0 | 24,5 | 8,7 | 100 | 15 | 0 | 15 | 0,5 | 640 | 16 | 10 (1 EL) |
| **Salatcreme**, 25 % Fett | 275 | 1150 | 2,8 | 1 | 25 | 11,1 | 9,4 | 3,3 | 25 | 12 | 0 | 12 | 0,0 | 1900 | 58 | 10 (1 EL) |
| **Sheafett** (Sheabutter) | 900 | 3762 | 9,0 | 0 | 100 | 43,2 | 45,2 | 7,0 | 1 | 0 | 0 | 0 | 0,0 | 890 | 0 | 10 (1 EL) |

Der essbare Anteil von 100 g verzehrsfertiger Lebensmittel enthält:

| Mineralstoffe | | | | | | | Vitamine | | | | | | | | | |
|---|---|---|---|---|---|---|---|---|---|---|---|---|---|---|---|---|
| Na mg | K mg | Ca mg | Mg mg | P mg | Fe mg | Zn mg | Ret. µg | Caro. µg | E mg | $B_1$ mg | $B_2$ mg | $B_6$ mg | $B_{12}$ µg | Fol. µg | C mg | |
| 1 | 1 | 0 | 1 | 2 | 0,1 | + | 120 | 220 | 11,9 | 0,00 | 0,00 | 0,00 | 0,0 | 0 | 0 | **Olivenöl** |
| 1 | 1 | 1 | 1 | 1 | + | + | 0 | 21000 | 7,4 | 0,00 | 0,00 | 0,00 | 0,0 | 0 | 0 | **Palmöl** |
| 2 | 1 | 0 | 0 | 2 | 0,1 | + | 0 | 3300 | 18,9 | 0,00 | 0,00 | 0,00 | 0,0 | 0 | 0 | **Rapsöl** |
| 2 | 20 | 10 | 0 | 0 | 0,1 | 0,0 | 0 | 0 | 3,5 | 0,01 | 0,07 | 0,00 | 0,0 | 0 | 0 | **Sesamöl** |
| 0 | 1 | 0 | 0 | 0 | + | + | 0 | 3500 | 9,5 | 0,00 | 0,00 | 0,00 | 0,0 | 0 | 0 | **Sojaöl** |
| 1 | 1 | 1 | 0 | 0 | 0,1 | + | 0 | 25 | 62,5 | 0,00 | 0,00 | 0,00 | 0,0 | 0 | 0 | **Sonnenblumenöl** |
| 0 | 1 | 0 | 0 | 0 | 0,0 | + | 0 | 0 | 28,8 | 0,00 | 0,00 | 0,00 | 0,0 | 0 | 0 | **Traubenkernöl** |
| 0 | 1 | 0 | 0 | 0 | + | + | 0 | + | 0,4 | 0,00 | 0,00 | 0,00 | 0,0 | 0 | 0 | **Walnussöl** |
| 1 | 1 | 1 | 1 | 1 | 0,1 | + | 0 | 0 | 174,0 | 0,00 | 0,00 | 0,00 | 0,0 | 0 | 0 | **Weizenkeimöl** |
| | | | | | | | | | | | | | | | | **Streich- und sonstige Fette** |
| 100 | 7 | 10 | 1 | 10 | 0,1 | + | 500 | 650 | 16,0 | 0,00 | 0,00 | 0,00 | 0,1 | 1 | 0 | **Pflanzenmargarine** |
| 80 | 7 | 10 | 1 | 10 | 0,1 | + | 900 | 650 | 40,0 | 0,00 | 0,00 | 0,00 | 0,1 | 1 | 0 | Sonnenblumenmargarine |
| 100 | 7 | 10 | 1 | 10 | 0,1 | + | 530 | 650 | 10,0 | 0,00 | 0,00 | 0,00 | 0,1 | 1 | 0 | **Standardmargarine** |
| 390 | 7 | 10 | 1 | 8 | 0,0 | + | 500 | 500 | 6,0 | 0,00 | 0,00 | 0,00 | 0,0 | 0 | 0 | **Halbfettmargarine** |
| 40 | 30 | 10 | 2 | 20 | 0,1 | + | 500 | 200 | 65,0 | 0,00 | 0,00 | 0,00 | 0,0 | 0 | 0 | **Diätmargarine** |
| 390 | 10 | 10 | 1 | 10 | + | + | 500 | 500 | 6,0 | 0,00 | 0,00 | 0,00 | 0,0 | 0 | 0 | **Diät-Halbfettmargarine** |
| 100 | 10 | 10 | 15 | 10 | + | + | 500 | 650 | 2,0 | 0,00 | 0,01 | 0,00 | 0,0 | 0 | 0 | **Backmargarine** |
| 0 | 0 | 0 | 0 | 3 | 0,0 | 0,1 | 0 | 0 | 0,5 | 0,00 | 0,00 | 0,00 | 0,0 | 0 | 0 | **Frittierfett** |
| 0 | 0 | 0 | 0 | 0 | 0,0 | 0,1 | 0 | 0 | 0,5 | 0,00 | 0,00 | 0,00 | 0,0 | 0 | 0 | **Kakaobutter** |
| 0 | 0 | 0 | 0 | 1 | + | + | 0 | 0 | 1,8 | 0,00 | 0,00 | 0,00 | 0,0 | 0 | 0 | **Kokosfett** |
| 480 | 20 | 20 | 25 | 60 | 1,0 | 0,1 | 85 | 0 | 7,6 | 0,04 | 0,04 | 0,01 | 1,0 | 15 | 0 | **Mayonnaise**, 80 % Fett |
| 750 | 10 | 10 | 2 | 30 | 0,3 | 0,1 | 30 | 0 | 5,0 | 0,01 | 0,02 | 0,00 | 0,6 | 7 | 0 | Salatmayonnaise, 50 % Fett |
| 0 | 0 | 0 | 0 | 0 | 0,0 | 0,0 | 0 | 0 | 25,0 | 0,00 | 0,00 | 0,00 | 0,0 | 0 | 0 | **Palmkernfett** |
| 110 | 5 | 5 | 0 | 5 | 0,1 | + | 145 | 2400 | 13,5 | 0,00 | 0,00 | 0,00 | 0,0 | 0 | 0 | **Pflanzencreme** |
| 250 | 50 | 15 | 5 | 55 | 0,7 | 0,6 | 55 | 0 | 7,5 | 0,02 | 0,04 | 0,05 | 1,0 | 7 | 2 | **Remoulade**, 50 % Fett |
| 750 | 5 | 5 | 2 | 15 | 0,2 | 0,1 | 10 | 0 | 2,0 | 0,01 | 0,01 | 0,05 | 0,3 | 7 | 0 | **Salatcreme**, 25 % Fett |
| 350 | 50 | 30 | 50 | 10 | + | 0,2 | 0 | 0 | 0,8 | 0,00 | 0,00 | 0,00 | 0,0 | 0 | 0 | **Sheafett** (Sheabutter) |

Der essbare Anteil von 100 g verzehrsfertiger Lebensmittel enthält:

| | Energie | | | Eiweiß | Fett | | | | | Kohlenhydrate | | | | NaCl | Wasser | Portion |
|---|---|---|---|---|---|---|---|---|---|---|---|---|---|---|---|---|
| | | | Dichte | | ges. | GFS | EUFS | MUFS | Chol. | ges. | Mono/Di | Poly | Ball. | | | |
| | kcal | kJ | kcal/g | g | g | g | g | g | mg | g | g | g | g | mg | g | g |
| **Tierische Fette** | | | | | | | | | | | | | | | | |
| **Butter** | 752 | 3143 | 7,5 | 1 | 83 | 53,3 | 22,8 | 1,8 | 220 | 0 | 0 | 0 | 0,0 | 15 | 15 | 20 |
| halbfett | 388 | 1622 | 3,9 | 4 | 40 | 25,4 | 10,4 | 0,9 | 105 | 3 | 3 | + | 0,0 | 25 | 52 | 20 |
| Kräuterbutter | 650 | 2717 | 6,5 | 1 | 73 | 44,3 | 22,0 | 2,7 | 200 | + | 0 | + | 0,0 | 760 | 23 | 20 |
| **Butterschmalz** | 897 | 3750 | 9,0 | + | 99 | 62,6 | 26,7 | 2,3 | 265 | 0 | 0 | 0 | 0,0 | 75 | 0 | 10 (1 EL) |
| **Gänseschmalz** | 900 | 3762 | 9,0 | 0 | 100 | 27,7 | 57,5 | 10,8 | 100 | 0 | 0 | 0 | 0,0 | 15 | 0 | 10 (1 EL) |
| **Hühnerfett** | 900 | 3762 | 9,0 | 0 | 100 | 29,3 | 42,8 | 28,1 | 105 | 0 | 0 | 0 | 0,0 | 10 | 0 | 10 (1 EL) |
| **Lebertran** | 900 | 3762 | 9,0 | 0 | 100 | 17,9 | 47,9 | 29,6 | 850 | 0 | 0 | 0 | 0,0 | 10 | 0 | 10 (1 EL) |
| **Rindertalg** | 878 | 3670 | 8,8 | 1 | 97 | 47,6 | 39,0 | 3,4 | 90 | 0 | 0 | 0 | 0,0 | 25 | 2 | 10 (1 EL) |
| **Schweineschmalz** | 900 | 3762 | 9,0 | 0 | 100 | 39,0 | 44,5 | 12,1 | 85 | 0 | 0 | 0 | 0,0 | 3 | 0 | 10 (1 EL) |

## GETRÄNKE

| | kcal | kJ | kcal/g | g | g | g | g | g | mg | g | g | g | g | mg | g | g |
|---|---|---|---|---|---|---|---|---|---|---|---|---|---|---|---|---|
| **Wasser und Erfrischungsgetränke (Säfte siehe auch Kapitel Obst, Nüsse, Samen)** | | | | | | | | | | | | | | | | |
| **Trinkwasser** | 0 | 0 | 0,0 | 0 | 0 | 0,0 | 0,0 | 0,0 | 0 | 0 | 0 | 0 | 0,0 | 15 | 99 | 200 |
| **Mineralwasser** | 0 | 0 | 0,0 | 0 | 0 | 0,0 | 0,0 | 0,0 | 0 | 0 | 0 | 0 | 0,0 | 130 | 99 | 200 |
| **Apfelsaftschorle** | 24 | 100 | 0,2 | 0 | 0 | 0,0 | 0,0 | 0,0 | 0 | 6 | 6 | 0 | 0,0 | 75 | 93 | 200 |
| **Colagetränk** | 44 | 183 | 0,4 | 0 | 0 | 0,0 | 0,0 | 0,0 | 0 | 11 | 11 | 0 | 0,0 | 20 | 88 | 330 |
| kalorienarm | 2 | 8 | 0,0 | 0 | 0 | 0,0 | 0,0 | 0,0 | 0 | 1 | 1 | 0 | 0,0 | 20 | 98 | 330 |
| Cola-Mixgetränk | 44 | 183 | 0,4 | 0 | 0 | 0,0 | 0,0 | 0,0 | 0 | 11 | 11 | 0 | 0,1 | 20 | 88 | 330 |
| **Eistee** | 39 | 163 | 0,4 | + | 0 | 0,0 | 0,0 | 0,0 | 0 | 10 | 10 | 0 | 0,0 | 3 | 89 | 330 |
| kalorienreduziert | 12 | 50 | 0,1 | + | 0 | 0,0 | 0,0 | 0,0 | 0 | 3 | 3 | 0 | 0,0 | 3 | 96 | 330 |
| **Energydrink** | 45 | 188 | 0,5 | 0 | 0 | 0,0 | 0,0 | 0,0 | 0 | 11 | 11 | 0 | 0,0 | 15 | 88 | 330 |
| **Fruchtsaftgetränk** | 47 | 196 | 0,5 | 0 | 0 | 0,0 | 0,0 | 0,0 | 0 | 12 | 12 | 0 | 0,1 | 5 | 87 | 200 |
| **Limonade** | 48 | 200 | 0,5 | + | 0 | 0,0 | 0,0 | 0,0 | 0 | 12 | 12 | 0 | 0,0 | 15 | 87 | 330 |
| kalorienarm | 5 | 20 | 0,0 | 0 | 0 | 0,0 | 0,0 | 0,0 | 0 | 1 | 1 | 0 | 0,0 | 15 | 98 | 330 |
| mit Bittergeschmack | 44 | 183 | 0,4 | 0 | 0 | 0,0 | 0,0 | 0,0 | 0 | 11 | 11 | 0 | 0,0 | 50 | 88 | 330 |
| **Zitrussaftgetränk** | 52 | 217 | 0,5 | + | 0 | 0,0 | 0,0 | 0,0 | 0 | 13 | 13 | 0 | 0,1 | 10 | 86 | 330 |

| Mineralstoffe | | | | | | | Vitamine | | | | | | | | | |
|---|---|---|---|---|---|---|---|---|---|---|---|---|---|---|---|---|
| Na mg | K mg | Ca mg | Mg mg | P mg | Fe mg | Zn mg | Ret. µg | Caro. µg | E mg | $B_1$ mg | $B_2$ mg | $B_6$ mg | $B_{12}$ µg | Fol. µg | C mg | |
| | | | | | | | | | | | | | | | | **Tierische Fette** |
| 5 | 15 | 15 | 3 | 20 | 0,1 | 0,2 | 590 | 380 | 2,0 | 0,01 | 0,02 | 0,01 | 0,0 | 0 | 0 | **Butter** |
| 10 | 20 | 20 | 3 | 20 | 0,1 | 0,2 | 380 | 210 | 1,0 | 0,01 | 0,02 | 0,01 | 0,0 | 0 | 0 | halbfett |
| 300 | 20 | 15 | 3 | 20 | 0,1 | 0,2 | 580 | 390 | 1,8 | 0,01 | 0,02 | 0,01 | 0,0 | 0 | 5 | Kräuterbutter |
| 30 | 15 | 6 | 1 | 20 | 0,0 | + | 850 | 200 | 3,6 | 0,00 | 0,00 | 0,00 | 0,0 | 0 | 0 | **Butterschmalz** |
| 5 | 1 | 1 | 0 | 5 | 0,0 | + | 0 | 0 | 2,7 | 0,00 | 0,00 | 0,00 | 0,0 | 0 | 0 | **Gänseschmalz** |
| 4 | 2 | 2 | 0 | 5 | + | + | 0 | 0 | 2,7 | 0,00 | 0,00 | 0,00 | 0,0 | 0 | 0 | **Hühnerfett** |
| 3 | 4 | 3 | 0 | 3 | + | 0,1 | 30000 | 0 | 20,0 | 0,00 | 0,00 | 0,00 | 0,0 | 0 | 0 | **Lebertran** |
| 10 | 6 | 3 | 1 | 7 | 0,3 | 0,1 | 220 | 220 | 1,3 | 0,00 | 0,00 | 0,00 | 0,0 | 0 | 0 | **Rindertalg** |
| 1 | 1 | 1 | 1 | 3 | 0,0 | + | 0 | 0 | 1,6 | 0,00 | 0,00 | 0,00 | 0,0 | 0 | 0 | **Schweineschmalz** |
| | | | | | | | | | | | | | | | | **GETRÄNKE** |
| | | | | | | | | | | | | | | | | **Wasser und Erfrischungsgetränke (Säfte siehe auch Kapitel Obst, Nüsse, Samen)** |
| 5 | 1 | 10 | 3 | 60 | 0,1 | + | 0 | 0 | 0,0 | 0,00 | 0,00 | 0,00 | 0,0 | 0 | 0 | **Trinkwasser** |
| 50 | 4 | 10 | 10 | 55 | 0,2 | + | 0 | 0 | 0,0 | 0,00 | 0,00 | 0,00 | 0,0 | 0 | 0 | **Mineralwasser** |
| 30 | 60 | 8 | 8 | 30 | 0,2 | + | 0 | 20 | 0,0 | 0,01 | 0,01 | 0,02 | 0,0 | 1 | 1 | **Apfelsaftschorle** |
| 8 | 1 | 4 | 1 | 15 | 0,0 | + | 0 | 0 | 0,0 | 0,00 | 0,00 | 0,00 | 0,0 | 0 | 0 | **Colagetränk** |
| 8 | 1 | 4 | 1 | 15 | + | + | 0 | 0 | 0,0 | 0,00 | 0,00 | 0,00 | 0,0 | 0 | 0 | kalorienarm |
| 8 | 5 | 5 | 3 | 15 | + | + | 0 | 4 | 0,0 | 0,00 | 0,00 | 0,00 | 0,0 | 0 | 1 | Cola-Mixgetränk |
| 1 | 20 | 10 | 5 | 1 | + | 0,1 | 0 | 0 | + | + | 0,01 | + | 0,0 | 5 | 1 | **Eistee** |
| 1 | 20 | 10 | 5 | 1 | + | 0,1 | 0 | 0 | + | + | 0,01 | + | 0,0 | 5 | 1 | kalorienreduziert |
| 5 | 1 | 4 | 1 | 5 | + | + | 0 | 0 | 0,0 | 0,00 | 0,00 | 0,00 | 0,0 | 0 | 0 | **Energydrink** |
| 2 | 15 | 7 | 4 | 7 | 0,3 | + | 0 | 45 | 0,1 | 0,02 | 0,02 | 0,05 | 0,0 | 3 | 1 | **Fruchtsaftgetränk** |
| 5 | 1 | 5 | 2 | 15 | 0,1 | + | 0 | 0 | 0,0 | 0,00 | 0,00 | 0,00 | 0,0 | 0 | 0 | **Limonade** |
| 6 | 1 | 5 | 1 | 3 | 0,1 | + | 0 | 0 | 0,0 | 0,00 | 0,00 | 0,00 | 0,0 | 0 | 0 | kalorienarm |
| 20 | 1 | 8 | 1 | 3 | 0,1 | + | 0 | 0 | 0,0 | 0,00 | 0,00 | 0,00 | 0,0 | 0 | 0 | mit Bittergeschmack |
| 4 | 15 | 9 | 4 | 5 | 0,1 | + | 0 | 10 | 0,0 | 0,00 | 0,00 | 0,00 | 0,0 | 1 | 20 | **Zitrussaftgetränk** |

Getränke

Der essbare Anteil von 100 g verzehrsfertiger Lebensmittel enthält:

| | Energie | | | Eiweiß | Fett | | | | | Kohlenhydrate | | | | NaCl | Wasser | Portion |
|---|---|---|---|---|---|---|---|---|---|---|---|---|---|---|---|---|
| | | | Dichte | | ges. | GFS | EUFS | MUFS | Chol. | ges. | Mono/Di | Poly | Ball. | | | |
| | kcal | kJ | kcal/g | g | g | g | g | g | mg | g | g | g | g | mg | g | g |
| **Kaffee und Tee** | | | | | | | | | | | | | | | | |
| **Bohnenkaffee**, ohne Milch | 2 | 9 | 0,0 | + | 0 | 0,0 | 0,0 | 0,0 | 0 | + | + | 0 | 0,0 | 3 | 99 | 150 |
| mit Milch | 4 | 17 | 0,1 | + | + | 0,1 | 0,0 | 0,0 | 2 | 1 | 1 | 0 | 0,0 | 5 | 99 | 150 |
| mit Milch und Zucker | 12 | 49 | 0,1 | + | + | 0,1 | 0,0 | 0,0 | + | 3 | 3 | 0 | 0,0 | 5 | 96 | 150 |
| **Cappuccino** | 33 | 140 | 0,3 | 2 | 2 | 1,2 | 0,4 | + | 5 | 3 | 3 | 0 | + | 50 | 91 | 150 |
| **Instantkaffee**, ohne Milch | 2 | 9 | 0,0 | + | 0 | 0,0 | 0,0 | 0,0 | 0 | + | + | + | 0,0 | 5 | 99 | 125 |
| mit Milch und Zucker | 38 | 159 | 0,4 | 1 | + | 0,3 | 0,0 | 0,0 | 2 | 8 | 8 | + | 0,0 | 20 | 90 | 125 |
| **Kaffee**, mit Karamell | 87 | 364 | 0,9 | 2 | 3 | 2,0 | 0,7 | 0,1 | 8 | 13 | 13 | 0 | + | • | 80 | 250 |
| mit weißer Schokolade | 99 | 414 | 1,0 | 2 | 4 | 2,5 | 0,7 | 0,1 | 8 | 14 | 14 | 0 | + | • | 78 | 250 |
| **Kaffee-Ersatz**, ohne Milch | 2 | 8 | 0,0 | + | 0 | 0,0 | 0,0 | 0,0 | 0 | + | 0 | + | 0,0 | 10 | 99 | 125 |
| **Latte macchiato** | 44 | 183 | 0,4 | 3 | 2 | 1,1 | 0,5 | 0,1 | 5 | 4 | 4 | 0 | + | 100 | 90 | 250 |
| **Tee**, schwarz, ohne Zucker | 0 | 0 | 0,0 | 0 | 0 | 0,0 | 0,0 | 0,0 | 0 | + | 0 | 0 | 0,0 | 3 | 99 | 125 |
| **Früchtetee** | 1 | 3 | 0,0 | 0 | 0 | 0,0 | 0,0 | 0,0 | 0 | + | 0 | 0 | 0,0 | 3 | 99 | 125 |
| **Kräutertee** | 3 | 12 | 0,0 | + | 0 | 0,0 | 0,0 | 0,0 | 0 | 1 | + | 0 | 0,0 | 15 | 99 | 125 |

Der essbare Anteil von 100 g verzehrsfertiger Lebensmittel enthält:

| Mineralstoffe | | | | | | | Vitamine | | | | | | | | | |
|---|---|---|---|---|---|---|---|---|---|---|---|---|---|---|---|---|
| Na mg | K mg | Ca mg | Mg mg | P mg | Fe mg | Zn mg | Ret. µg | Caro. µg | E mg | $B_1$ mg | $B_2$ mg | $B_6$ mg | $B_{12}$ µg | Fol. µg | C mg | |
| | | | | | | | | | | | | | | | | **Kaffee und Tee** |
| 1 | 65 | 2 | 5 | 2 | 0,1 | + | 0 | 0 | 0,0 | 0,00 | 0,01 | 0,00 | 0,0 | 0 | 0 | **Bohnenkaffee**, ohne Milch |
| 2 | 65 | 6 | 6 | 5 | 0,1 | + | 1 | 1 | 0,0 | 0,00 | 0,02 | 0,00 | 0,0 | 0 | 0 | mit Milch |
| 2 | 65 | 5 | 6 | 5 | 0,1 | + | 1 | 1 | 0,0 | 0,00 | 0,02 | 0,00 | 0,1 | 0 | 0 | mit Milch und Zucker |
| 20 | 100 | 60 | 10 | 45 | 0,1 | 0,2 | 15 | 9 | + | 0,02 | 0,09 | 0,02 | 0,2 | 5 | 1 | **Cappuccino** |
| 2 | 35 | 3 | 5 | 3 | + | + | 0 | 0 | 0,0 | 0,00 | 0,01 | 0,00 | 0,0 | 0 | 0 | **Instantkaffee**, ohne Milch |
| 7 | 220 | 20 | 20 | 30 | 0,2 | 0,1 | 3 | 2 | 0,0 | 0,00 | 0,03 | 0,00 | 0,1 | 1 | 0 | mit Milch und Zucker |
| • | • | • | • | • | • | • | 0 | 0 | 0,0 | • | • | • | 0,0 | 0 | • | **Kaffee**, mit Karamell |
| • | • | • | • | • | • | • | 0 | 0 | 0,0 | • | • | • | 0,0 | 0 | • | mit weißer Schokolade |
| 4 | 25 | 3 | 4 | 5 | 0,1 | + | 0 | 0 | 0,0 | 0,00 | 0,01 | 0,00 | 0,0 | 0 | 0 | **Kaffee-Ersatz**, ohne Milch |
| 40 | 150 | 110 | 10 | 80 | + | 0,3 | 10 | 7 | + | 0,03 | 0,16 | 0,04 | 0,3 | 7 | 1 | **Latte macchiato** |
| 1 | 20 | 10 | 5 | 6 | 0,1 | + | 0 | 0 | 0,0 | 0,00 | 0,01 | 0,00 | 0,0 | 0 | 0 | **Tee**, schwarz, ohne Zucker |
| 1 | 25 | 10 | 10 | 30 | 0,1 | + | 0 | 0 | 0,0 | 0,01 | 0,01 | 0,01 | 0,0 | 1 | 0 | **Früchtetee** |
| 5 | 4 | 10 | 5 | 6 | 0,1 | + | 0 | 0 | 0,0 | 0,00 | 0,00 | 0,00 | 0,0 | 0 | 0 | **Kräutertee** |

Der essbare Anteil von 100 g verzehrsfertiger Lebensmittel enthält:

| | Energie | | | Eiweiß | Fett | | | | | Kohlenhydrate | | | | NaCl | Alkohol | Portion |
|---|---|---|---|---|---|---|---|---|---|---|---|---|---|---|---|---|
| | | | Dichte | | ges. | GFS | EUFS | MUFS | Chol. | ges. | Mono/Di | Poly | Ball. | | | |
| | kcal | kJ | kcal/g | g | g | g | g | g | mg | g | g | g | g | mg | g | g |
| Bier | | | | | | | | | | | | | | | | |
| **Altbier** (5 Vol.-%) | 51 | 214 | 0,5 | + | 0 | 0,0 | 0,0 | 0,0 | 0 | 4 | 0 | 4 | 0,0 | 15 | 4,0 | 330 |
| **Altbierbowle** | 85 | 355 | 0,9 | + | 0 | 0,0 | 0,0 | 0,0 | 0 | 14 | 12 | 2 | 0,4 | 15 | 3,0 | 330 |
| **Berliner Weiße** (3,5 Vol.-%) | | | | | | | | | | | | | | 0 | | |
| mit Schuss | 51 | 214 | 0,5 | + | 0 | 0,0 | 0,0 | 0,0 | 0 | 7 | 3 | 4 | 0,0 | 10 | 2,8 | 500 |
| **Bier**, Pils, hell (4,8 Vol.-%) | 42 | 175 | 0,4 | + | 0 | 0,0 | 0,0 | 0,0 | 0 | 3 | 0 | 3 | 0,0 | 10 | 4,0 | 330 |
| alkoholarm (1,5 Vol.-%) | 54 | 228 | 0,5 | + | 0 | 0,0 | 0,0 | 0,0 | 0 | 11 | 0 | 11 | 0,0 | 15 | 1,5 | 330 |
| alkoholfrei | 25 | 104 | 0,3 | + | 0 | 0,0 | 0,0 | 0,0 | 0 | 5 | + | 5 | 0,0 | 10 | 0,3 | 330 |
| **Bier mit Limonade** (2,5 Vol.-%) | 34 | 142 | 0,3 | + | 0 | 0,0 | 0,0 | 0,0 | 0 | 5 | 4 | 1 | 0,0 | 15 | 2,0 | 330 |
| **Bier mit Cola** (2,5 Vol.-%) | 42 | 177 | 0,4 | + | 0 | 0,0 | 0,0 | 0,0 | 0 | 6 | 5 | 1 | 0,0 | 15 | 2,0 | 330 |
| **Bockbier** (7 Vol.-%) | 70 | 294 | 0,7 | 1 | 0 | 0,0 | 0,0 | 0,0 | 0 | 5 | + | 5 | 0,0 | 10 | 5,6 | 330 |
| **Diätbier** (4 Vol.-%) | 29 | 123 | 0,3 | + | 0 | 0,0 | 0,0 | 0,0 | 0 | 2 | + | 1 | 0,0 | 10 | 3,2 | 330 |
| **Doppelbockbier** (8 Vol.-%) | 74 | 311 | 0,7 | 1 | 0 | 0,0 | 0,0 | 0,0 | 0 | 4 | + | 4 | 0,0 | 5 | 6,4 | 330 |
| **Exportbier**, hell (5 Vol.-%) | 53 | 223 | 0,5 | + | 0 | 0,0 | 0,0 | 0,0 | 0 | 3 | + | 3 | 0,0 | 10 | 4,0 | 500 |
| **Kölschbier** (4,8 Vol.-%) | 53 | 220 | 0,5 | + | 0 | 0,0 | 0,0 | 0,0 | 0 | 4 | + | 4 | 0,0 | 15 | 3,8 | 330 |
| **Malzbier** (0,5 Vol.-%) | 54 | 226 | 0,5 | + | 0 | 0,0 | 0,0 | 0,0 | 0 | 11 | 5 | 6 | 0,0 | 20 | 0,4 | 500 |
| **Weizen-/ Weißbier** | | | | | | | | | | | | | | | | |
| hell (3,5 Vol.-%) | 38 | 160 | 0,4 | + | 0 | 0,0 | 0,0 | 0,0 | 0 | 3 | + | 3 | 0,0 | 10 | 3,5 | 500 |
| mit Grapefruit (2,5 Vol.-%) | 43 | 179 | 0,4 | + | 0 | 0,0 | 0,0 | 0,0 | 0 | 7 | 5 | 2 | 0,0 | 5 | 2,1 | 330 |
| Wein und Sekt | | | | | | | | | | | | | | | | |
| **Apfelwein/Most** (12,5 Vol.-%) | 47 | 196 | 0,5 | + | 0 | 0,0 | 0,0 | 0,0 | 0 | 3 | 3 | 0 | 0,0 | 5 | 5,0 | 200 |
| **Champagner** (12,5 Vol.-%) | 83 | 347 | 0,8 | + | 0 | 0,0 | 0,0 | 0,0 | 0 | 5 | 5 | 0 | 0,0 | 10 | 10,0 | 100 |
| **Cidre**, trocken (5 Vol.-%) | 51 | 212 | 0,5 | + | 0 | 0,0 | 0,0 | 0,0 | 0 | 6 | 6 | 0 | 0,0 | 20 | 4,0 | 200 |
| **Federweißer** (5 Vol.-%) | 98 | 410 | 1,0 | + | 0 | 0,0 | 0,0 | 0,0 | 0 | 12 | 12 | 0 | 0,3 | 40 | 4,0 | 200 |
| **Glühwein** (9 Vol.-%) | 107 | 448 | 1,1 | + | 0 | 0,0 | 0,0 | 0,0 | 0 | 15 | 15 | 0 | 0,1 | 10 | 7,2 | 125 |
| **Portwein** (20 Vol.-%) | 153 | 640 | 1,5 | + | 0 | 0,0 | 0,0 | 0,0 | 0 | 12 | 12 | 0 | 0,0 | 25 | 15,9 | 50 |

| Mineralstoffe | | | | | | | Vitamine | | | | | | | | | |
|---|---|---|---|---|---|---|---|---|---|---|---|---|---|---|---|---|
| Na mg | K mg | Ca mg | Mg mg | P mg | Fe mg | Zn mg | Ret. µg | Caro. µg | E mg | $B_1$ mg | $B_2$ mg | $B_6$ mg | $B_{12}$ µg | Fol. µg | C mg | |
| | | | | | | | | | | | | | | | | **Bier** |
| 6 | 50 | 4 | 10 | 30 | + | + | 0 | 5 | 0,0 | 0,01 | 0,03 | 0,05 | 0,1 | 3 | 0 | **Altbier** (5 Vol.-%) |
| 5 | 75 | 6 | 10 | 20 | 0,1 | + | 0 | 4 | 0,0 | 0,01 | 0,04 | 0,04 | 0,1 | 8 | 4 | **Altbierbowle** |
| | | | | | | | | | | | | | | | | **Berliner Weiße** (3,5 Vol.-%) |
| 4 | 40 | 3 | 10 | 20 | 0,1 | + | 0 | 1 | 0,0 | + | 0,04 | 0,04 | 0,1 | 4 | + | mit Schuss |
| 4 | 55 | 4 | 10 | 30 | + | + | 0 | 0 | 0,0 | + | 0,03 | 0,06 | 0,0 | 6 | 0 | **Bier**, Pils, hell (4,8 Vol.-%) |
| 5 | 50 | 3 | 9 | 20 | + | + | 0 | 0 | 0,0 | + | 0,03 | 0,07 | 0,0 | 5 | 0 | alkoholarm (1,5 Vol.-%) |
| 3 | 40 | 5 | 8 | 20 | + | + | 0 | 0 | 0,0 | 0,01 | 0,02 | 0,03 | 0,0 | 15 | 0 | alkoholfrei |
| 5 | 20 | 10 | 5 | 15 | + | + | 0 | 0 | 0,0 | + | 0,02 | 0,03 | 0,1 | 2 | 0 | **Bier mit Limonade** (2,5 Vol.-%) |
| 5 | 25 | 4 | 6 | 20 | + | + | 0 | 0 | 0,0 | + | 0,02 | 0,03 | 0,1 | 2 | 0 | **Bier mit Cola** (2,5 Vol.-%) |
| 3 | 40 | 4 | 10 | 50 | + | + | 0 | 0 | 0,0 | + | 0,04 | 0,04 | 0,4 | 15 | 0 | **Bockbier** (7 Vol.-%) |
| 4 | 20 | 4 | 5 | 10 | + | + | 0 | 0 | 0,0 | + | 0,02 | 0,03 | 0,0 | 6 | 0 | **Diätbier** (4 Vol.-%) |
| 2 | 80 | 3 | 15 | 50 | + | + | 0 | 0 | 0,0 | + | 0,06 | 0,04 | 0,2 | 5 | 0 | **Doppelbockbier** (8 Vol.-%) |
| 4 | 40 | 5 | 8 | 20 | + | + | 0 | 0 | 0,0 | + | 0,02 | 0,04 | 0,0 | 5 | 0 | **Exportbier**, hell (5 Vol.-%) |
| 5 | 50 | 4 | 9 | 25 | + | + | 0 | 0 | 0,0 | + | 0,03 | 0,04 | 0,1 | 4 | 0 | **Kölschbier** (4,8 Vol.-%) |
| 7 | 50 | 2 | 9 | 20 | + | + | 0 | 0 | 0,0 | + | 0,03 | 0,07 | 0,0 | 5 | 0 | **Malzbier** (0,5 Vol.-%) |
| | | | | | | | | | | | | | | | | **Weizen-/ Weißbier** |
| 4 | 35 | 2 | 10 | 20 | + | + | 0 | 0 | 0,0 | + | 0,04 | 0,04 | 0,1 | 4 | 0 | hell (3,5 Vol.-%) |
| 2 | 85 | 5 | 8 | 15 | 0,2 | + | 0 | 3 | + | 0,02 | 0,03 | 0,02 | + | 3 | 15 | mit Grapefruit (2,5 Vol.-%) |
| | | | | | | | | | | | | | | | | **Wein und Sekt** |
| 2 | 95 | 5 | 5 | 10 | 0,3 | 0,2 | 0 | 0 | 0,0 | 0,00 | 0,00 | 0,01 | 0,0 | 0 | 0 | **Apfelwein/Most** (12,5 Vol.-%) |
| 3 | 70 | 6 | 8 | 10 | 0,5 | + | 0 | 0 | 0,0 | + | 0,01 | 0,02 | 0,0 | 0 | 0 | **Champagner** (12,5 Vol.-%) |
| 7 | 70 | 8 | 3 | 3 | 0,5 | + | 0 | 0 | 0,0 | 0,00 | 0,00 | 0,01 | 0,0 | 0 | 0 | **Cidre**, trocken (5 Vol.-%) |
| 15 | 110 | 15 | 10 | 15 | 0,6 | 0,2 | 0 | 5 | 0,0 | + | 0,01 | 0,01 | 0,0 | 0 | 0 | **Federweißer** (5 Vol.-%) |
| 3 | 65 | 10 | 6 | 20 | 0,6 | 0,1 | 0 | 1 | 0,0 | 0,00 | 0,01 | 0,01 | 0,0 | 0 | 1 | **Glühwein** (9 Vol.-%) |
| 9 | 75 | 7 | 10 | 10 | 0,4 | 0,2 | 0 | 0 | 0,0 | 0,00 | 0,01 | 0,01 | 0,0 | 0 | 0 | **Portwein** (20 Vol.-%) |

Der essbare Anteil von 100 g verzehrsfertiger Lebensmittel enthält:

| | Energie | | | Eiweiß | Fett | | | | | Kohlenhydrate | | | | NaCl | Alkohol | Portion |
|---|---|---|---|---|---|---|---|---|---|---|---|---|---|---|---|---|
| | | | Dichte | | ges. | GFS | EUFS | MUFS | Chol. | ges. | Mono/Di | Poly | Ball. | | | |
| | kcal | kJ | kcal/g | g | g | g | g | g | mg | g | g | g | g | mg | g | g |
| **Roséwein** (11 Vol.-%), süß | 88 | 369 | 0,9 | + | 0 | 0,0 | 0,0 | 0,0 | 0 | 3 | 3 | 0 | 0,0 | 10 | 8,7 | 125 |
| **Rotwein**, leicht (11,5 Vol.-%) | 68 | 286 | 0,7 | + | 0 | 0,0 | 0,0 | 0,0 | 0 | 2 | 2 | 0 | 0,0 | 10 | 9,2 | 125 |
| schwer (13 Vol.-%) | 81 | 338 | 0,8 | + | 0 | 0,0 | 0,0 | 0,0 | 0 | 3 | 3 | 0 | 0,0 | 10 | 10,4 | 125 |
| **Sekt**, trocken (12,5 Vol.-%) | 83 | 345 | 0,8 | + | 0 | 0,0 | 0,0 | 0,0 | 0 | 5 | 5 | 0 | 0,0 | 10 | 10,0 | 100 |
| süß (10 Vol.-%) | 83 | 345 | 0,8 | + | 0 | 0,0 | 0,0 | 0,0 | 0 | 5 | 5 | 0 | 0,0 | 10 | 8,0 | 100 |
| **Sherry**, medium (18,5 Vol.-%) | 118 | 492 | 1,2 | + | 0 | 0,0 | 0,0 | 0,0 | 0 | 4 | 4 | 0 | 0,0 | 15 | 14,8 | 50 |
| **Weißwein**, trocken (13 Vol.-%) | 72 | 302 | 0,7 | + | 0 | 0,0 | 0,0 | 0,0 | 0 | + | + | 0 | 0,0 | 5 | 10,4 | 125 |
| halbtrocken (11,5 Vol.-%) | 73 | 305 | 0,7 | + | 0 | 0,0 | 0,0 | 0,0 | 0 | 3 | 3 | 0 | 0,0 | 5 | 9,2 | 125 |
| lieblich (10 Vol.-%) | 98 | 410 | 1,0 | + | 0 | 0,0 | 0,0 | 0,0 | 0 | 6 | 6 | 0 | 0,0 | 25 | 8,0 | 125 |
| Auslese (10 Vol.-%) | 98 | 410 | 1,0 | + | 0 | 0,0 | 0,0 | 0,0 | 0 | 6 | 6 | 0 | 0,0 | 25 | 8,0 | 50 |
| **Weißweinschorle** (5 Vol.-%) | 36 | 150 | 0,4 | + | 0 | 0,0 | 0,0 | 0,0 | 0 | 2 | 2 | 0 | 0,0 | 5 | 4,0 | 125 |
| **Wermut**, trocken (17,5 Vol.-%) | 126 | 528 | 1,3 | + | 0 | 0,0 | 0,0 | 0,0 | 0 | 10 | 10 | 0 | 0,0 | 40 | 14,0 | 50 |
| süß (15 Vol.-%) | 156 | 650 | 1,6 | + | 0 | 0,0 | 0,0 | 0,0 | 0 | 14 | 14 | 0 | 0,0 | 75 | 12,0 | 50 |
| **Liköre und Spirituosen** | | | | | | | | | | | | | | | | |
| **Eierlikör** (20 Vol.-%) | 284 | 1188 | 2,8 | 4 | 7 | 2,0 | 2,9 | 1,0 | 150 | 28 | 28 | 0 | 0,0 | 15 | 46,0 | 20 |
| **Fruchtsaftlikör** (30 Vol.-%) | 298 | 1245 | 3,0 | 0 | 0 | 0,0 | 0,0 | 0,0 | 0 | 33 | 33 | 0 | 0,0 | 3 | 24,0 | 20 |
| **Gin** (40 Vol.-%) | 262 | 1095 | 2,6 | 0 | 0 | 0,0 | 0,0 | 0,0 | 0 | 0 | 0 | 0 | 0,0 | 0 | 32,0 | 20 |
| **Grappa** (40 Vol.-%) | 224 | 936 | 2,2 | 0 | 0 | 0,0 | 0,0 | 0,0 | 0 | 0 | 0 | 0 | 0,0 | 0 | 32,0 | 20 |
| **Klarer/Korn** (32 Vol.-%) | 185 | 775 | 1,9 | 0 | 0 | 0,0 | 0,0 | 0,0 | 0 | 0 | 0 | 0 | 0,0 | 0 | 25,6 | 20 |
| (38 Vol.-%) | 210 | 880 | 2,1 | 0 | 0 | 0,0 | 0,0 | 0,0 | 0 | 0 | 0 | 0 | 0,0 | 0 | 30,4 | 20 |
| **Kräuter-/Bitterlikör** (32 Vol.-%) | 250 | 1045 | 2,5 | 0 | 0 | 0,0 | 0,0 | 0,0 | 0 | 14 | 14 | 0 | 0,0 | 3 | 25,6 | 20 |
| **Obstbrand** (45 Vol.-%) | 242 | 1015 | 2,4 | 0 | 0 | 0,0 | 0,0 | 0,0 | 0 | 0 | 0 | 0 | 0,0 | 0 | 36,0 | 20 |
| **Rum** (54 Vol.-%) | 302 | 1262 | 3,0 | 0 | 0 | 0,0 | 0,0 | 0,0 | 0 | 0 | 0 | 0 | 0,0 | 0 | 43,2 | 20 |
| **Weinbrand/Cognac** (40 Vol.-%) | 240 | 1003 | 2,4 | 0 | 0 | 0,0 | 0,0 | 0,0 | 0 | 2 | 2 | 0 | 0,0 | 3 | 33,0 | 20 |
| **Whisky** (44 Vol.-%) | 244 | 1023 | 2,4 | 0 | 0 | 0,0 | 0,0 | 0,0 | 0 | + | 0 | 0 | 0,0 | 3 | 35,2 | 20 |
| **Wodka** (40 Vol.-%) | 230 | 961 | 2,3 | 0 | 0 | 0,0 | 0,0 | 0,0 | 0 | 0 | 0 | 0 | 0,0 | 0 | 32,0 | 20 |
| Wodka-Cola (5 Vol.-%) | 72 | 300 | 0,7 | 0 | 0 | 0,0 | 0,0 | 0,0 | 0 | 11 | 11 | 0 | 0,0 | 20 | 4,0 | 200 |

Der essbare Anteil von 100 g verzehrsfertiger Lebensmittel enthält:

| Mineralstoffe | | | | | | | Vitamine | | | | | | | | | |
|---|---|---|---|---|---|---|---|---|---|---|---|---|---|---|---|---|
| Na mg | K mg | Ca mg | Mg mg | P mg | Fe mg | Zn mg | Ret. µg | Caro. µg | E mg | $B_1$ mg | $B_2$ mg | $B_6$ mg | $B_{12}$ µg | Fol. µg | C mg | |
| 4 | 75 | 10 | 7 | 6 | 0,9 | + | 0 | 0 | 0,0 | 0,01 | 0,01 | 0,02 | 0,0 | 0 | 1 | **Roséwein** (11 Vol.-%), süß |
| 3 | 90 | 10 | 10 | 10 | 0,9 | 0,1 | 0 | 0 | 0,0 | 0,00 | 0,00 | 0,02 | 0,0 | 0 | 2 | **Rotwein**, leicht (11,5 Vol.-%) |
| 4 | 90 | 8 | 8 | 30 | 0,7 | 0,1 | 0 | 0 | 0,0 | 0,00 | 0,02 | 0,02 | 0,0 | 0 | 2 | schwer (13 Vol.-%) |
| 4 | 70 | 5 | 8 | 10 | 0,5 | + | 0 | 0 | 0,0 | 0,00 | 0,01 | 0,02 | 0,0 | 0 | 0 | **Sekt**, trocken (12,5 Vol.-%) |
| 4 | 70 | 5 | 8 | 10 | 0,5 | + | 0 | 0 | 0,0 | 0,00 | 0,01 | 0,02 | 0,0 | 0 | 0 | süß (10 Vol.-%) |
| 6 | 90 | 9 | 8 | 7 | 0,5 | 0,2 | 0 | 0 | 0,0 | 0,00 | 0,01 | 0,02 | 0,0 | 0 | 0 | **Sherry**, medium (18,5 Vol.-%) |
| 2 | 95 | 10 | 10 | 15 | 0,6 | 0,2 | 0 | 0 | 0,0 | 0,00 | 0,01 | 0,02 | 0,0 | 0 | 0 | **Weißwein**, trocken (13 Vol.-%) |
| 2 | 80 | 10 | 10 | 15 | 0,6 | 0,1 | 0 | 0 | 0,0 | 0,00 | 0,01 | 0,02 | 0,0 | 0 | 0 | halbtrocken (11,5 Vol.-%) |
| 10 | 110 | 15 | 10 | 15 | 0,6 | 0,2 | 0 | 0 | 0,0 | 0,00 | 0,01 | 0,01 | 0,0 | 0 | 0 | lieblich (10 Vol.-%) |
| 10 | 110 | 15 | 10 | 15 | 0,6 | 0,2 | 0 | 0 | 0,0 | 0,00 | 0,01 | 0,01 | 0,0 | 0 | 0 | Auslese (10 Vol.-%) |
| 2 | 40 | 10 | 7 | 8 | 0,3 | + | 0 | 0 | 0,0 | 0,00 | + | 0,01 | 0,0 | 0 | 0 | **Weißweinschorle** (5 Vol.-%) |
| 15 | 40 | 7 | 5 | 7 | 0,3 | + | 0 | 0 | 0,0 | 0,00 | 0,00 | + | 0,0 | 0 | 0 | **Wermut**, trocken (17,5 Vol.-%) |
| 30 | 30 | 6 | 4 | 6 | 0,3 | + | 0 | 0 | 0,0 | 0,00 | 0,00 | 0,01 | 0,0 | 0 | 0 | süß (15 Vol.-%) |
| | | | | | | | | | | | | | | | | **Liköre und Spirituosen** |
| 5 | 15 | 15 | 4 | 50 | 0,7 | 0,5 | 145 | 7 | 0,5 | 0,07 | 0,17 | 0,09 | 0,5 | 40 | + | **Eierlikör** (20 Vol.-%) |
| 1 | 2 | 2 | 1 | 3 | 0,0 | + | 0 | 0 | 0,0 | 0,00 | 0,00 | 0,00 | 0,0 | 0 | 0 | **Fruchtsaftlikör** (30 Vol.-%) |
| 0 | 3 | 2 | 0 | 0 | 0,0 | + | 0 | 0 | 0,0 | 0,00 | 0,00 | 0,00 | 0,0 | 0 | 0 | **Gin** (40 Vol.-%) |
| 0 | 3 | 2 | 0 | 0 | 0,0 | + | 0 | 0 | 0,0 | 0,00 | 0,00 | 0,00 | 0,0 | 0 | 0 | **Grappa** (10 Vol.-%) |
| 0 | 3 | 2 | 0 | 0 | 0,0 | + | 0 | 0 | 0,0 | 0,00 | 0,00 | 0,00 | 0,0 | 0 | 0 | **Klarer/Korn** (32 Vol.-%) |
| 0 | 3 | 2 | 0 | 0 | 0,0 | + | 0 | 0 | 0,0 | 0,00 | 0,00 | 0,00 | 0,0 | 0 | 0 | (38 Vol.-%) |
| 1 | 2 | 2 | 1 | 3 | 0,0 | + | 0 | 0 | 0,0 | 0,00 | 0,00 | 0,00 | 0,0 | 0 | 0 | **Kräuter-/Bitterlikör** (32 Vol.-%) |
| 0 | 3 | 2 | 0 | 0 | 0,0 | + | 0 | 0 | 0,0 | 0,00 | 0,00 | 0,00 | 0,0 | 0 | 0 | **Obstbrand** (45 Vol.-%) |
| 0 | 3 | 2 | 0 | 0 | 0,0 | + | 0 | 0 | 0,0 | 0,00 | 0,00 | 0,00 | 0,0 | 0 | 0 | **Rum** (54 Vol.-%) |
| 1 | 2 | 2 | 1 | 3 | 0,0 | + | 0 | 0 | 0,0 | 0,00 | 0,00 | 0,00 | 0,0 | 0 | 0 | **Weinbrand/Cognac** (40 Vol.-%) |
| 1 | 3 | 2 | 1 | 1 | 0,0 | + | 0 | 0 | 0,0 | 0,00 | 0,00 | 0,00 | 0,0 | 0 | 0 | **Whisky** (44 Vol.-%) |
| 0 | 3 | 2 | 0 | 0 | 0,0 | + | 0 | 0 | 0,0 | 0,00 | 0,00 | 0,00 | 0,0 | 0 | 0 | **Wodka** (40 Vol.-%) |
| 7 | 3 | 4 | 1 | 15 | 0,0 | + | 0 | 0 | 0,0 | 0,00 | 0,00 | 0,00 | 0,0 | 0 | 0 | Wodka-Cola (5 Vol.-%) |

Der essbare Anteil von 100 g verzehrsfertiger Lebensmittel enthält:

## SÜSSWAREN, FERTIGGERICHTE, SAUCEN UND WÜRZMITTEL

### Speiseeis

| | Energie | | | Eiweiß | Fett | | | | | Kohlenhydrate | | | | NaCl | Wasser | Portion |
|---|---|---|---|---|---|---|---|---|---|---|---|---|---|---|---|---|
| | | | Dichte | | ges. | GFS | EUFS | MUFS | Chol. | ges. | Mono/Di | Poly | Ball. | | | |
| | kcal | kJ | kcal/g | g | g | g | g | g | mg | g | g | g | g | mg | g | g |
| **Einfacheiscreme** | 128 | 535 | 1,3 | 1 | 1 | 0,5 | 0,3 | + | | 29 | 29 | 0 | 0,0 | 50 | 68 | 75 |
| **Eis**, mit Sahne | 184 | 770 | 1,8 | 2 | 11 | 5,8 | 3,0 | 0,4 | 52 | 20 | 20 | 0 | 0,1 | 90 | 66 | 100 |
| mit Sahne u. Früchten | 140 | 587 | 1,4 | 2 | 7 | 4,0 | 2,0 | 0,3 | 35 | 17 | 17 | 0 | 0,7 | 65 | 72 | 125 |
| **Eiskaffee** | 108 | 453 | 1,1 | 2 | 8 | 4,8 | 2,7 | 0,3 | 50 | 7 | 7 | + | 0,1 | 50 | 82 | 200 |
| **Eiscreme**, mind. 10 % Fett | 206 | 861 | 2,0 | 4 | 12 | 6,9 | 3,9 | 0,3 | 10 | 21 | 21 | + | 0,0 | 250 | 62 | 75 (1 Kgl) |
| **Eistorte** | 236 | 986 | 2,4 | 2 | 18 | 8,6 | 8,0 | 1,0 | 54 | 17 | 17 | + | 0,0 | 50 | 62 | 100 |
| **Fruchteis** | 141 | 589 | 1,4 | 2 | 2 | 1,0 | 0,6 | 0,1 | 3 | 29 | 29 | + | 0,6 | 50 | 65 | 75 |
| **Fruchteiscreme** | 196 | 819 | 2,0 | 3 | 8 | 4,8 | 2,1 | 0,2 | 25 | 28 | 28 | 0 | 0,0 | 25 | 60 | 75 |
| **Joghurteis** | 88 | 369 | 0,9 | 3 | 3 | 1,6 | 0,8 | 0,1 | 7 | 13 | 13 | 0 | 0,0 | 90 | 80 | 75 (1 Kgl) |
| **Milchspeiseeis**, Vanille | 250 | 1048 | 2,5 | 2 | 22 | 13,2 | 6,9 | 0,6 | 60 | 12 | 12 | 0 | 0,0 | 65 | 63 | 75 |
| **Nusseis** | 179 | 748 | 1,8 | 4 | 9 | 4,5 | 2,9 | 0,6 | 120 | 21 | 19 | 2 | 0,1 | 130 | 65 | 75 (1 Kgl) |
| **Parfait** | 188 | 788 | 1,9 | 7 | 9 | 4,4 | 2,8 | 0,8 | 180 | 20 | 20 | 0 | 0,0 | 160 | 63 | 75 |
| **Rahmeis** | 254 | 1061 | 2,5 | 2 | 22 | 12,9 | 6,8 | 0,6 | 55 | 14 | 13 | 1 | 0,0 | 65 | 61 | 90 |
| **Schokoladeneis** | 179 | 748 | 1,8 | 4 | 9 | 4,5 | 2,9 | 0,6 | 120 | 21 | 20 | 1 | 0,0 | 130 | 65 | 75 (1 Kgl) |
| **Softeis**, Vanille | 99 | 416 | 1,0 | 2 | + | + | + | + | 0 | 22 | 22 | 0 | 0,0 | 100 | 75 | 75 |
| **Vanilleeis**, mit Schokoladenhülle | 314 | 1313 | 3,1 | 3 | 24 | 14,8 | 7,7 | 0,6 | 45 | 21 | 21 | 0 | 2,5 | 110 | 47 | 85 |
| in Waffeltüte | 332 | 1390 | 3,3 | 4 | 21 | 12,9 | 6,5 | 0,7 | 80 | 32 | 19 | 13 | 0,5 | 65 | 42 | 100 |
| mit Himbeeren | 162 | 679 | 1,6 | 2 | 14 | 8,1 | 4,3 | 0,5 | 35 | 8 | 8 | 0 | 2,1 | 40 | 73 | 125 |
| **Wassereis** | 85 | 355 | 0,9 | + | + | 0,0 | 0,0 | 0,0 | 0 | 21 | 21 | 0 | 0,0 | 40 | 78 | 75 (1 Kgl) |
| **Zitroneneis** | 140 | 585 | 1,4 | 1 | 0 | 0,0 | 0,0 | 0,0 | 0 | 34 | 34 | 0 | 0,0 | 50 | 64 | 75 (1 Kgl) |
| **Zitronensorbet** | 137 | 575 | 1,4 | + | + | + | 0,0 | 0,0 | 0 | 31 | 31 | 0 | 0,3 | 3 | 66 | 75 |

| Mineralstoffe | | | | | | | Vitamine | | | | | | | | | |
|---|---|---|---|---|---|---|---|---|---|---|---|---|---|---|---|---|
| Na mg | K mg | Ca mg | Mg mg | P mg | Fe mg | Zn mg | Ret. µg | Caro. µg | E mg | $B_1$ mg | $B_2$ mg | $B_6$ mg | $B_{12}$ µg | Fol. µg | C mg | |
| | | | | | | | | | | | | | | | | **SÜSSWAREN, FERTIGGERICHTE, SAUCEN UND WÜRZMITTEL** |
| | | | | | | | | | | | | | | | | **Speiseeis** |
| 20 | 40 | 50 | 5 | 25 | 0,1 | 0,1 | 8 | 6 | + | 0,01 | 0,05 | 0,01 | 0,0 | 0 | + | **Einfacheiscreme** |
| 35 | 105 | 75 | 10 | 100 | 0,2 | 0,4 | 105 | 65 | 0,3 | 0,03 | 0,11 | 0,03 | 0,3 | 4 | 2 | **Eis**, mit Sahne |
| 25 | 130 | 55 | 10 | 75 | 0,3 | 0,4 | 70 | 110 | 0,3 | 0,03 | 0,09 | 0,03 | 0,2 | 4 | 5 | mit Sahne u. Früchten |
| 20 | 95 | 45 | 10 | 45 | 0,4 | 0,2 | 100 | 35 | 0,3 | 0,02 | 0,08 | 0,02 | 0,2 | 7 | + | **Eiskaffee** |
| 100 | 100 | 140 | 10 | 120 | 0,1 | 0,3 | 130 | 15 | 0,1 | 0,04 | 0,25 | 0,02 | 0,0 | 5 | 0 | **Eiscreme**, mind. 10 % Fett |
| 20 | 100 | 50 | 15 | 140 | 0,1 | 0,3 | 180 | 110 | 0,5 | 0,02 | 0,09 | 0,02 | 0,3 | 4 | 1 | **Eistorte** |
| 20 | 40 | 40 | 5 | 25 | 0,4 | 0,2 | 10 | 15 | 0,2 | 0,02 | 0,06 | 0,03 | 0,0 | 3 | 4 | **Fruchteis** |
| 10 | 140 | 40 | 15 | 30 | 0,3 | 0,2 | 80 | 50 | 0,4 | 0,02 | 0,10 | 0,03 | 0,0 | 5 | 15 | **Fruchteiscreme** |
| 35 | 110 | 85 | 10 | 65 | 0,1 | 0,3 | 20 | 10 | 0,1 | 0,02 | 0,12 | 0,03 | 0,2 | 1 | 1 | **Joghurteis** |
| 25 | 80 | 60 | 10 | 45 | 0,1 | 0,2 | 220 | 100 | 0,5 | 0,02 | 0,10 | 0,03 | 0,3 | 3 | 1 | **Milchspeiseeis**, Vanille |
| 50 | 115 | 90 | 10 | 110 | 0,6 | 0,6 | 135 | 30 | 0,6 | 0,05 | 0,18 | 0,05 | 0,6 | 20 | 1 | **Nusseis** |
| 65 | 205 | 180 | 20 | 200 | 1,0 | 1,0 | 160 | 25 | 0,8 | 0,09 | 0,29 | 0,09 | 1,0 | 35 | 2 | **Parfait** |
| 25 | 75 | 60 | 10 | 45 | 0,1 | 0,2 | 220 | 100 | 0,5 | 0,02 | 0,10 | 0,02 | 0,3 | 2 | 1 | **Rahmeis** |
| 50 | 115 | 90 | 10 | 110 | 0,7 | 0,6 | 135 | 30 | 0,6 | 0,05 | 0,18 | 0,05 | 0,5 | 20 | 1 | **Schokoladeneis** |
| 40 | 100 | 90 | 10 | 70 | 0,1 | 0,3 | 2 | 1 | 0,0 | 0,02 | 0,11 | 0,03 | 0,2 | 4 | 0 | **Softeis**, Vanille |
| 45 | 400 | 60 | 55 | 100 | 0,5 | 0,7 | 165 | 75 | 0,8 | 0,02 | 0,09 | 0,05 | 0,3 | 6 | 1 | **Vanilleeis**, mit Schokoladenhülle |
| 25 | 90 | 40 | 10 | 55 | 0,3 | 0,3 | 205 | 95 | 0,6 | 0,03 | 0,09 | 0,03 | 0,3 | 5 | + | in Waffeltüte |
| 15 | 140 | 55 | 20 | 50 | 0,5 | 0,3 | 140 | 70 | 0,6 | 0,02 | 0,08 | 0,05 | 0,2 | 15 | 9 | mit Himbeeren |
| 15 | 70 | 45 | 5 | 35 | 0,1 | + | 0 | 5 | + | 0,01 | 0,05 | 0,02 | 0,0 | 2 | 2 | **Wassereis** |
| 20 | 40 | 5 | 5 | 10 | 0,1 | 0,1 | 0 | 4 | + | 0,01 | 0,04 | 0,01 | 0,0 | 2 | 10 | **Zitroneneis** |
| 1 | 40 | 5 | 5 | 5 | 0,2 | + | 0 | 1 | + | 0,01 | + | + | 0,0 | 1 | 10 | **Zitronensorbet** |

Der essbare Anteil von 100 g verzehrsfertiger Lebensmittel enthält:

| | Energie | | | Eiweiß | Fett | | | | | Kohlenhydrate | | | | NaCl | Wasser | Portion |
|---|---|---|---|---|---|---|---|---|---|---|---|---|---|---|---|---|
| | | | Dichte | | ges. | GFS | EUFS | MUFS | Chol. | ges. | Mono/Di | Poly | Ball. | | | |
| | kcal | kJ | kcal/g | g | g | g | g | g | mg | g | g | g | g | mg | g | g |
| Nachspeisen | | | | | | | | | | | | | | | | |
| **Ananaskaltschale** | 51 | 213 | 0,5 | + | 0 | 0,0 | 0,0 | 0,0 | 0 | 13 | 11 | 2 | 0,1 | 10 | 86 | 125 |
| **Bayerische Creme** | 243 | 1016 | 2,4 | 5 | 16 | 8,6 | 5,0 | 0,8 | 145 | 21 | 21 | 0 | 0,1 | 90 | 57 | 125 |
| **Buttermilchkaltschale** | 60 | 251 | 0,6 | 4 | 1 | 0,3 | 0,2 | + | 3 | 10 | 8 | 2 | 0,2 | 190 | 84 | 125 |
| **Crème brulée** | 324 | 1354 | 3,2 | 3 | 29 | 16,4 | 8,5 | 0,7 | 325 | 10 | 10 | 0 | 0,1 | 90 | 55 | 125 |
| **Erdbeercreme** | 166 | 694 | 1,7 | 2 | 12 | 6,8 | 3,6 | 0,4 | 30 | 13 | 13 | 0 | 1,0 | 40 | 70 | 250 |
| **Götterspeise**, mit Sahne | 124 | 518 | 1,2 | 4 | 2 | 1,1 | 0,6 | 0,3 | 10 | 22 | 21 | + | 0,3 | 10 | 71 | 125 |
| **Grießpudding** | 144 | 604 | 1,4 | 5 | 3 | 2,1 | 0,8 | 0,2 | 8 | 24 | 9 | 15 | 1,5 | 75 | 66 | 250 |
| **Karamellpudding** mit Vanillesauce | 89 | 374 | 0,9 | 2 | 2 | 1,4 | 0,5 | 0,1 | 10 | 15 | 12 | 3 | 0,0 | 75 | 79 | 200 |
| **Milchreis**, mit Zucker u. Zimt | 100 | 418 | 1,0 | 3 | 2 | 1,4 | 0,5 | 0,1 | 6 | 17 | 6 | 11 | 0,3 | 100 | 77 | 250 |
| **Mokkacreme** | 147 | 616 | 1,5 | 5 | 9 | 5,0 | 2,8 | 0,4 | 82 | 11 | 11 | + | 0,1 | 200 | 73 | 125 |
| **Pannacotta** | 187 | 782 | 1,9 | 4 | 11 | 6,5 | 3,5 | 0,3 | 50 | 18 | 18 | 0 | 0,2 | 75 | 66 | 125 |
| **Quarkspeise**, süß | 117 | 491 | 1,2 | 8 | 3 | 1,7 | 0,8 | 0,1 | 4 | 14 | 14 | 0 | 0,1 | 100 | 73 | 250 |
| **Rote Grütze**, mit Vanillesauce | 81 | 338 | 0,8 | 2 | 1 | 0,7 | 0,3 | 0,1 | 14 | 15 | 11 | 4 | 1,5 | 40 | 79 | 150 |
| **Schokoladenmousse** | 338 | 1415 | 3,4 | 7 | 25 | 14,0 | 8,0 | 1,0 | 135 | 23 | 23 | + | 3,2 | 190 | 40 | 125 |
| **Schokoladenpudding** | 116 | 484 | 1,2 | 3 | 3 | 2,1 | 0,8 | 0,1 | 8 | 19 | 11 | 8 | 0,4 | 150 | 74 | 125 |
| **Tiramisu** | 312 | 1305 | 3,1 | 8 | 13 | 6,7 | 4,2 | 1,0 | 179 | 39 | 29 | 10 | 0,3 | 690 | 38 | 125 |
| **Vanillepudding** | 124 | 521 | 1,2 | 3 | 3 | 2,0 | 0,8 | 0,1 | 20 | 20 | 14 | 6 | 0,1 | 150 | 72 | 125 |
| **Vanillesauce** | 107 | 448 | 1,1 | 4 | 4 | 1,9 | 1,5 | 0,3 | 90 | 13 | 9 | 4 | 0,0 | 150 | 77 | 125 |
| **Weincreme** | 163 | 683 | 1,6 | 4 | 9 | 4,9 | 3,0 | 0,5 | 95 | 8 | 8 | 0 | 0,1 | 90 | 77 | 125 |
| **Zitronencreme** | 132 | 552 | 1,3 | 5 | 8 | 4,0 | 2,4 | 0,5 | 90 | 11 | 11 | 0 | 0,2 | 115 | 75 | 125 |
| Süßwaren | | | | | | | | | | | | | | | | |
| **Eiskonfekt** | 523 | 2191 | 5,2 | 4 | 31 | 25,4 | 3,0 | 0,5 | 0 | 58 | 58 | 0 | 4,7 | 130 | 1 | 12 |
| **Erdnüsse**, dragiert | 542 | 2266 | 5,4 | 24 | 38 | 7,3 | 18,0 | 11,5 | 0 | 26 | 22 | 4 | 9,4 | 25 | 1 | 30 (10 St.) |
| **Früchte**, kandiert | 264 | 1104 | 2,6 | + | + | + | + | + | 0 | 64 | 64 | 0 | 0,7 | 180 | 33 | 25 |

Der essbare Anteil von 100 g verzehrsfertiger Lebensmittel enthält:

| Mineralstoffe | | | | | | | Vitamine | | | | | | | | | |
|---|---|---|---|---|---|---|---|---|---|---|---|---|---|---|---|---|
| Na | K | Ca | Mg | P | Fe | Zn | Ret. | Caro. | E | $B_1$ | $B_2$ | $B_6$ | $B_{12}$ | Fol. | C | |
| mg | mg | mg | mg | mg | mg | mg | µg | µg | mg | mg | mg | mg | µg | µg | mg | |
| | | | | | | | | | | | | | | | | Nachspeisen |
| 4 | 15 | 7 | 3 | 50 | 0,1 | 0,1 | 0 | + | 0,0 | 0,00 | 0,00 | 0,00 | 0,0 | + | 2 | **Ananaskaltschale** |
| 35 | 100 | 85 | 10 | 105 | 0,6 | 0,5 | 200 | 60 | 0,8 | 0,04 | 0,14 | 0,05 | 0,4 | 15 | 1 | **Bayerische Creme** |
| 75 | 145 | 100 | 15 | 90 | 0,2 | 0,4 | 5 | 6 | 0,1 | 0,02 | 0,13 | 0,04 | 0,1 | 5 | 1 | **Buttermilchkaltschale** |
| 35 | 110 | 85 | 10 | 160 | 1,5 | 1,0 | 400 | 115 | 1,7 | 0,08 | 0,19 | 0,08 | 0,7 | 35 | 1 | **Crème brulée** |
| 15 | 130 | 40 | 10 | 35 | 0,3 | 0,2 | 115 | 60 | 0,3 | 0,03 | 0,08 | 0,04 | 0,1 | 25 | 30 | **Erdbeercreme** |
| 4 | 2 | 10 | 2 | 5 | 0,2 | 0,2 | 0 | + | 0,0 | + | + | + | 0,0 | 0 | + | **Götterspeise**, mit Sahne |
| 30 | 125 | 90 | 15 | 85 | 0,3 | 0,9 | 23 | 15 | 0,2 | 0,05 | 0,14 | 0,05 | 0,3 | 10 | 1 | **Grießpudding** |
| 30 | 80 | 70 | 7 | 55 | 0,1 | 0,2 | 20 | 10 | 0,1 | 0,02 | 0,10 | 0,02 | 0,2 | 4 | 1 | **Karamellpudding** mit Vanillesauce |
| 40 | 95 | 70 | 10 | 70 | 0,2 | 0,4 | 15 | 10 | 0,1 | 0,03 | 0,10 | 0,03 | 0,2 | 5 | 1 | **Milchreis**, mit Zucker u. Zimt |
| 80 | 145 | 100 | 10 | 100 | 0,4 | 0,5 | 110 | 35 | 0,4 | 0,03 | 0,17 | 0,04 | 0,4 | 10 | 1 | **Mokkacreme** |
| 30 | 100 | 70 | 10 | 50 | 0,1 | 0,2 | 230 | 100 | 0,4 | 0,03 | 0,13 | 0,09 | 0,2 | 7 | 1 | **Pannacotta** |
| 40 | 125 | 100 | 15 | 125 | 0,3 | 0,5 | 12 | 9 | 0,1 | 0,04 | 0,23 | 0,07 | 0,6 | 1 | 4 | **Quarkspeise**, süß |
| 15 | 100 | 45 | 10 | 40 | 0,5 | 0,2 | 15 | 10 | 0,3 | 0,02 | 0,06 | 0,03 | 0,1 | 9 | 7 | **Rote Grütze**, mit Vanillesauce |
| 75 | 530 | 65 | 75 | 160 | 6,4 | 1,2 | 195 | 60 | 1,3 | 0,04 | 0,14 | 0,08 | 0,4 | 35 | 1 | **Schokoladenmousse** |
| 60 | 125 | 105 | 10 | 80 | 0,1 | 0,3 | 25 | 10 | 0,1 | 0,03 | 0,15 | 0,03 | 0,3 | 6 | 1 | **Schokoladenpudding** |
| 270 | 120 | 125 | 10 | 235 | 1,1 | 1,5 | 105 | 40 | 0,9 | 0,08 | 0,61 | 0,08 | 0,7 | 25 | 0 | **Tiramisu** |
| 60 | 120 | 100 | 10 | 85 | 0,2 | 0,3 | 30 | 15 | 0,1 | 0,03 | 0,15 | 0,03 | 0,4 | 7 | 1 | **Vanillepudding** |
| 60 | 135 | 100 | 10 | 100 | 0,4 | 0,2 | 50 | 10 | 0,2 | 0,03 | 0,17 | 0,04 | 0,5 | 6 | 1 | **Vanillesauce** |
| 35 | 100 | 30 | 10 | 60 | 0,6 | 0,4 | 125 | 35 | 0,5 | 0,02 | 0,12 | 0,03 | 0,5 | 15 | 1 | **Weincreme** |
| 45 | 115 | 80 | 10 | 90 | 0,5 | 0,5 | 105 | 30 | 0,5 | 0,03 | 0,15 | 0,04 | 0,3 | 10 | 3 | **Zitronencreme** |
| | | | | | | | | | | | | | | | | Süßwaren |
| 50 | 650 | 30 | 100 | 130 | 8,5 | 1,2 | 0 | 0 | 1,3 | 0,02 | 0,03 | 0,06 | 0,1 | 8 | 0 | **Eiskonfekt** |
| 10 | 530 | 35 | 130 | 270 | 1,5 | 2,3 | 0 | 2 | 8,0 | 0,72 | 0,12 | 0,35 | 0,0 | 130 | 0 | **Erdnüsse**, dragiert |
| 70 | 140 | 15 | 8 | 15 | 0,5 | 0,1 | 0 | 10 | + | 0,04 | 0,02 | 0,02 | 0,0 | 9 | 5 | **Früchte**, kandiert |

Der essbare Anteil von 100 g verzehrsfertiger Lebensmittel enthält:

| | Energie | | | Eiweiß | Fett | | | | | Kohlenhydrate | | | | NaCl | Wasser | Portion |
|---|---|---|---|---|---|---|---|---|---|---|---|---|---|---|---|---|
| | | | Dichte | | ges. | GFS | EUFS | MUFS | Chol. | ges. | Mono/Di | Poly | Ball. | | | |
| | kcal | kJ | kcal/g | g | g | g | g | g | mg | g | g | g | g | mg | g | g |
| **Fruchtgummi/-bärchen** | 348 | 1455 | 3,5 | 6 | 0 | 0,0 | 0,0 | 0,0 | 0 | 78 | 74 | 4 | 0,1 | 150 | 12 | 15 |
| **Hartkaramelle** | 390 | 1630 | 3,9 | + | + | 0,0 | 0,0 | 0,0 | 0 | 95 | 95 | 0 | 0,0 | 65 | 4 | 5 (1 St.) |
| **Kaugummi** | 387 | 1620 | 3,9 | + | 0 | 0,0 | 0,0 | 0,0 | 0 | 95 | 95 | 0 | 0,0 | 0 | 4 | 3 (1 St.) |
| zuckerfei | 0 | 0 | 0,0 | + | 0 | 0,0 | 0,0 | 0,0 | 0 | 0 | 0 | 0 | 0,0 | 0 | 4 | 3 (1 St.) |
| **Kinderschokolade** | 558 | 2332 | 5,6 | 10 | 34 | 21,0 | 11,0 | 0,9 | 20 | 53 | 53 | 0 | 0,0 | 240 | 3 | 12 (1 Rgl) |
| **Lakritze** | 378 | 1582 | 3,8 | 4 | 1 | 0,2 | 0,2 | 0,3 | 0 | 86 | 58 | 28 | 1,2 | 5 | 5 | 50 |
| **Mandeln**, dragiert | 552 | 2307 | 5,5 | 19 | 42 | 3,6 | 27,3 | 9,3 | 0 | 24 | 24 | 0 | 9,0 | 5 | 3 | 50 |
| **Marzipan** | 486 | 2033 | 4,9 | 8 | 25 | 2,2 | 15,3 | 6,4 | 0 | 57 | 57 | 0 | 3,2 | 130 | 5 | 75 (1 Rgl) |
| **Milchschnitte** | 421 | 1761 | 4,2 | 8 | 28 | 16,5 | 5,0 | 5,5 | 120 | 34 | 29 | 5 | 1,2 | 610 | 28 | 28 (1 St.) |
| **Milchschokolade** | 536 | 2240 | 5,4 | 9 | 32 | 18,9 | 10,2 | 1,0 | 10 | 54 | 54 | 0 | 1,4 | 150 | 1 | 20 (1 Rgl) |
| mit Nuss | 523 | 2188 | 5,2 | 9 | 32 | 18,3 | 11,4 | 1,0 | 9 | 50 | 50 | + | 4,5 | 300 | 1 | 20 (1 Rgl) |
| **Müsliriegel** | 378 | 1581 | 3,8 | 8 | 19 | 2,0 | 14,4 | 2,7 | 0 | 42 | 30 | 12 | 4,9 | 15 | 23 | 25 |
| **Nougat** | 478 | 1998 | 4,8 | 7 | 22 | 2,6 | 16,9 | 2,1 | 0 | 64 | 64 | 0 | 4,3 | 50 | 1 | 50 |
| **Pfefferminzbonbon** | 401 | 1676 | 4,0 | + | 1 | 0,4 | 0,2 | 0,0 | 0 | 98 | 98 | 0 | 0,0 | 25 | + | 5 (1 St.) |
| **Praline** | 405 | 1695 | 4,0 | 1 | 6 | 3,6 | 1,9 | 0,1 | 0 | 85 | 85 | + | 1,8 | 190 | 4 | 12 |
| gefüllt mit Alkohol | 387 | 1620 | 3,9 | 1 | 6 | 3,6 | 1,9 | 0,1 | 0 | 69 | 69 | 0 | 1,7 | 50 | 14 | 12 |
| gefüllt mit Marzipan | 512 | 2143 | 5,1 | 13 | 32 | 5,8 | 18,5 | 5,8 | 0 | 44 | 44 | 0 | 7,2 | 50 | 2 | 12 |
| gefüllt mit Nüssen | 458 | 1914 | 4,6 | 8 | 16 | 5,5 | 6,6 | 3,2 | 0 | 70 | 69 | 1 | 4,3 | 50 | 1 | 12 |
| **Puffmais** (Popcorn), m. Zucker | 369 | 1547 | 3,7 | 12 | 5 | 0,6 | 1,8 | 1,8 | 0 | 68 | 3 | 65 | 9,5 | 10 | 3 | 40 (1 Btl) |
| mit Salz | 362 | 1514 | 3,6 | 12 | 5 | 0,6 | 1,8 | 1,8 | 0 | 66 | 2 | 64 | 9,5 | 1900 | 3 | 40 (1 Btl) |
| **Puffreis** | 390 | 1632 | 3,9 | 7 | 2 | 0,5 | 0,6 | 0,8 | 0 | 83 | + | 83 | 2,0 | 10 | 5 | 50 |
| mit Zucker/Honig | 385 | 1613 | 3,9 | 6 | 2 | 0,5 | 0,5 | 0,7 | 0 | 85 | 17 | 68 | 1,6 | 10 | 3 | 50 |
| **Puffweizen** | 359 | 1503 | 3,6 | 14 | 1 | 0,2 | 0,2 | 0,7 | 0 | 71 | 1 | 70 | 8,8 | 10 | 2 | 50 |
| **Reiscrispys**, mit Schokolade | 390 | 1632 | 3,9 | 6 | 5 | 1,4 | 2,7 | 0,6 | 0 | 79 | 33 | 46 | 2,1 | 1630 | 4 | 50 |
| **Rumkugeln** | 403 | 1687 | 4,0 | 2 | 10 | 6,2 | 3,2 | 0,2 | 0 | 69 | 69 | 0 | 2,6 | 200 | 11 | 20 |
| **Schokokuss** | 355 | 1487 | 3,6 | 6 | 13 | 8,3 | 4,3 | 0,4 | 0 | 52 | 49 | 3 | 4,0 | 180 | 22 | 20 |

| Mineralstoffe | | | | | | | Vitamine | | | | | | | | | |
|---|---|---|---|---|---|---|---|---|---|---|---|---|---|---|---|---|
| Na mg | K mg | Ca mg | Mg mg | P mg | Fe mg | Zn mg | Ret. µg | Caro. µg | E mg | $B_1$ mg | $B_2$ mg | $B_6$ mg | $B_{12}$ µg | Fol. µg | C mg | |
| 60 | 10 | 10 | 2 | 5 | 0,1 | + | 0 | 0 | 0,0 | 0,00 | 0,00 | 0,00 | 0,0 | 0 | 0 | **Fruchtgummi/-bärchen** |
| 25 | 10 | 5 | 3 | 12 | 0,1 | + | 0 | 0 | 0,0 | 0,00 | 0,00 | 0,00 | 0,0 | 0 | 0 | **Hartkaramelle** |
| 0 | 8 | 10 | 5 | 5 | 0,0 | + | 0 | 0 | 0,0 | 0,00 | 0,00 | 0,00 | 0,0 | 0 | 0 | **Kaugummi** |
| 0 | 8 | 10 | 5 | 5 | 0,0 | + | 0 | 0 | 0,0 | 0,00 | 0,00 | 0,00 | 0,0 | 0 | 0 | zuckerfei |
| 95 | 650 | 300 | 85 | 200 | 2,1 | 2,0 | 60 | 35 | 0,8 | 0,13 | 0,50 | 0,12 | 0,3 | 15 | 1 | **Kinderschokolade** |
| 2 | 195 | 10 | 15 | 40 | 2,0 | 0,4 | 0 | 0 | 0,1 | 0,04 | 0,02 | 0,01 | 0,0 | 4 | 1 | **Lakritze** |
| 2 | 540 | 70 | 175 | 275 | 2,5 | 2,5 | 0 | 95 | 10,0 | 0,15 | 0,13 | 0,11 | 0,0 | 30 | 0 | **Mandeln**, dragiert |
| 50 | 210 | 45 | 120 | 220 | 2,0 | 1,5 | 0 | 0 | 6,1 | 0,10 | 0,45 | 0,06 | 0,0 | 15 | 2 | **Marzipan** |
| 240 | 350 | 200 | 35 | 205 | 0,6 | 1,0 | 50 | 20 | 1,0 | 0,05 | 0,35 | 0,07 | 0,4 | 10 | 2 | **Milchschnitte** |
| 60 | 460 | 245 | 70 | 280 | 1,5 | 2,0 | 50 | 35 | 0,3 | 0,11 | 0,37 | 0,11 | 0,0 | 10 | 0 | **Milchschokolade** |
| 120 | 850 | 210 | 115 | 270 | 7,8 | 1,7 | 25 | 15 | 1,1 | 0,09 | 0,31 | 0,14 | 0,0 | 20 | 1 | mit Nuss |
| 5 | 395 | 50 | 85 | 175 | 2,3 | 1,2 | 0 | 95 | 6,9 | 0,26 | 0,01 | 0,22 | 0,0 | 40 | 1 | **Müsliriegel** |
| 20 | 500 | 60 | 90 | 145 | 4,5 | 1,1 | 0 | 10 | 8,0 | 0,15 | 0,06 | 0,23 | 0,0 | 30 | 0 | **Nougat** |
| 10 | 0 | 5 | 3 | 0 | 0,1 | + | 0 | 0 | 0,0 | 0,00 | 0,00 | 0,00 | 0,0 | 0 | 0 | **Pfefferminzbonbon** |
| 75 | 300 | 15 | 40 | 55 | 3,5 | 0,5 | 0 | 0 | 0,3 | 0,02 | 0,03 | 0,02 | 0,0 | 3 | 0 | **Praline** |
| 20 | 250 | 10 | 35 | 50 | 3,3 | 0,4 | 0 | 0 | 0,3 | 0,01 | 0,01 | 0,02 | 0,0 | 3 | 0 | gefüllt mit Alkohol |
| 20 | 580 | 50 | 140 | 220 | 4,8 | 2,0 | 0 | 55 | 12,0 | 0,12 | 0,10 | 0,04 | 0,0 | 25 | 0 | gefüllt mit Marzipan |
| 20 | 390 | 20 | 70 | 120 | 3,7 | 1,0 | 0 | 5 | 2,4 | 0,19 | 0,05 | 0,11 | 0,0 | 30 | 0 | gefüllt mit Nüssen |
| 3 | 240 | 10 | 80 | 280 | 1,7 | 0,1 | 0 | 450 | 2,1 | 0,30 | 0,12 | 0,22 | 0,0 | 9 | 0 | **Puffmais** (Popcorn), m. Zucker |
| 750 | 240 | 10 | 80 | 280 | 1,7 | 0,1 | 0 | 450 | 2,1 | 0,30 | 0,12 | 0,22 | 0,0 | 9 | 0 | mit Salz |
| 3 | 110 | 5 | 25 | 100 | 1,1 | 1,0 | 0 | 0 | 0,2 | 0,11 | 0,10 | 0,07 | 0,0 | 20 | 0 | **Puffreis** |
| 3 | 95 | 5 | 20 | 80 | 1,0 | 0,9 | 0 | 0 | 0,2 | 0,08 | 0,07 | 0,06 | 0,0 | 8 | 0 | mit Zucker/Honig |
| 4 | 390 | 25 | 140 | 350 | 4,4 | 2,8 | 0 | 0 | 1,4 | 0,20 | 0,06 | 0,14 | 0,0 | 20 | 0 | **Puffweizen** |
| 640 | 260 | 15 | 50 | 50 | 7,5 | 1,0 | 4 | 7 | 0,8 | 0,74 | 0,80 | 1,10 | 0,5 | 15 | 0 | **Reiscrispys**, mit Schokolade |
| 80 | 415 | 20 | 55 | 80 | 5,0 | 0,7 | 0 | 0 | 0,5 | 0,02 | 0,03 | 0,02 | 0,0 | 5 | 0 | **Rumkugeln** |
| 70 | 600 | 30 | 85 | 120 | 7,0 | 1,0 | 0 | 0 | 0,8 | 0,02 | 0,07 | 0,05 | 0,1 | 8 | 0 | **Schokokuss** |

Der essbare Anteil von 100 g verzehrsfertiger Lebensmittel enthält:

| | Energie | | | Eiweiß | Fett | | | | | Kohlenhydrate | | | | NaCl | Wasser | Portion |
|---|---|---|---|---|---|---|---|---|---|---|---|---|---|---|---|---|
| | | | Dichte | | ges. | GFS | EUFS | MUFS | Chol. | ges. | Mono/Di | Poly | Ball. | | | |
| | kcal | kJ | kcal/g | g | g | g | g | g | mg | g | g | g | g | mg | g | g |
| **Schokolinsen** | 475 | 1985 | 4,8 | 5 | 17 | 10,3 | 5,6 | 0,6 | 0 | 74 | 71 | 3 | 0,2 | 150 | 2 | 20 (10 St) |
| **Schokoriegel**, mit Milchcreme | 474 | 1984 | 4,7 | 8 | 17 | 8,0 | 7,5 | 0,8 | 5 | 71 | 71 | + | 0,5 | 230 | 1 | 20 |
| mit Karamell u. Nüssen | 503 | 2103 | 5,0 | 7 | 26 | 10,4 | 13,0 | 1,5 | 8 | 61 | 61 | + | 1,3 | 290 | 3 | 60 |
| **Waffelschnitte**, mit Haselnüssen | 512 | 2140 | 5,1 | 8 | 31 | 11,4 | 14,5 | 4,3 | 5 | 50 | 34 | 16 | 2,1 | 130 | 7 | 25 |
| **Weichkaramelle** | 449 | 1877 | 4,4 | 2 | 17 | 10,1 | 5,8 | 0,5 | 1 | 71 | 71 | 0 | 0,0 | 810 | 7 | 5 (1 St.) |
| **Weinbrandbohne** | 387 | 1620 | 3,9 | 1 | 6 | 3,6 | 1,9 | 0,1 | 0 | 69 | 69 | 0 | 1,8 | 50 | 14 | 12 (1 St.) |
| **Weiße Schokolade** | 540 | 2257 | 5,4 | 5 | 30 | 18,5 | 9,7 | 0,7 | 15 | 62 | 62 | 0 | 0,0 | 190 | 1 | 20 (1 Rgl) |
| **Zartbitterschokolade** | | | | | | | | | | | | | | | | |
| 50 % Kakao | 496 | 2073 | 5,0 | 8 | 31 | 19,3 | 10,0 | 0,8 | 1 | 46 | 46 | 0 | 9,5 | 270 | 1 | 20 (1 Rgl) |
| 70 % Kakao | 598 | 2500 | 6,0 | 8 | 43 | 24,5 | 12,8 | 1,3 | 1 | 35 | 35 | 0 | 10,9 | 50 | 1 | 20 (1 Rgl) |
| mit Nüssen | 517 | 2161 | 5,2 | 9 | 36 | 17,0 | 15,8 | 1,6 | 1 | 41 | 41 | 0 | 9,2 | 230 | 2 | 20 (1 Rgl) |
| **Zucker** | | | | | | | | | | | | | | | | |
| **Fruchtzucker** (Fruktose) | 396 | 1655 | 4,0 | 0 | 0 | 0,0 | 0,0 | 0,0 | 0 | 99 | 99 | 0 | 0,0 | 0 | 1 | 5 (1 TL) |
| **Kandiszucker** | 396 | 1655 | 4,0 | 0 | 0 | 0,0 | 0,0 | 0,0 | 0 | 99 | 99 | 0 | 0,0 | 0 | 1 | 2 (1 St.) |
| **Milchzucker** (Laktose) | 399 | 1668 | 4,0 | 0 | 0 | 0,0 | 0,0 | 0,0 | 0 | 100 | 100 | 0 | 0,0 | 0 | 0 | 5 (1 TL) |
| **Traubenzucker** (Glukose) | 364 | 1521 | 3,6 | 0 | 0 | 0,0 | 0,0 | 0,0 | 0 | 91 | 91 | 0 | 0,0 | 0 | 9 | 5 (1 TL) |
| **Vanillinzucker** | 388 | 1621 | 3,9 | 0 | 0 | 0,0 | 0,0 | 0,0 | 0 | 97 | 97 | 0 | 0,0 | 0 | 2 | 8 (1 Pk) |
| **Zucker**, weiß | 399 | 1668 | 4,0 | 0 | 0 | 0,0 | 0,0 | 0,0 | 0 | 100 | 100 | 0 | 0,0 | 0 | 0 | 5 (1 TL) |
| braun | 386 | 1613 | 3,9 | 0 | 0 | 0,0 | 0,0 | 0,0 | 0 | 96 | 96 | 0 | 0,0 | 5 | 1 | 5 (1 TL) |
| **Brotaufstriche** | | | | | | | | | | | | | | | | |
| **Ahornsirup** | 275 | 1149 | 2,8 | 0 | + | 0,0 | 0,0 | 0,0 | 0 | 67 | 67 | 0 | 0,0 | 25 | 33 | 10 |
| **Apfelkraut** | 241 | 1008 | 2,4 | 1 | + | 0,1 | 0,1 | 0,2 | 0 | 58 | 58 | + | 4,4 | 15 | 35 | 20 |
| **Erdnussbutter** | 623 | 2604 | 6,2 | 22 | 54 | 11,5 | 21,5 | 18,5 | 0 | 13 | 7 | 6 | 5,4 | 890 | 1 | 20 |
| **Gelee**, einfach | 245 | 1024 | 2,5 | 0 | 0 | 0,0 | 0,0 | 0,0 | 0 | 61 | 61 | 0 | 0,5 | 10 | 38 | 20 |
| **Honig** | 302 | 1262 | 3,0 | + | 0 | 0,0 | 0,0 | 0,0 | 0 | 75 | 75 | 0 | 0,0 | 5 | 19 | 20 |
| **Invertzuckercreme** | 330 | 1380 | 3,3 | + | 0 | 0,0 | 0,0 | 0,0 | 0 | 82 | 82 | 0 | 0,0 | 50 | 17 | 20 |

| Mineralstoffe | | | | | | | Vitamine | | | | | | | | | |
|---|---|---|---|---|---|---|---|---|---|---|---|---|---|---|---|---|
| Na mg | K mg | Ca mg | Mg mg | P mg | Fe mg | Zn mg | Ret. µg | Caro. µg | E mg | $B_1$ mg | $B_2$ mg | $B_6$ mg | $B_{12}$ µg | Fol. µg | C mg | |
| 60 | 270 | 150 | 50 | 160 | 1,5 | 0,9 | 0 | 25 | 0,8 | 0,08 | 0,25 | 0,03 | 0,0 | 10 | 0 | **Schokolinsen** |
| 90 | 360 | 250 | 40 | 230 | 0,8 | 1,2 | 25 | 25 | 0,7 | 0,08 | 0,40 | 0,07 | 0,4 | 6 | 0 | **Schokoriegel**, mit Milchcreme |
| 115 | 360 | 190 | 50 | 185 | 1,3 | 1,1 | 35 | 30 | 3,1 | 0,10 | 0,23 | 0,12 | 0,2 | 15 | 1 | mit Karamell u. Nüssen |
| 50 | 290 | 100 | 50 | 145 | 1,1 | 1,1 | 95 | 115 | 3,5 | 0,12 | 0,14 | 0,13 | 0,2 | 15 | 0 | **Waffelschnitte**, mit Haselnüssen |
| 320 | 210 | 95 | 25 | 65 | 0,5 | 0,1 | 0 | 0 | 0,0 | 0,00 | 0,00 | 0,00 | 0,0 | 0 | 0 | **Weichkaramelle** |
| 20 | 250 | 10 | 35 | 50 | 3,3 | 0,5 | 0 | 0 | 0,3 | 0,01 | 0,01 | 0,02 | 0,0 | 3 | 0 | **Weinbrandbohne** |
| 75 | 230 | 210 | 20 | 140 | 0,3 | 0,6 | 45 | 30 | 0,2 | 0,05 | 0,28 | 0,04 | 0,2 | 8 | 2 | **Weiße Schokolade** |
| | | | | | | | | | | | | | | | | **Zartbitterschokolade** |
| 105 | 1300 | 55 | 195 | 265 | 16,0 | 2,5 | 0 | 20 | 1,8 | 0,04 | 0,01 | 0,12 | 0,3 | 15 | 0 | 50 % Kakao |
| 20 | 715 | 75 | 230 | 310 | 11,9 | 3,3 | 0 | 20 | 0,6 | 0,03 | 0,08 | 0,04 | 0,2 | 10 | 0 | 70 % Kakao |
| 90 | 1240 | 70 | 190 | 265 | 15,1 | 2,4 | 0 | 15 | 4,9 | 0,10 | 0,08 | 0,19 | 0,3 | 25 | 0 | mit Nüssen |
| | | | | | | | | | | | | | | | | **Zucker** |
| 0 | 2 | 1 | 0 | 0 | 0,2 | + | 0 | 0 | 0,0 | 0,00 | 0,00 | 0,00 | 0,0 | 0 | 0 | **Fruchtzucker** (Fruktose) |
| 0 | 2 | 1 | 0 | 0 | 0,2 | + | 0 | 0 | 0,0 | 0,00 | 0,00 | 0,00 | 0,0 | 0 | 0 | **Kandiszucker** |
| 0 | 0 | 5 | 0 | 0 | 0,0 | + | 0 | 0 | 0,0 | 0,00 | 0,00 | 0,00 | 0,0 | 0 | 0 | **Milchzucker** (Laktose) |
| 0 | 2 | 1 | 0 | 0 | 0,2 | + | 0 | 0 | 0,0 | 0,00 | 0,00 | 0,00 | 0,0 | 0 | 0 | **Traubenzucker** (Glukose) |
| 0 | 2 | 1 | 0 | 0 | 0,2 | + | 0 | 0 | 0,0 | 0,00 | 0,00 | 0,00 | 0,0 | 0 | 0 | **Vanillinzucker** |
| 0 | 2 | 1 | 0 | 0 | 0,3 | + | 0 | 0 | 0,0 | 0,00 | 0,00 | 0,00 | 0,0 | 0 | 0 | **Zucker**, weiß |
| 2 | 90 | 50 | 15 | 20 | + | + | 0 | 0 | 0,0 | + | + | 0,00 | 0,0 | 0 | 0 | braun |
| | | | | | | | | | | | | | | | | **Brotaufstriche** |
| 10 | 200 | 65 | 15 | 2 | 1,2 | 4,1 | 0 | 0 | 0,0 | 0,01 | 0,01 | + | 0,0 | 0 | 0 | **Ahornsirup** |
| 5 | 450 | 35 | 25 | 45 | 0,7 | 0,3 | 0 | 45 | 1,0 | 0,07 | 0,07 | 0,04 | 0,0 | 10 | 15 | **Apfelkraut** |
| 350 | 700 | 35 | 180 | 330 | 2,0 | 3,0 | 0 | 0 | 5,0 | 0,17 | 0,09 | 0,58 | 0,0 | 50 | 0 | **Erdnussbutter** |
| 4 | 50 | 10 | 5 | 10 | 1,0 | 0,1 | 0 | 50 | 0,0 | 0,01 | 0,01 | 0,01 | 0,0 | 5 | 5 | **Gelee**, einfach |
| 2 | 45 | 6 | 2 | 5 | 1,3 | 0,4 | 0 | 0 | 0,0 | + | 0,05 | 0,16 | 0,0 | 2 | 2 | **Honig** |
| 20 | 5 | 5 | 0 | • | + | + | 0 | 0 | 0,0 | 0,00 | 0,00 | 0,00 | 0,0 | 0 | 0 | **Invertzuckercreme** |

Der essbare Anteil von 100 g verzehrsfertiger Lebensmittel enthält:

| | Energie | | | Eiweiß | Fett | | | | | Kohlenhydrate | | | | NaCl | Wasser | Portion |
|---|---|---|---|---|---|---|---|---|---|---|---|---|---|---|---|---|
| | | | Dichte | | ges. | GFS | EUFS | MUFS | Chol. | ges. | Mono/Di | Poly | Ball. | | | |
| | kcal | kJ | kcal/g | g | g | g | g | g | mg | g | g | g | g | mg | g | g |
| **Konfitüre**, einfach | 242 | 1011 | 2,4 | + | 0 | 0,0 | 0,0 | 0,0 | 0 | 60 | 60 | 0 | 0,6 | 10 | 38 | 20 |
| extra | 234 | 978 | 2,3 | + | 0 | 0,0 | 0,0 | 0,0 | 0 | 58 | 58 | 0 | 1,6 | 10 | 36 | 20 |
| kalorienreduziert | 94 | 392 | 0,9 | + | 0 | 0,0 | 0,0 | 0,0 | 0 | 23 | 23 | 0 | 0,5 | 10 | 75 | 20 |
| **Nuss-Nougat-Creme** | 531 | 2224 | 5,3 | 4 | 31 | 18,7 | 10,0 | 1,4 | 0 | 58 | 57 | 1 | 3,3 | 65 | 1 | 20 |
| **Orangenmarmelade** | 278 | 1162 | 2,8 | + | 0 | 0,0 | 0,0 | 0,0 | 0 | 69 | 69 | 0 | 0,6 | 50 | 28 | 20 |
| **Pflaumenmus** | 202 | 844 | 2,0 | 1 | + | 0,0 | 0,0 | 0,0 | 0 | 48 | 47 | + | 2,4 | 40 | 46 | 20 |
| **Rübenkraut** | 273 | 1140 | 2,7 | 1 | 0 | 0,0 | 0,0 | 0,0 | 0 | 67 | 67 | 0 | 3,0 | 230 | 27 | 20 |
| Saucen und Würzmittel | | | | | | | | | | | | | | | | |
| **Balsamico-Essig** | 99 | 414 | 1,0 | 0 | 0 | 0,0 | 0,0 | 0,0 | 0 | 21 | 20 | 0 | 0,0 | 0 | 74 | 15 (1 EL) |
| **Barbecuesauce** | 162 | 675 | 1,6 | 2 | 1 | 0,2 | 0,2 | 0,4 | 0 | 35 | 25 | 10 | 1,8 | 3150 | 52 | 15 (1 EL) |
| **Béchamelsauce** | 123 | 515 | 1,2 | 3 | 9 | 5,3 | 2,6 | 0,4 | 60 | 7 | 2 | 5 | 0,3 | 220 | 79 | 15 (1 EL) |
| **Bratensauce**, Rindfleisch | 70 | 291 | 0,7 | 3 | 4 | 2,5 | 0,9 | 0,3 | 10 | 5 | 0 | 5 | 0,0 | 890 | 87 | 25 (4 EL) |
| Schweinefleisch | 119 | 497 | 1,2 | 2 | 10 | 2,5 | 6,0 | 0,3 | 40 | 5 | 0 | 5 | 0,0 | 1040 | 82 | 25 (4 EL) |
| **Brühe**, gekörnt | 197 | 823 | 2,0 | 24 | 9 | 4,5 | 3,0 | 1,0 | 10 | 5 | 0 | 5 | 0,0 | 63500 | 5 | 10 (1 EL) |
| Instantpulver | 240 | 1005 | 2,4 | 23 | 12 | 6,5 | 4,0 | 1,0 | 10 | 10 | 0 | 10 | 0,0 | 63500 | 5 | 10 (1 EL) |
| **Brühwürfel**, fettreich | 337 | 1408 | 3,4 | 22 | 25 | 13,0 | 9,0 | 2,0 | 20 | 6 | 0 | 6 | 0,0 | 48260 | 5 | 10 (1 EL) |
| **Cumberlandsauce** | 45 | 188 | 0,5 | 1 | + | 0,1 | 0,1 | 0,2 | 0 | 6 | 5 | 1 | 3,0 | 760 | 85 | 15 (1 EL) |
| **Curryketchup** | 110 | 460 | 1,1 | 2 | + | 0,1 | + | 0,1 | 0 | 24 | 23 | 1 | 0,8 | 5840 | 65 | 15 (1 EL) |
| **Dunkle Sauce** | 60 | 252 | 0,6 | 1 | 4 | 3,8 | 0,3 | 0,1 | 0 | 5 | + | 5 | 0,2 | 230 | 89 | 15 (1 EL) |
| **Essig** | 4 | 17 | 0,0 | + | 0 | 0,0 | 0,0 | 0,0 | 0 | 1 | 1 | 0 | 0,0 | 50 | 94 | 15 (1 EL) |
| **Essig-Öl-Dressing** | 298 | 1248 | 3,0 | + | 33 | 3,9 | 9,0 | 18,4 | 0 | 1 | 1 | 0 | 0,1 | 3180 | 62 | 15 (1 EL) |
| **Hackfleischsauce**, italienisch | 57 | 238 | 0,6 | 4 | 3 | 0,9 | 1,4 | 0,2 | 10 | 4 | + | 3 | 0,7 | 290 | 87 | 125 |
| **Helle Sauce**, gebunden | 56 | 233 | 0,6 | 1 | 4 | 1,2 | 1,0 | 1,8 | 0 | 4 | + | 4 | 0,2 | 530 | 90 | 15 (1 EL) |
| **Holländische Sauce** | 645 | 2696 | 6,4 | 4 | 71 | 44,0 | 20,3 | 2,5 | 415 | 1 | 1 | 0 | + | 250 | 23 | 15 (1 EL) |
| **Käsesauce** | 112 | 470 | 1,1 | 3 | 8 | 5,5 | 2,2 | 0,2 | 20 | 6 | 2 | 4 | 0,2 | 600 | 81 | 15 (1 EL) |
| **Knoblauchsauce** | 118 | 492 | 1,2 | 2 | 1 | + | + | + | 0 | 26 | 26 | 0 | 1,0 | 3180 | 66 | 15 (1 EL) |

| Mineralstoffe | | | | | | | Vitamine | | | | | | | | | |
|---|---|---|---|---|---|---|---|---|---|---|---|---|---|---|---|---|
| Na mg | K mg | Ca mg | Mg mg | P mg | Fe mg | Zn mg | Ret. µg | Caro. µg | E mg | $B_1$ mg | $B_2$ mg | $B_6$ mg | $B_{12}$ µg | Fol. µg | C mg | |
| 4 | 105 | 20 | 8 | 15 | 0,5 | 0,1 | 0 | 120 | 0,2 | 0,01 | 0,01 | 0,01 | 0,0 | 3 | 9 | **Konfitüre**, einfach |
| 3 | 120 | 12 | 9 | 15 | 0,5 | 0,1 | 0 | 145 | 0,2 | 0,01 | 0,01 | 0,02 | 0,0 | 3 | 10 | extra |
| 3 | 120 | 12 | 9 | 15 | 0,5 | 0,1 | 0 | 145 | 0,2 | 0,01 | 0,01 | 0,02 | 0,0 | 3 | 10 | kalorienreduziert |
| 25 | 300 | 15 | 50 | 85 | 3,5 | 0,9 | 30 | 5 | 4,5 | 0,23 | 0,12 | 0,69 | 0,1 | 15 | + | **Nuss-Nougat-Creme** |
| 20 | 40 | 35 | 4 | 15 | 0,5 | 0,2 | 0 | 50 | + | + | + | + | 0,0 | 5 | 10 | **Orangenmarmelade** |
| 15 | 140 | 30 | 3 | 5 | 0,2 | 0,9 | 5 | 10 | 0,1 | 0,01 | 0,03 | 0,01 | 0,0 | 0 | 1 | **Pflaumenmus** |
| 90 | 1450 | 500 | 140 | 30 | 9,0 | + | 0 | 0 | + | + | + | + | 0,0 | + | 0 | **Rübenkraut** |
| | | | | | | | | | | | | | | | | **Saucen und Würzmittel** |
| 0 | 65 | 0 | 0 | 0 | 0,3 | 0,0 | 0 | 0 | 0,0 | 0,00 | 0,00 | 0,04 | 0,0 | 0 | 0 | **Balsamico-Essig** |
| 1240 | 465 | 40 | 40 | 50 | 0,8 | 0,4 | 0 | 390 | 1,5 | 0,12 | 0,05 | 0,14 | 0,0 | 20 | 10 | **Barbecuesauce** |
| 85 | 120 | 60 | 10 | 70 | 0,4 | 0,4 | 75 | 200 | 0,3 | 0,03 | 0,10 | 0,06 | 0,2 | 8 | 1 | **Béchamelsauce** |
| 350 | 200 | 10 | 20 | 110 | 0,2 | 0,2 | 0 | 0 | 0,1 | 0,04 | 0,09 | 0,24 | 0,1 | 2 | 0 | **Bratensauce**, Rindfleisch |
| 410 | 220 | 15 | 10 | 70 | 0,4 | 0,2 | 0 | 0 | 0,1 | 0,25 | 0,35 | 0,13 | 0,1 | 2 | 0 | Schweinefleisch |
| 25000 | 500 | 150 | 50 | 700 | 2,0 | 0,2 | 0 | 0 | 0,1 | 0,20 | 0,24 | 0,00 | 0,0 | 0 | 0 | **Brühe**, gekörnt |
| 25000 | 500 | 230 | 50 | 700 | 2,0 | 0,2 | 0 | 0 | 0,1 | 0,20 | 0,24 | 0,00 | 0,0 | 0 | 0 | Instantpulver |
| 19000 | 385 | 180 | 40 | 540 | 1,5 | 0,2 | 0 | 0 | 0,1 | 0,15 | 0,18 | 0,00 | 0,0 | 0 | 0 | **Brühwürfel**, fettreich |
| 300 | 235 | 30 | 15 | 30 | 1,0 | 0,2 | 0 | 105 | 0,5 | 0,04 | 0,03 | 0,05 | 0,0 | 10 | 35 | **Cumberlandsauce** |
| 2300 | 600 | 20 | 20 | 40 | 1,0 | 0,2 | 0 | 600 | 0,4 | 0,07 | 0,06 | 0,13 | 0,0 | 5 | 10 | **Curryketchup** |
| 90 | 10 | 5 | 1 | 5 | 0,1 | + | 0 | 5 | 0,1 | + | + | + | + | + | + | **Dunkle Sauce** |
| 20 | 90 | 15 | 20 | 30 | 0,5 | 0,2 | 0 | 0 | 0,0 | 0,00 | 0,00 | 0,00 | 0,0 | 0 | 0 | **Essig** |
| 1250 | 30 | 25 | 10 | 20 | 0,3 | 0,1 | 0 | 200 | 15,0 | + | 0,01 | + | 0,0 | + | + | **Essig-Öl-Dressing** |
| 115 | 100 | 10 | 8 | 75 | 0,6 | 0,6 | 1 | 65 | 0,2 | 0,04 | 0,06 | 0,05 | 0,2 | 2 | 1 | **Hackfleischsauce**, italienisch |
| 210 | 10 | 5 | 3 | 10 | + | + | 20 | 25 | + | + | + | + | 0,0 | 1 | 0 | **Helle Sauce**, gebunden |
| 100 | 40 | 35 | 6 | 125 | 1,3 | 0,9 | 560 | 260 | 2,2 | 0,05 | 0,08 | 0,05 | 0,3 | 25 | + | **Holländische Sauce** |
| 235 | 70 | 110 | 8 | 85 | 0,1 | 0,5 | 55 | 35 | 0,2 | 0,02 | 0,08 | 0,02 | 0,3 | 4 | 1 | **Käsesauce** |
| 1250 | 400 | 30 | 25 | 45 | 0,7 | 0,3 | 0 | 400 | 1,6 | 0,08 | 0,04 | 0,16 | 0,0 | 20 | 10 | **Knoblauchsauce** |

Der essbare Anteil von 100 g verzehrsfertiger Lebensmittel enthält:

| | Energie | | | Eiweiß | Fett | | | | | Kohlenhydrate | | | | NaCl | Wasser | Portion |
|---|---|---|---|---|---|---|---|---|---|---|---|---|---|---|---|---|
| | | | Dichte | | ges. | GFS | EUFS | MUFS | Chol. | ges. | Mono/Di | Poly | Ball. | | | |
| | kcal | kJ | kcal/g | g | g | g | g | g | mg | g | g | g | g | mg | g | g |
| **Kräutersalz** | 21 | 89 | 0,2 | 1 | + | 0,0 | + | 0,1 | 0 | 4 | 4 | 0 | 1,7 | 90000 | 3 | 5 (1 TL) |
| **Jägersauce** | 76 | 318 | 0,8 | 2 | 5 | 3,4 | 0,9 | 0,5 | 5 | 5 | 2 | 3 | 0,7 | 380 | 85 | 15 (1 EL) |
| **Maggi-Würze** | 223 | 932 | 2,2 | 25 | 7 | 2,6 | 3,1 | 0,2 | 0 | 15 | 0 | 14 | 0,0 | 15850 | 51 | 1 (1 Spr) |
| **Meerrettichsauce** | 128 | 536 | 1,3 | 3 | 10 | 6,1 | 2,9 | 0,4 | 50 | 6 | 3 | 3 | 1,2 | 230 | 78 | 15 (1 EL) |
| **Paprika-Rahm-Sauce** | 70 | 293 | 0,7 | 3 | 4 | 3,3 | 0,4 | 0,2 | 1 | 5 | 1 | 4 | 0,4 | 200 | 87 | 15 (1 EL) |
| **Pesto** | 520 | 2175 | 5,2 | 11 | 52 | 10,8 | 31,3 | 7,6 | 15 | 3 | 2 | 1 | 2,0 | 560 | 30 | 15 (1 EL) |
| **Sahnesauce** | 160 | 670 | 1,6 | 2 | 16 | 9,6 | 4,6 | 0,5 | 45 | 4 | 1 | 3 | 0,1 | 300 | 78 | 15 (1 EL) |
| **Salatsauce**, französisch | 365 | 1530 | 3,7 | 3 | 38 | 5,7 | 10,6 | 19,2 | 70 | 5 | 5 | + | 0,1 | 400 | 53 | 15 (1 EL) |
| italienisch | 238 | 995 | 2,4 | 1 | 21 | 2,8 | 8,0 | 9,4 | 0 | 10 | 10 | + | 1,5 | 3050 | 60 | 15 (1 EL) |
| aus Joghurt | 108 | 454 | 1,1 | 3 | 8 | 2,4 | 2,4 | 3,1 | 8 | 4 | 2 | 2 | 0,3 | 1140 | 80 | 15 (1 EL) |
| Thousand Island | 468 | 1958 | 4,7 | 3 | 48 | 5,8 | 13,2 | 27,0 | 0 | 7 | 7 | + | 0,5 | 3050 | 37 | 15 (1 EL) |
| **Sauce béarnaise** | 423 | 1770 | 4,2 | 2 | 45 | 27,8 | 12,9 | 1,5 | 260 | 1 | 1 | + | 0,1 | 430 | 49 | 15 (1 EL) |
| **Sauce hollandaise** | 110 | 462 | 1,1 | 5 | 8 | 3,9 | 2,5 | 0,6 | 135 | 5 | + | 5 | + | 180 | 81 | 15 (1 EL) |
| **Schaschliksauce** | 75 | 312 | 0,8 | 3 | 2 | 0,9 | 0,6 | 0,3 | 0 | 10 | 9 | 1 | 2,7 | 200 | 79 | 15 (1 EL) |
| **Senf**, scharf | 79 | 329 | 0,8 | 6 | 4 | 0,2 | 2,7 | 0,9 | 0 | 4 | 3 | 1 | 1,3 | 3300 | 78 | 10 (1 TL) |
| süß | 87 | 363 | 0,9 | 6 | 4 | 0,2 | 2,7 | 0,9 | 0 | 6 | 4 | 2 | 1,0 | 3180 | 77 | 10 (1 TL) |
| **Sojasauce** | 70 | 292 | 0,7 | 9 | + | + | + | + | 0 | 8 | 8 | 0 | 0,0 | 14500 | 66 | 10 (1 TL) |
| **Tomatenketchup** | 107 | 447 | 1,1 | 2 | + | 0,1 | + | 0,1 | 0 | 24 | 23 | 1 | 0,9 | 2800 | 68 | 15 (1 EL) |
| **Tomatensauce**, italienisch | 61 | 255 | 0,6 | 1 | 5 | 0,7 | 1,3 | 2,6 | 0 | 3 | 3 | + | 1,4 | 570 | 88 | 10 (1 TL) |
| **Worcestersauce** | 168 | 704 | 1,7 | 4 | 2 | 0,6 | 0,5 | 0,6 | 0 | 29 | 17 | 12 | 4,0 | 5080 | 49 | 1 (1 Spr) |
| **Zigeunersauce** | 61 | 254 | 0,6 | 3 | 1 | 0,2 | 0,1 | 0,9 | 0 | 8 | 8 | + | 3,0 | 2160 | 79 | 15 (1 EL) |
| **Zwiebelsauce** | 80 | 336 | 0,8 | 1 | 7 | 4,0 | 1,0 | 1,4 | 0 | 5 | 1 | 4 | 0,4 | 180 | 87 | 15 (1 EL) |
| Zutaten | | | | | | | | | | | | | | | | |
| **Backpulver** | 175 | 730 | 1,8 | 5 | 0 | 0,0 | 0,0 | 0,0 | 0 | 38 | 0 | 38 | 0,0 | 50 | 6 | 17 (1 Pk) |
| **Gelatine** | 343 | 1435 | 3,4 | 84 | 0 | 0,0 | 0,0 | 0,0 | 0 | 0 | 0 | 0 | 0,0 | 75 | 14 | 12 (1 EL) |
| **Hefe** | 83 | 347 | 0,8 | 17 | 1 | 0,2 | 0,4 | 0,5 | 0 | 1 | + | 1 | 6,9 | 90 | 73 | 42 (1 Pk) |

Der essbare Anteil von 100 g verzehrsfertiger Lebensmittel enthält:

| Mineralstoffe | | | | | | | Vitamine | | | | | | | | | |
|---|---|---|---|---|---|---|---|---|---|---|---|---|---|---|---|---|
| Na mg | K mg | Ca mg | Mg mg | P mg | Fe mg | Zn mg | Ret. µg | Caro. µg | E mg | $B_1$ mg | $B_2$ mg | $B_6$ mg | $B_{12}$ µg | Fol. µg | C mg | |
| 35100 | 190 | 255 | 120 | 160 | 0,8 | 0,4 | 0 | 265 | 0,3 | 0,00 | 0,02 | 0,03 | 0,0 | 1 | 2 | **Kräutersalz** |
| 150 | 55 | 35 | 7 | 30 | 0,8 | 0,3 | 5 | 45 | 0,1 | 0,02 | 0,05 | 0,02 | 0,1 | 1 | + | **Jägersauce** |
| 6240 | 500 | 230 | 10 | 700 | 20,0 | 0,2 | 0 | 0 | 0,0 | 0,00 | 0,01 | 0,00 | 0,0 | 0 | 0 | **Maggi-Würze** |
| 90 | 145 | 55 | 10 | 60 | 0,4 | 0,5 | 70 | 240 | 0,3 | 0,04 | 0,09 | 0,07 | 0,1 | 8 | 7 | **Meerrettichsauce** |
| 80 | 45 | 20 | 5 | 25 | 0,3 | 0,1 | 2 | 305 | 0,1 | 0,01 | 0,03 | 0,01 | 0,0 | 1 | + | **Paprika-Rahm-Sauce** |
| 220 | 215 | 310 | 50 | 275 | 3,0 | 2,0 | 125 | 1100 | 7,0 | 0,16 | 0,14 | 0,08 | 0,4 | 25 | 7 | **Pesto** |
| 120 | 50 | 40 | 5 | 35 | 0,1 | 0,2 | 145 | 85 | 0,4 | 0,01 | 0,06 | 0,01 | 0,1 | 3 | + | **Sahnesauce** |
| 155 | 120 | 70 | 10 | 85 | 0,6 | 0,4 | 65 | 40 | 21,0 | 0,13 | 0,12 | 0,04 | 0,3 | 15 | 1 | **Salatsauce**, französisch |
| 1200 | 215 | 185 | 40 | 40 | 0,5 | 0,4 | 5 | 385 | 10,2 | 0,04 | 0,02 | 0,01 | 0,0 | 0 | 2 | italienisch |
| 450 | 175 | 110 | 15 | 80 | 0,3 | 0,4 | 25 | 205 | 3,5 | 0,04 | 0,17 | 0,06 | 0,3 | 15 | 8 | aus Joghurt |
| 1200 | 85 | 25 | 15 | 40 | 0,3 | 0,1 | 0 | 155 | 30,0 | 0,02 | 0,02 | 0,05 | 0,0 | 9 | 10 | Thousand Island |
| 170 | 50 | 30 | 7 | 85 | 1,0 | 0,6 | 250 | 135 | 0,9 | 0,03 | 0,05 | 0,04 | 0,2 | 15 | 1 | **Sauce béarnaise** |
| 70 | 70 | 20 | 5 | 85 | 1,1 | 1,1 | 95 | 25 | 0,5 | 0,01 | 0,06 | 0,03 | 0,5 | 10 | + | **Sauce hollandaise** |
| 80 | 530 | 90 | 45 | 65 | 2,2 | 0,6 | 0 | 460 | 1,6 | 0,10 | 0,09 | 0,18 | 0,0 | 20 | 15 | **Schaschliksauce** |
| 1300 | 130 | 125 | 100 | 180 | 1,8 | 0,4 | 0 | 30 | 0,0 | 0,00 | 0,20 | 0,07 | 0,0 | 0 | 3 | **Senf**, scharf |
| 1250 | 120 | 120 | 100 | 180 | 2,0 | 0,4 | 0 | 30 | 0,0 | 0,00 | 0,20 | 0,07 | 0,0 | 0 | 3 | süß |
| 5700 | 360 | 20 | 45 | 210 | 2,7 | 0,2 | 0 | 0 | 0,0 | 0,05 | 0,13 | 0,17 | 0,0 | 10 | 0 | **Sojasauce** |
| 1100 | 350 | 25 | 20 | 45 | 1,2 | 0,1 | 0 | 230 | 0,4 | 0,07 | 0,09 | 0,03 | 0,0 | 1 | 2 | **Tomatenketchup** |
| 225 | 140 | 15 | 8 | 25 | 0,4 | 0,1 | 0 | 600 | 1,8 | 0,04 | 0,03 | 0,08 | 0,0 | 20 | 15 | **Tomatensauce**, italienisch |
| 2000 | 750 | 90 | 75 | 100 | 6,7 | 1,0 | 0 | 1250 | 1,1 | 0,15 | 0,12 | 0,12 | 0,0 | 20 | 10 | **Worcestersauce** |
| 850 | 620 | 45 | 40 | 75 | 3,0 | 0,7 | 0 | 4000 | 1,6 | 0,14 | 0,21 | 0,16 | 0,0 | 20 | 10 | **Zigeunersauce** |
| 70 | 20 | 7 | 2 | 10 | 0,1 | 0,1 | 15 | 30 | 0,1 | 0,01 | + | 0,02 | 0,0 | 1 | 1 | **Zwiebelsauce** |
| | | | | | | | | | | | | | | | | **Zutaten** |
| 11800 | 50 | 1100 | 9 | 8430 | 0,0 | 2,8 | 0 | 0 | 0,0 | 0,00 | 0,00 | 0,00 | 0,0 | 0 | 0 | **Backpulver** |
| 30 | 20 | 10 | 10 | 0 | 0,1 | 0,2 | 0 | 0 | 0,0 | 0,00 | 0,00 | 0,01 | 0,0 | 0 | 0 | **Gelatine** |
| 35 | 640 | 25 | 30 | 470 | 3,5 | 4,2 | 0 | 0 | 0,1 | 1,43 | 2,30 | 0,68 | 0,0 | 290 | 0 | **Hefe** |

Der essbare Anteil von 100 g verzehrsfertiger Lebensmittel enthält:

| | Energie | | | Eiweiß | Fett | | | | | Kohlenhydrate | | | | NaCl | Wasser | Portion |
|---|---|---|---|---|---|---|---|---|---|---|---|---|---|---|---|---|
| | | | Dichte | | ges. | GFS | EUFS | MUFS | Chol. | ges. | Mono/Di | Poly | Ball. | | | |
| | kcal | kJ | kcal/g | g | g | g | g | g | mg | g | g | g | g | mg | g | g |
| **Kakaogetränkepulver**, vitam. | 362 | 1513 | 3,6 | 5 | 2 | 1,5 | 0,3 | 0,1 | 0 | 81 | 77 | 3 | 6,0 | 640 | 1 | 5 (1 EL) |
| **Kakaopulver**, schwach entölt | 343 | 1433 | 3,4 | 20 | 24 | 12,8 | 3,5 | 0,6 | 0 | 11 | 2 | 9 | 30,4 | 40 | 5 | 5 (1 EL) |
| **Orangeat** | 302 | 1262 | 3,0 | + | + | 0,0 | + | + | 0 | 74 | 74 | 0 | 2,3 | 3 | 21 | 10 |
| **Puddingpulver** | 382 | 1600 | 3,8 | 1 | 1 | 0,1 | 0,1 | 0,4 | 0 | 92 | 0 | 92 | 0,5 | 810 | 5 | 43 (1 Pk) |
| **Tortengusspulver** | 350 | 1466 | 3,5 | + | + | 0,0 | + | 0,0 | 0 | 86 | 0 | 86 | 1,7 | 10 | 11 | 13 (1 Pk) |
| **Zitronat** | 285 | 1191 | 2,9 | + | + | 0,0 | + | + | 0 | 70 | 70 | 0 | 2,3 | 5 | 26 | 10 |
| Fertigsalate | | | | | | | | | | | | | | | | |
| **Bohnensalat**, grün | 64 | 268 | 0,6 | 2 | 5 | 0,6 | 1,2 | 2,5 | 0 | 4 | 2 | 2 | 1,1 | 2160 | 84 | 150 |
| **Eiersalat**, mit Käse und Wurst | 208 | 870 | 2,1 | 13 | 17 | 7,9 | 6,0 | 1,6 | 205 | 2 | 2 | + | 0,2 | 1170 | 56 | 150 |
| **Fleischsalat**, mit Mayonnaise | 466 | 1950 | 4,7 | 7 | 49 | 9,8 | 15,8 | 21,0 | 65 | 1 | 0 | 1 | 0,1 | 1840 | 40 | 150 |
| **Fleischwurstsalat**, mit Öl | 251 | 1052 | 2,5 | 9 | 24 | 8,3 | 10,4 | 3,9 | 50 | 1 | + | + | 0,4 | 2290 | 62 | 150 |
| **Geflügelsalat**, mit Sahne | 178 | 744 | 1,8 | 12 | 13 | 4,8 | 4,7 | 3,0 | 60 | 3 | 2 | 1 | 0,7 | 1020 | 68 | 150 |
| **Griechischer Salat**, m. Feta | 94 | 393 | 0,9 | 3 | 8 | 3,1 | 4,0 | 0,6 | 10 | 2 | 2 | + | 1,3 | 860 | 83 | 150 |
| **Gurkensalat**, mit Sahnesauce | 63 | 260 | 0,6 | 1 | 5 | 3,2 | 1,5 | 0,2 | 14 | 2 | 2 | + | 0,7 | 280 | 89 | 150 |
| **Karottensalat**, m. Essig u. Öl | 135 | 567 | 1,4 | 1 | 12 | 1,4 | 3,2 | 6,7 | 0 | 6 | 6 | 0 | 2,4 | 940 | 76 | 150 |
| **Kartoffelsalat**, m. Essig u. Öl | 108 | 453 | 1,1 | 2 | 6 | 0,8 | 1,7 | 3,3 | 0 | 11 | 1 | 10 | 1,0 | 430 | 78 | 250 |
| mit Mayonnaise | 102 | 426 | 1,0 | 1,8 | 4 | 2,0 | 1,7 | 0,6 | 4 | 13 | 1 | 12 | 1,2 | 600 | 77 | 250 |
| **Käsesalat** | 209 | 874 | 2,1 | 12 | 16 | 10,8 | 3,7 | 0,4 | 35 | 4 | 4 | 0 | 0,9 | 1650 | 64 | 150 |
| **Krautsalat**, m. Essig u. Öl | 103 | 430 | 1,0 | 1 | 9 | 1,0 | 2,3 | 4,9 | 0 | 5 | 5 | + | 2,3 | 1780 | 80 | 150 |
| **Nudelsalat**, mit Gemüse | 145 | 605 | 1,5 | 4 | 5 | 2,1 | 1,5 | 0,6 | 7 | 21 | 1 | 20 | 2,1 | 460 | 66 | 150 |
| **Tomatensalat**, m. Essig u. Öl | 66 | 277 | 0,7 | 1 | 5 | 0,8 | 1,4 | 3,0 | 0 | 3 | 3 | + | 1,1 | 790 | 87 | 150 |
| **Waldorfsalat**, mit Mayonnaise | 122 | 509 | 1,2 | 2 | 10 | 3,0 | 2,6 | 3,6 | 15 | 7 | 6 | 1 | 3,0 | 250 | 77 | 150 |
| **Wurst-Käse-Salat**, m. Essig u. Öl | 280 | 1170 | 2,8 | 12 | 25 | 10,2 | 8,2 | 5,4 | 50 | 1 | 1 | + | 0,3 | 1330 | 58 | 150 |

Der essbare Anteil von 100 g verzehrsfertiger Lebensmittel enthält:

| Mineralstoffe | | | | | | | Vitamine | | | | | | | | | |
|---|---|---|---|---|---|---|---|---|---|---|---|---|---|---|---|---|
| Na mg | K mg | Ca mg | Mg mg | P mg | Fe mg | Zn mg | Ret. µg | Caro. µg | E mg | $B_1$ mg | $B_2$ mg | $B_6$ mg | $B_{12}$ µg | Fol. µg | C mg | |
| 250 | 410 | 35 | 150 | 190 | 2,4 | 1,9 | 0 | 0 | 0,3 | 3,00 | 4,50 | 5,00 | 12,0 | 400 | 0 | **Kakaogetränkepulver**, vitam. |
| 15 | 1920 | 115 | 410 | 650 | 12,5 | 3,5 | 0 | 40 | 0,7 | 0,13 | 0,40 | 0,14 | 0,0 | 40 | 0 | **Kakaopulver**, schwach entölt |
| 1 | 70 | 50 | 7 | 7 | 0,3 | + | 0 | 0 | 0,0 | 0,04 | 0,03 | 0,06 | 0,0 | 4 | 4 | **Orangeat** |
| 320 | 60 | 15 | 7 | 30 | 1,4 | + | 0 | 0 | 0,0 | 0,00 | 0,00 | 0,00 | 0,0 | 0 | 0 | **Puddingpulver** |
| 3 | 5 | 2 | 1 | 30 | 0,5 | 0,6 | 0 | 0 | 0,0 | 0,00 | 0,01 | 0,01 | 0,0 | 0 | 0 | **Tortengusspulver** |
| 2 | 50 | 40 | 5 | 4 | 0,3 | + | 0 | 200 | 0,0 | 0,02 | 0,03 | 0,06 | 0,0 | 4 | 4 | **Zitronat** |
| | | | | | | | | | | | | | | | | **Fertigsalate** |
| 850 | 145 | 50 | 20 | 30 | 0,6 | 0,2 | 0 | 190 | 2,7 | 0,04 | 0,06 | 0,15 | 0,0 | 30 | 10 | **Bohnensalat**, grün |
| 460 | 175 | 300 | 20 | 285 | 1,1 | 2,1 | 180 | 75 | 1,1 | 0,18 | 0,24 | 0,14 | 1,5 | 30 | 6 | **Eiersalat**, mit Käse und Wurst |
| 725 | 90 | 20 | 10 | 70 | 0,7 | 0,7 | 35 | 60 | 2,3 | 0,12 | 0,07 | 0,07 | 0,3 | 5 | + | **Fleischsalat**, mit Mayonnaise |
| 900 | 250 | 20 | 20 | 100 | 0,8 | 1,2 | 3 | 30 | 1,8 | 0,52 | 0,15 | 0,35 | 0,9 | 3 | 20 | **Fleischwurstsalat**, mit Öl |
| 400 | 175 | 25 | 15 | 100 | 0,6 | 0,7 | 20 | 40 | 2,3 | 0,05 | 0,12 | 0,20 | 0,3 | 15 | 6 | **Geflügelsalat**, mit Sahne |
| 340 | 150 | 50 | 12 | 50 | 0,4 | 0,2 | 40 | 345 | 1,2 | 0,03 | 0,09 | 0,08 | 0,1 | 25 | 25 | **Griechischer Salat**, m. Feta |
| 110 | 160 | 40 | 10 | 30 | 0,2 | 0,2 | 40 | 330 | 0,2 | 0,02 | 0,06 | 0,04 | 0,1 | 10 | 8 | **Gurkensalat**, mit Sahnesauce |
| 370 | 285 | 20 | 10 | 30 | 0,3 | 0,2 | 0 | 7700 | 5,0 | 0,09 | 0,01 | 0,13 | 0,0 | 15 | 3 | **Karottensalat**, m. Essig u. Öl |
| 170 | 280 | 10 | 20 | 30 | 0,7 | 0,3 | 0 | 65 | 3,5 | 0,05 | 0,01 | 0,12 | 0,0 | 8 | 10 | **Kartoffelsalat**, m. Essig u. Öl |
| 235 | 305 | 15 | 20 | 30 | 0,8 | 0,4 | 3 | 50 | 0,5 | 0,06 | 0,01 | 0,12 | 0,1 | 10 | 15 | mit Mayonnaise |
| 650 | 150 | 500 | 25 | 345 | 0,4 | 2,2 | 135 | 110 | 0,5 | 0,02 | 0,11 | 0,04 | 1,0 | 20 | 15 | **Käsesalat** |
| 700 | 220 | 40 | 15 | 35 | 0,4 | 0,1 | 0 | 55 | 6,5 | 0,04 | 0,03 | 0,14 | 0,0 | 20 | 40 | **Krautsalat**, m. Essig u. Öl |
| 180 | 80 | 20 | 20 | 65 | 0,5 | 0,5 | 15 | 780 | 0,3 | 0,05 | 0,04 | 0,07 | 0,1 | 15 | 2 | **Nudelsalat**, mit Gemüse |
| 310 | 210 | 10 | 10 | 25 | 0,4 | 0,1 | 0 | 500 | 2,0 | 0,05 | 0,03 | 0,09 | 0,0 | 30 | 15 | **Tomatensalat**, m. Essig u. Öl |
| 100 | 285 | 40 | 20 | 65 | 0,6 | 0,4 | 10 | 40 | 2,2 | 0,05 | 0,06 | 0,16 | 0,1 | 45 | 9 | **Waldorfsalat**, mit Mayonnaise |
| 525 | 190 | 430 | 25 | 300 | 0,6 | 2,3 | 80 | 90 | 4,0 | 0,22 | 0,13 | 0,16 | 1,4 | 5 | 9 | **Wurst-Käse-Salat**, m. Essig u. Öl |

Der essbare Anteil von 100 g verzehrsfertiger Lebensmittel enthält:

| | Energie | | | Eiweiß | Fett | | | | | Kohlenhydrate | | | | NaCl | Wasser | Portion |
|---|---|---|---|---|---|---|---|---|---|---|---|---|---|---|---|---|
| | | | Dichte | | ges. | GFS | EUFS | MUFS | Chol. | ges. | Mono/Di | Poly | Ball. | | | |
| | kcal | kJ | kcal/g | g | g | g | g | g | mg | g | g | g | g | mg | g | g |
| **Suppen und Eintöpfe** | | | | | | | | | | | | | | | | |
| **Bohneneintopf**, weiß | 105 | 440 | 1,0 | 7 | 4 | 2,2 | 1,3 | 0,4 | 10 | 9 | 1 | 8 | 1,9 | 560 | 74 | 400 |
| **Bohnensuppe**, grün | 52 | 216 | 0,5 | 2 | 3 | 1,5 | 0,8 | 0,2 | 5 | 4 | 1 | 3 | 1,0 | 440 | 87 | 250 |
| **Bouillabaisse** | 86 | 359 | 0,9 | 9 | 4 | 2,2 | 1,2 | 0,6 | 40 | 1 | 1 | + | 0,7 | 550 | 82 | 400 |
| **Erbseneintopf**, mit Wurst | 100 | 419 | 1,0 | 6 | 5 | 2,2 | 1,7 | 0,5 | 10 | 8 | 1 | 7 | 4,0 | 610 | 75 | 400 |
| **Erbsensuppe** | 68 | 283 | 0,7 | 4 | 3 | 1,0 | 1,1 | 0,2 | 6 | 7 | + | 7 | 2,2 | 640 | 83 | 400 |
| **Flädlesuppe** | 88 | 368 | 0,9 | 4 | 4 | 3,0 | 0,9 | 0,2 | 20 | 8 | 1 | 7 | 0,3 | 480 | 82 | 250 |
| **Fleischbrühe** (Bouillon) | 24 | 99 | 0,2 | 2 | 2 | 0,7 | 0,7 | 0,1 | 0 | + | + | + | + | 710 | 94 | 250 |
| **Gemüsebrühe** | 22 | 92 | 0,2 | 1 | 2 | 1,0 | 0,4 | 0,1 | 4 | 1 | 1 | + | 0,0 | 320 | 95 | 250 |
| **Gemüseeintopf**, mit Rindfleisch | 56 | 233 | 0,6 | 3 | 3 | 1,3 | 1,3 | 0,4 | 10 | 3 | 1 | 2 | 1,0 | 860 | 87 | 400 |
| **Gemüsesuppe**, italienisch | 70 | 295 | 0,7 | 5 | 4 | 2,2 | 1,2 | 0,3 | 18 | 3 | 1 | 2 | 0,9 | 560 | 85 | 250 |
| **Grießklößchensuppe** | 67 | 280 | 0,7 | 4 | 4 | 2,3 | 1,3 | 0,2 | 30 | 4 | + | 3 | 0,5 | 420 | 87 | 400 |
| **Grünkernsuppe** | 80 | 335 | 0,8 | 1 | 7 | 4,5 | 1,4 | 0,9 | 5 | 3 | 1 | 2 | 0,5 | 320 | 87 | 400 |
| **Gulaschsuppe** | 57 | 239 | 0,6 | 5 | 3 | 1,2 | 1,1 | 0,4 | 13 | 2 | 1 | 1 | 0,3 | 660 | 88 | 400 |
| **Hühnerbrühe**, mit Nudeln | 21 | 88 | 0,2 | 1 | + | + | + | + | 0 | 4 | 0 | 4 | 0,2 | 760 | 93 | 250 |
| **Hummersuppe** | 90 | 378 | 0,9 | 7 | 5 | 2,4 | 1,4 | 0,4 | 65 | 4 | 1 | 3 | 0,5 | 510 | 82 | 250 |
| **Kartoffelsuppe**, mit Wurst | 117 | 489 | 0,7 | 4 | 7 | 2,7 | 3,1 | 1,4 | 12 | 8 | 1 | 7 | 1,0 | 760 | 79 | 400 |
| **Kürbiscremesuppe** | 62 | 260 | 0,6 | 2 | 4 | 2,5 | 1,0 | 0,1 | 10 | 4 | 4 | + | 0,4 | 410 | 87 | 250 |
| **Lauchcremesuppe** | 32 | 134 | 0,3 | 1 | 2 | 1,4 | 0,6 | 0,1 | 5 | 2 | + | 2 | 0,4 | 360 | 93 | 250 |
| **Leberknödelsuppe** | 90 | 375 | 0,9 | 7 | 5 | 2,3 | 1,5 | 0,4 | 85 | 5 | + | 5 | 0,3 | 860 | 81 | 400 |
| **Linseneintopf**, mit Fleischwurst | 118 | 495 | 1,2 | 6 | 8 | 2,9 | 3,3 | 1,3 | 16 | 5 | 1 | 4 | 1,7 | 790 | 77 | 400 |
| **Linsensuppe** | 22 | 94 | 0,2 | 2 | + | + | + | + | 0 | 3 | + | 3 | 1,0 | 630 | 92 | 250 |
| **Maultaschensuppe** | 73 | 304 | 0,7 | 4 | 3 | 1,0 | 1,8 | 0,3 | 40 | 6 | + | 6 | 0,5 | 740 | 84 | 250 |
| **Nudelsuppe** | 44 | 183 | 0,4 | 1 | 2 | 0,9 | 0,4 | 0,1 | 10 | 6 | 1 | 5 | 0,9 | 250 | 89 | 400 |
| **Ochsenschwanzsuppe**, gebunden | 76 | 317 | 0,8 | 8 | 4 | 2,4 | 1,2 | 0,2 | 24 | 1 | 0 | 1 | 0,3 | 1040 | 84 | 250 |
| **Pichelsteiner** | 85 | 356 | 0,8 | 5 | 5 | 1,3 | 1,6 | 1,5 | 15 | 6 | 1 | 4 | 1,5 | 230 | 82 | 400 |

Der essbare Anteil von 100 g verzehrsfertiger Lebensmittel enthält:

| Mineralstoffe | | | | | | | Vitamine | | | | | | | | | |
|---|---|---|---|---|---|---|---|---|---|---|---|---|---|---|---|---|
| Na mg | K mg | Ca mg | Mg mg | P mg | Fe mg | Zn mg | Ret. µg | Caro. µg | E mg | $B_1$ mg | $B_2$ mg | $B_6$ mg | $B_{12}$ µg | Fol. µg | C mg | **Suppen und Eintöpfe** |
| 220 | 265 | 30 | 30 | 110 | 1,4 | 1,1 | 0 | 400 | 0,1 | 0,10 | 0,06 | 0,10 | 0,3 | 20 | 1 | **Bohneneintopf**, weiß |
| 175 | 160 | 35 | 15 | 30 | 0,4 | 0,2 | 10 | 850 | 0,1 | 0,03 | 0,07 | 0,12 | 0,0 | 12 | 6 | **Bohnensuppe**, grün |
| 215 | 200 | 40 | 20 | 125 | 0,6 | 0,3 | 35 | 605 | 0,7 | 0,06 | 0,18 | 0,12 | 0,9 | 7 | 2 | **Bouillabaisse** |
| 240 | 230 | 30 | 30 | 100 | 1,5 | 0,9 | 0 | 620 | 0,6 | 0,08 | 0,07 | 0,15 | 0,1 | 30 | 5 | **Erbseneintopf**, mit Wurst |
| 250 | 140 | 10 | 15 | 55 | 0,7 | 0,6 | 0 | 210 | 0,1 | 0,08 | 0,04 | 0,03 | 0,1 | 15 | 2 | **Erbsensuppe** |
| 190 | 125 | 30 | 10 | 40 | 0,2 | 0,2 | 20 | 300 | 0,1 | 0,02 | 0,08 | 0,07 | 0,1 | 6 | 1 | **Flädlesuppe** |
| 280 | 170 | 5 | 10 | 10 | 0,1 | 0,1 | 0 | 500 | + | 0,01 | 0,05 | 0,12 | 0,0 | 1 | 1 | **Fleischbrühe** (Bouillon) |
| 125 | 50 | 10 | 5 | 20 | 0,1 | 0,1 | 0 | 650 | + | 0,01 | 0,02 | 0,03 | 0,0 | 7 | 3 | **Gemüsebrühe** |
| 340 | 120 | 20 | 10 | 35 | 0,5 | 0,7 | 5 | 990 | 0,2 | 0,04 | 0,04 | 0,07 | 0,4 | 9 | 8 | **Gemüseeintopf**, mit Rindfleisch |
| 220 | 100 | 65 | 10 | 75 | 0,4 | 0,9 | 25 | 750 | 0,4 | 0,05 | 0,07 | 0,06 | 0,3 | 9 | 4 | **Gemüsesuppe**, italienisch |
| 165 | 105 | 10 | 10 | 35 | 0,4 | 0,7 | 25 | 460 | 0,2 | 0,03 | 0,07 | 0,07 | 0,4 | 6 | 1 | **Grießklößchensuppe** |
| 125 | 40 | 15 | 5 | 20 | 0,1 | 0,2 | 25 | 300 | 0,8 | 0,02 | 0,02 | 0,03 | 0,0 | 5 | 1 | **Grünkernsuppe** |
| 260 | 75 | 10 | 10 | 40 | 0,6 | 1,1 | 15 | 85 | 0,3 | 0,02 | 0,04 | 0,04 | 0,7 | 2 | 1 | **Gulaschsuppe** |
| 300 | 10 | 10 | 5 | 20 | 0,1 | 0,1 | 0 | 1 | + | 0,01 | 0,01 | 0,01 | 0,0 | 1 | 0 | **Hühnerbrühe**, mit Nudeln |
| 200 | 155 | 45 | 20 | 110 | 0,5 | 0,7 | 40 | 420 | 1,0 | 0,06 | 0,07 | 0,28 | 0,4 | 10 | 3 | **Hummersuppe** |
| 300 | 250 | 10 | 15 | 55 | 0,4 | 0,6 | 0 | 650 | 0,8 | 0,08 | 0,05 | 0,10 | 0,3 | 8 | 10 | **Kartoffelsuppe**, mit Wurst |
| 160 | 120 | 90 | 10 | 70 | 0,1 | 0,3 | 25 | 50 | 0,2 | 0,01 | 0,13 | 0,03 | 0,3 | 9 | 3 | **Kürbiscremesuppe** |
| 140 | 30 | 15 | 5 | 10 | 0,1 | 0,1 | 10 | 115 | 0,1 | 0,01 | 0,01 | 0,02 | 0,0 | 9 | 2 | **Lauchcremesuppe** |
| 340 | 160 | 10 | 10 | 90 | 1,6 | 1,3 | 2915 | 400 | 0,3 | 0,05 | 0,42 | 0,16 | 8,0 | 75 | 7 | **Leberknödelsuppe** |
| 310 | 165 | 15 | 25 | 75 | 1,1 | 0,9 | 0 | 320 | 0,8 | 0,09 | 0,07 | 0,10 | 0,2 | 10 | 6 | **Linseneintopf**, mit Fleischwurst |
| 250 | 70 | 15 | 15 | 40 | 0,5 | 0,3 | 0 | 350 | 0,1 | 0,02 | 0,02 | 0,03 | 0,0 | 8 | 1 | **Linsensuppe** |
| 290 | 65 | 15 | 5 | 50 | 0,5 | 0,6 | 25 | 50 | 0,4 | 0,02 | 0,07 | 0,03 | 0,4 | 7 | 1 | **Maultaschensuppe** |
| 100 | 50 | 10 | 5 | 25 | 0,3 | 0,2 | 10 | 550 | 0,2 | 0,02 | 0,03 | 0,03 | 0,0 | 8 | 3 | **Nudelsuppe** |
| 410 | 180 | 15 | 15 | 80 | 0,9 | 0,2 | 5 | 120 | 0,1 | 0,04 | 0,08 | 0,06 | 1,0 | 3 | 1 | **Ochsenschwanzsuppe**, gebunden |
| 90 | 195 | 20 | 15 | 55 | 0,7 | 1,0 | 5 | 1250 | 1,4 | 0,11 | 0,07 | 0,10 | 0,4 | 15 | 8 | **Pichelsteiner** |

Der essbare Anteil von 100 g verzehrsfertiger Lebensmittel enthält:

| | Energie | | | Eiweiß | Fett | | | | | Kohlenhydrate | | | | NaCl | Wasser | Portion |
|---|---|---|---|---|---|---|---|---|---|---|---|---|---|---|---|---|
| | kcal | kJ | Dichte kcal/g | g | ges. g | GFS g | EUFS g | MUFS g | Chol. mg | ges. g | Mono/Di g | Poly g | Ball. g | mg | g | g |
| **Pilzcremesuppe**, cremig | 77 | 324 | 0,8 | 3 | 5 | 2,3 | 1,9 | 1,0 | 2 | 3 | + | 3 | 0,4 | 560 | 86 | 250 |
| **Rindfleischsuppe** | 70 | 294 | 0,7 | 8 | 4 | 1,5 | 1,7 | 0,2 | 21 | 1 | + | 1 | 0,9 | 850 | 84 | 250 |
| **Spargelcremesuppe** | 58 | 241 | 0,6 | 1 | 5 | 2,4 | 1,5 | 0,4 | 5 | 2 | + | 2 | 0,3 | 75 | 90 | 250 |
| **Tomatencremesuppe** | 40 | 167 | 0,4 | 2 | 3 | 1,1 | 1,2 | 0,2 | 1 | 1 | + | 1 | 0,2 | 630 | 92 | 250 |
| **Tomatensuppe**, klar | 30 | 126 | 0,3 | 3 | 2 | 0,8 | 0,8 | 0,1 | 0 | 1 | + | 1 | 0,2 | 560 | 93 | 250 |
| **Zwiebelsuppe** | 39 | 162 | 0,4 | 1 | 3 | 1,5 | 0,7 | 0,1 | 7 | 3 | + | 3 | 0,2 | 300 | 92 | 250 |
| **Nudelgerichte** | | | | | | | | | | | | | | | | |
| **Cannelloni**, m. Fleisch, überb. | 143 | 597 | 1,4 | 9 | 4 | 1,7 | 1,7 | 0,5 | 70 | 17 | + | 16 | 0,7 | 550 | 68 | 350 |
| **Käsespätzle** | 235 | 985 | 2,4 | 11 | 9 | 4,2 | 2,5 | 1,8 | 80 | 27 | 1 | 26 | 1,2 | 1420 | 49 | 350 |
| **Lasagne**, mit Hackfleisch | 169 | 708 | 1,7 | 8 | 9 | 3,8 | 3,1 | 1,0 | 95 | 15 | 1 | 14 | 0,8 | 280 | 66 | 350 |
| vegetarisch | 150 | 629 | 1,5 | 7 | 9 | 4,9 | 2,7 | 0,8 | 70 | 10 | + | 10 | 1,2 | 560 | 71 | 350 |
| **Makkaroni**, mit Tomatensauce | 142 | 595 | 1,4 | 5 | 5 | 2,3 | 1,7 | 0,8 | 25 | 18 | 1 | 17 | 1,0 | 420 | 69 | 250 |
| **Maultaschen**, gekocht | 137 | 574 | 1,4 | 10 | 4 | 1,7 | 1,7 | 0,6 | 70 | 15 | 0 | 15 | 2,2 | 1270 | 66 | 250 |
| gebraten | 290 | 1213 | 2,9 | 12 | 17 | 5,8 | 7,0 | 3,2 | 125 | 22 | 1 | 21 | 1,1 | 1450 | 45 | 250 |
| **Nudelauflauf**, Schinken u. Sahne | 270 | 1130 | 2,7 | 11 | 15 | 7,8 | 4,5 | 1,0 | 160 | 24 | 1 | 23 | 0,9 | 740 | 48 | 250 |
| **Nudeln mit Pesto** | 308 | 1288 | 3,1 | 8 | 23 | 4,8 | 13,8 | 3,5 | 8 | 17 | 1 | 16 | 2,0 | 250 | 48 | 250 |
| **Pasta asciutta**, mit Butter | 127 | 531 | 1,3 | 4 | 5 | 2,3 | 1,2 | 0,8 | 40 | 16 | + | 16 | 1,2 | 780 | 72 | 250 |
| **Ravioli**, mit Tomatensauce | 138 | 577 | 1,4 | 6 | 6 | 3,1 | 2,0 | 0,5 | 65 | 14 | 1 | 13 | 1,0 | 410 | 71 | 250 |
| **Spaghetti**, mit Tomatensauce | 128 | 535 | 1,3 | 4 | 2 | 0,4 | 1,0 | 0,4 | 25 | 22 | + | 22 | 1,2 | 280 | 69 | 250 |
| Bolognese | 140 | 588 | 1,4 | 6 | 3 | 1,0 | 1,5 | 0,5 | 30 | 21 | + | 21 | 1,1 | 300 | 67 | 250 |
| mit Gorgonzolasauce | 180 | 752 | 1,8 | 8 | 7 | 3,6 | 1,9 | 0,8 | 40 | 21 | 1 | 20 | 1,0 | 560 | 62 | 250 |
| **Spätzle**, mit Gulasch | 149 | 624 | 1,5 | 7 | 4 | 1,9 | 1,2 | 0,4 | 55 | 21 | 1 | 20 | 1,0 | 1120 | 65 | 250 |
| **Tagliatelle**, mit Schinken | 171 | 717 | 1,7 | 11 | 7 | 3,9 | 2,0 | 0,5 | 65 | 16 | + | 16 | 0,6 | 1020 | 64 | 250 |
| **Tortellini**, italienisch | 169 | 707 | 1,7 | 5 | 7 | 4,2 | 2,3 | 0,5 | 60 | 20 | 1 | 19 | 0,9 | 580 | 65 | 250 |
| **Vollkornnudeln u. Tomatensauce** | 122 | 510 | 1,2 | 4 | 5 | 1,3 | 2,5 | 1,2 | 35 | 14 | 1 | 13 | 2,0 | 250 | 73 | 250 |

| Mineralstoffe | | | | | | | Vitamine | | | | | | | | | |
|---|---|---|---|---|---|---|---|---|---|---|---|---|---|---|---|---|
| Na mg | K mg | Ca mg | Mg mg | P mg | Fe mg | Zn mg | Ret. µg | Caro. µg | E mg | $B_1$ mg | $B_2$ mg | $B_6$ mg | $B_{12}$ µg | Fol. µg | C mg | |
| 220 | 145 | 10 | 10 | 30 | 0,2 | 0,3 | 20 | 440 | + | 0,02 | 0,09 | 0,08 | 0,0 | 3 | 1 | **Pilzcremesuppe**, cremig |
| 335 | 100 | 20 | 9 | 75 | 1,0 | 1,4 | 5 | 200 | 0,4 | 0,03 | 0,06 | 0,10 | 0,5 | 2 | 2 | **Rindfleischsuppe** |
| 30 | 45 | 15 | 5 | 40 | 0,5 | 0,3 | 65 | 125 | 0,8 | 0,03 | 0,04 | 0,02 | 0,1 | 20 | 3 | **Spargelcremesuppe** |
| 250 | 180 | 10 | 10 | 15 | 0,2 | 0,2 | 0 | 530 | 0,2 | 0,02 | 0,05 | 0,11 | 0,0 | 2 | 1 | **Tomatencremesuppe** |
| 220 | 160 | 10 | 10 | 15 | 0,1 | 0,3 | 0 | 610 | 0,1 | 0,02 | 0,07 | 0,10 | 0,0 | 2 | 2 | **Tomatensuppe**, klar |
| 120 | 15 | 10 | 2 | 15 | 0,2 | 0,1 | 15 | 10 | 0,1 | + | + | + | 0,0 | + | 1 | **Zwiebelsuppe** |
| | | | | | | | | | | | | | | | | **Nudelgerichte** |
| 215 | 120 | 55 | 10 | 105 | 0,7 | 1,1 | 50 | 30 | 0,4 | 0,06 | 0,03 | 0,07 | 0,4 | 10 | 1 | **Cannelloni**, m. Fleisch, überb. |
| 560 | 140 | 270 | 20 | 220 | 0,6 | 1,5 | 85 | 25 | 1,5 | 0,04 | 0,10 | 0,05 | 0,8 | 10 | 1 | **Käsespätzle** |
| 110 | 120 | 85 | 10 | 130 | 0,8 | 1,2 | 85 | 90 | 0,9 | 0,07 | 0,10 | 0,06 | 0,5 | 15 | 1 | **Lasagne**, mit Hackfleisch |
| 220 | 265 | 170 | 35 | 135 | 1,6 | 1,1 | 95 | 2000 | 1,2 | 0,05 | 0,12 | 0,10 | 0,3 | 45 | 15 | vegetarisch |
| 165 | 80 | 65 | 12 | 80 | 0,6 | 0,6 | 35 | 200 | 0,3 | 0,04 | 0,05 | 0,03 | 0,1 | 6 | + | **Makkaroni**, mit Tomatensauce |
| 500 | 175 | 50 | 15 | 100 | 1,1 | 1,4 | 40 | 975 | 0,7 | 0,09 | 0,11 | 0,09 | 0,5 | 25 | 5 | **Maultaschen**, gekocht |
| 570 | 210 | 30 | 20 | 130 | 1,2 | 1,5 | 65 | 165 | 1,2 | 0,17 | 0,15 | 0,13 | 1,0 | 20 | 2 | gebraten |
| 290 | 140 | 40 | 15 | 120 | 1,1 | 1,0 | 135 | 40 | 0,8 | 0,11 | 0,15 | 0,07 | 0,5 | 10 | + | **Nudelauflauf**, Schinken u. Sahne |
| 100 | 95 | 140 | 30 | 155 | 1,3 | 1,2 | 50 | 450 | 2,5 | 0,06 | 0,06 | 0,06 | 0,2 | 10 | 1 | **Nudeln mit Pesto** |
| 110 | 50 | 10 | 30 | 60 | 0,8 | 1,0 | 40 | 10 | 0,4 | 0,01 | 0,05 | 0,02 | 0,0 | 6 | + | **Pasta asciutta**, mit Butter |
| 160 | 165 | 15 | 10 | 70 | 0,6 | 0,8 | 55 | 210 | 1,2 | 0,06 | 0,08 | 0,06 | 0,4 | 15 | 6 | **Ravioli**, mit Tomatensauce |
| 110 | 70 | 10 | 15 | 50 | 0,7 | 0,4 | 20 | 85 | 0,2 | 0,05 | 0,03 | 0,03 | 0,0 | 5 | + | **Spaghetti**, mit Tomatensauce |
| 120 | 90 | 20 | 15 | 70 | 0,8 | 0,7 | 22 | 80 | 0,3 | 0,07 | 0,04 | 0,05 | 0,2 | 7 | 1 | Bolognese |
| 220 | 65 | 95 | 20 | 100 | 0,8 | 0,7 | 70 | 5 | 0,6 | 0,06 | 0,10 | 0,04 | 0,1 | 10 | + | mit Gorgonzolasauce |
| 440 | 130 | 15 | 10 | 70 | 0,7 | 1,0 | 35 | 90 | 0,7 | 0,04 | 0,07 | 0,04 | 0,6 | 10 | + | **Spätzle**, mit Gulasch |
| 400 | 120 | 90 | 15 | 130 | 0,9 | 1,0 | 70 | 25 | 0,4 | 0,14 | 0,10 | 0,09 | 0,4 | 9 | 2 | **Tagliatelle**, mit Schinken |
| 230 | 100 | 60 | 10 | 90 | 0,4 | 0,6 | 80 | 450 | 0,4 | 0,05 | 0,15 | 0,04 | 0,2 | 10 | + | **Tortellini**, italienisch |
| 100 | 125 | 25 | 35 | 100 | 1,6 | 1,0 | 35 | 130 | 0,9 | 0,07 | 0,06 | 0,02 | 0,1 | 15 | 2 | **Vollkornnudeln u. Tomatensauce** |

Der essbare Anteil von 100 g verzehrsfertiger Lebensmittel enthält:

| | Energie | | | Eiweiß | Fett | | | | | Kohlenhydrate | | | | NaCl | Wasser | Portion |
|---|---|---|---|---|---|---|---|---|---|---|---|---|---|---|---|---|
| | | | Dichte | | ges. | GFS | EUFS | MUFS | Chol. | ges. | Mono/Di | Poly | Ball. | | | |
| | kcal | kJ | kcal/g | g | g | g | g | g | mg | g | g | g | g | mg | g | g |
| **Weitere Gerichte** | | | | | | | | | | | | | | | | |
| **Baguette** | | | | | | | | | | | | | | | | |
| mit Schinken, Käse, Tomate | 227 | 952 | 2,3 | 14 | 10 | 4,5 | 3,0 | 1,8 | 35 | 21 | 2 | 19 | 1,5 | 1600 | 51 | 250 |
| **Brötchen**, mit Backfisch | 193 | 807 | 1,9 | 13 | 4 | 1,7 | 1,5 | 1,0 | 28 | 24 | 1 | 23 | 1,5 | 1000 | 54 | 150 |
| mit Butter u. Marmelade | 360 | 1506 | 3,6 | 6 | 15 | 9,2 | 4,2 | 0,7 | 35 | 50 | 21 | 29 | 2,2 | 1040 | 25 | 80 |
| mit Fleischwurst | 315 | 1317 | 3,2 | 10 | 16 | 7,5 | 5,8 | 1,6 | 40 | 33 | 2 | 31 | 2,2 | 1710 | 36 | 100 |
| mit Butter u. Goudakäse | 395 | 1651 | 4,0 | 13 | 29 | 18,1 | 7,5 | 0,9 | 93 | 22 | 2 | 20 | 1,2 | 2250 | 31 | 110 |
| mit Leberkäse | 290 | 1210 | 2,9 | 11 | 19 | 6,3 | 8,5 | 3,1 | 50 | 19 | 1 | 18 | 1,3 | 1640 | 47 | 200 |
| mit Matjes | 213 | 890 | 2,1 | 12 | 5 | 1,3 | 2,2 | 1,4 | 20 | 29 | 2 | 27 | 2,0 | 7620 | 43 | 250 |
| **Camembert**, paniert, gebacken | 304 | 1272 | 3,0 | 17 | 24 | 10,4 | 7,2 | 5,0 | 115 | 5 | + | 5 | 0,4 | 1170 | 50 | 125 |
| **Chickenburger** | 252 | 1053 | 2,5 | 9 | 10 | 3,7 | 3,5 | 2,4 | 40 | 31 | 2 | 29 | 2,0 | 1320 | 46 | 150 |
| **Clubsandwich**, mit Thunfisch | 225 | 940 | 2,3 | 12 | 12 | 5,9 | 3,6 | 2,2 | 35 | 17 | 2 | 15 | 1,3 | 1170 | 55 | 70 |
| mit Tomaten u. Mozzarella | 235 | 985 | 2,4 | 10 | 16 | 8,0 | 5,5 | 1,9 | 50 | 13 | 2 | 11 | 1,2 | 1270 | 57 | 70 |
| **Crêpe Suzette** | 209 | 875 | 2,1 | 4 | 9 | 5,1 | 2,7 | 0,5 | 95 | 22 | 12 | 10 | 0,5 | 110 | 63 | 200 |
| **Dampfnudeln** | 247 | 1032 | 2,5 | 5 | 9 | 5,3 | 2,4 | 0,4 | 40 | 36 | 8 | 28 | 1,2 | 65 | 48 | 100 |
| **Döner Kebab** | 212 | 886 | 2,1 | 9 | 12 | 4,8 | 5,2 | 1,0 | 25 | 18 | 1 | 17 | 1,2 | 1270 | 58 | 350 |
| **Fischburger** | 250 | 1047 | 2,5 | 12 | 6 | 2,0 | 2,2 | 1,2 | 20 | 36 | 3 | 33 | 2,3 | 1410 | 41 | 150 |
| **Flammkuchen** | 181 | 757 | 1,8 | 8 | 5 | 1,4 | 2,1 | 0,6 | 40 | 27 | 3 | 24 | 2,0 | 510 | 57 | 300 |
| **Frühlingsrolle** | 241 | 1007 | 2,4 | 8 | 17 | 8,9 | 5,4 | 2,1 | 50 | 13 | 2 | 11 | 0,9 | 840 | 59 | 150 |
| **Gefüllte Paprika**, mit Hackfleisch | 100 | 420 | 1,0 | 7 | 5 | 1,9 | 2,1 | 0,4 | 35 | 7 | 2 | 5 | 1,3 | 860 | 77 | 250 |
| **Gemüsebratling** | 108 | 451 | 1,1 | 4 | 6 | 2,0 | 1,3 | 2,2 | 25 | 10 | 2 | 8 | 1,6 | 580 | 77 | 200 |
| **Germknödel** | 176 | 735 | 1,8 | 5 | 6 | 1,8 | 1,1 | 2,3 | 30 | 25 | 6 | 19 | 2,0 | 50 | 60 | 200 |
| **Getreidebratling** | 125 | 524 | 1,3 | 6 | 3 | 0,6 | 0,8 | 1,2 | 35 | 18 | 1 | 17 | 4,0 | 420 | 66 | 200 |
| **Grünkernbratling** | 142 | 593 | 1,4 | 6 | 6 | 2,0 | 1,7 | 1,9 | 58 | 16 | 1 | 15 | 3,0 | 610 | 68 | 200 |
| **Hamburger**, einfach | 258 | 1078 | 2,6 | 12 | 11 | 4,0 | 3,5 | 2,6 | 26 | 28 | 1 | 27 | 0,5 | 1340 | 48 | 150 |
| Hamburger, groß | 256 | 1068 | 2,6 | 14 | 14 | 7,0 | 5,5 | 1,2 | 40 | 18 | + | 17 | 0,5 | 1200 | 53 | 200 |

| Mineralstoffe | | | | | | | Vitamine | | | | | | | | | |
|---|---|---|---|---|---|---|---|---|---|---|---|---|---|---|---|---|
| Na mg | K mg | Ca mg | Mg mg | P mg | Fe mg | Zn mg | Ret. µg | Caro. µg | E mg | $B_1$ mg | $B_2$ mg | $B_6$ mg | $B_{12}$ µg | Fol. µg | C mg | |
| | | | | | | | | | | | | | | | | **Weitere Gerichte** |
| | | | | | | | | | | | | | | | | **Baguette** |
| 630 | 205 | 145 | 20 | 205 | 0,7 | 1,8 | 55 | 130 | 1,8 | 0,23 | 0,12 | 0,14 | 0,7 | 25 | 2 | mit Schinken, Käse, Tomate |
| 390 | 240 | 40 | 20 | 155 | 0,6 | 0,6 | 20 | 50 | 0,9 | 0,09 | 0,06 | 0,12 | 0,6 | 25 | 1 | **Brötchen**, mit Backfisch |
| 410 | 105 | 30 | 15 | 80 | 0,6 | 0,5 | 100 | 65 | 0,8 | 0,09 | 0,05 | 0,05 | 0,0 | 25 | 1 | mit Butter u. Marmelade |
| 675 | 170 | 35 | 20 | 120 | 8,0 | 0,9 | 50 | 35 | 0,8 | 0,28 | 0,10 | 0,17 | 0,4 | 25 | 8 | mit Fleischwurst |
| 885 | 105 | 425 | 25 | 325 | 0,6 | 2,3 | 215 | 130 | 1,0 | 0,05 | 0,08 | 0,03 | 0,8 | 25 | + | mit Butter u. Goudakäse |
| 645 | 255 | 20 | 20 | 140 | 1,5 | 1,4 | 1000 | 55 | 0,5 | 0,09 | 0,13 | 0,24 | 1,8 | 20 | 15 | mit Leberkäse |
| 3000 | 230 | 75 | 30 | 170 | 0,9 | 0,8 | 4 | 50 | 1,3 | 0,11 | 0,14 | 0,18 | 4,8 | 30 | 1 | mit Matjes |
| 460 | 90 | 415 | 20 | 260 | 0,9 | 1,9 | 275 | 140 | 2,0 | 0,05 | 0,47 | 0,15 | 2,0 | 25 | 0 | **Camembert**, paniert, gebacken |
| 520 | 140 | 35 | 15 | 115 | 0,9 | 0,7 | 20 | 15 | 0,8 | 0,13 | 0,09 | 0,09 | 0,2 | 25 | 0 | **Chickenburger** |
| 460 | 160 | 205 | 25 | 195 | 0,9 | 1,2 | 40 | 85 | 2,1 | 0,10 | 0,09 | 0,27 | 1,0 | 15 | 4 | **Clubsandwich**, mit Thunfisch |
| 500 | 135 | 80 | 20 | 115 | 0,8 | 1,1 | 50 | 160 | 1,4 | 0,14 | 0,13 | 0,10 | 0,6 | 15 | 4 | mit Tomaten u. Mozzarella |
| 45 | 105 | 25 | 10 | 65 | 0,6 | 0,4 | 75 | 25 | 0,5 | 0,04 | 0,07 | 0,05 | 0,3 | 10 | 8 | **Crêpe Suzette** |
| 25 | 110 | 30 | 9 | 60 | 0,4 | 0,4 | 70 | 35 | 0,3 | 0,08 | 0,10 | 0,04 | 0,2 | 15 | 1 | **Dampfnudeln** |
| 500 | 200 | 25 | 15 | 70 | 1,1 | 1,0 | 10 | 15 | 1,6 | 0,22 | 0,12 | 0,18 | 0,7 | 9 | 6 | **Döner Kebab** |
| 555 | 210 | 40 | 25 | 150 | 0,9 | 0,6 | 8 | 10 | 1,2 | 0,17 | 0,08 | 0,17 | 1,2 | 30 | 0 | **Fischburger** |
| 200 | 220 | 30 | 20 | 110 | 1,0 | 0,8 | 30 | 10 | 0,4 | 0,16 | 0,19 | 0,15 | 0,3 | 20 | 2 | **Flammkuchen** |
| 330 | 190 | 25 | 20 | 85 | 0,8 | 0,9 | 70 | 100 | 1,9 | 0,12 | 0,07 | 0,11 | 0,3 | 20 | 4 | **Frühlingsrolle** |
| 340 | 185 | 20 | 15 | 80 | 0,9 | 1,2 | 10 | 280 | 1,4 | 0,11 | 0,10 | 0,17 | 0,6 | 25 | 40 | **Gefüllte Paprika**, mit Hackfleisch |
| 230 | 180 | 90 | 25 | 105 | 1,2 | 0,7 | 30 | 1600 | 0,6 | 0,07 | 0,06 | 0,12 | 0,2 | 20 | 5 | **Gemüsebratling** |
| 20 | 105 | 95 | 25 | 95 | 0,9 | 0,7 | 30 | 10 | 0,3 | 0,06 | 0,07 | 0,04 | 0,1 | 10 | + | **Germknödel** |
| 165 | 195 | 30 | 50 | 150 | 1,8 | 1,2 | 20 | 65 | 0,4 | 0,12 | 0,09 | 0,12 | 0,2 | 25 | + | **Getreidebratling** |
| 240 | 170 | 110 | 35 | 175 | 1,3 | 1,4 | 50 | 740 | 0,6 | 0,08 | 0,07 | 0,09 | 0,4 | 15 | 1 | **Grünkernbratling** |
| 530 | 310 | 100 | 20 | 80 | 1,7 | 1,9 | 10 | 45 | 1,0 | 0,10 | 0,12 | 0,14 | 0,7 | 20 | 2 | **Hamburger**, einfach |
| 470 | 245 | 95 | 20 | 100 | 1,4 | 2,1 | 30 | 80 | 0,6 | 0,40 | 0,13 | 0,13 | 0,9 | 10 | 1 | Hamburger, groß |

Der essbare Anteil von 100 g verzehrsfertiger Lebensmittel enthält:

| | Energie | | | Eiweiß | Fett | | | | | Kohlenhydrate | | | | NaCl | Wasser | Portion |
|---|---|---|---|---|---|---|---|---|---|---|---|---|---|---|---|---|
| | | | Dichte | | ges. | GFS | EUFS | MUFS | Chol. | ges. | Mono/Di | Poly | Ball. | | | |
| | kcal | kJ | kcal/g | g | g | g | g | g | mg | g | g | g | g | mg | g | g |
| **Hamburger**, Cheeseburger | 264 | 1103 | 2,6 | 14 | 12 | 5,0 | 4,0 | 2,5 | 32 | 25 | + | 24 | 0,5 | 1700 | 48 | 150 |
| Doppelter Cheeseburger | 248 | 1036 | 2,5 | 15 | 14 | 7,0 | 4,5 | 1,5 | 45 | 15 | + | 14 | 0,5 | 1450 | 54 | 200 |
| **Kaiserschmarren** | 217 | 908 | 2,2 | 7 | 10 | 4,0 | 2,8 | 1,9 | 100 | 26 | 8 | 18 | 1,0 | 290 | 55 | 250 |
| **Lahmacun** (türk. Pizza) | 126 | 528 | 1,3 | 5 | 5 | 1,0 | 3,0 | 0,5 | 2 | 16 | 2 | 14 | 1,5 | 280 | 71 | 250 |
| **Laugenbrezel**, mit Butter | 383 | 1605 | 3,8 | 9 | 11 | 6,2 | 2,9 | 0,9 | 25 | 62 | 1 | 61 | 3,1 | 2670 | 12 | 80 |
| **Moussaka** | 125 | 525 | 1,3 | 6 | 9 | 2,2 | 5,3 | 0,9 | 70 | 5 | 2 | 3 | 1,0 | 600 | 77 | 300 |
| **Omelett** | 178 | 745 | 1,8 | 12 | 14 | 5,7 | 5,1 | 1,6 | 410 | 2 | 2 | 0 | 0,0 | 770 | 71 | 150 |
| **Paella** | 120 | 500 | 1,2 | 7 | 5 | 1,3 | 2,8 | 0,6 | 30 | 12 | + | 12 | 0,7 | 300 | 75 | 350 |
| **Pfannkuchen** | 160 | 670 | 1,6 | 7 | 8 | 4,2 | 2,6 | 0,7 | 140 | 14 | 2 | 11 | 0,4 | 510 | 68 | 250 |
| **Pizza Margherita** | 237 | 991 | 2,4 | 10 | 10 | 5,1 | 2,4 | 1,9 | 16 | 27 | 3 | 24 | 1,6 | 1270 | 50 | 300 |
| Pizza Salami | 275 | 1150 | 2,8 | 10 | 14 | 3,5 | 7,1 | 1,2 | 16 | 28 | + | 27 | 2,0 | 1400 | 45 | 350 |
| **Pizzabaguette**, Tomate u. Käse | 258 | 1081 | 2,6 | 13 | 15 | 9,4 | 3,6 | 0,7 | 40 | 18 | 2 | 16 | 1,6 | 900 | 50 | 125 |
| mit Schinken | 188 | 787 | 1,9 | 15 | 10 | 5,4 | 2,9 | 0,7 | 100 | 10 | 2 | 8 | 1,0 | 1220 | 62 | 125 |
| **Quiche Lorraine** | 183 | 764 | 1,8 | 6 | 14 | 6,5 | 4,8 | 0,9 | 100 | 8 | 1 | 7 | 0,2 | 790 | 70 | 200 |
| **Risotto** | 77 | 323 | 0,8 | 1 | 2 | 0,5 | 0,4 | 0,8 | 0 | 14 | + | 14 | 0,4 | 250 | 82 | 200 |
| **Schnecken**, Burgunder Art | 241 | 1007 | 2,4 | 4 | 23 | 14,4 | 6,5 | 1,0 | 78 | 2 | 1 | + | 0,5 | 530 | 67 | 150 |
| **Semmelknödel**, gekocht | 70 | 295 | 0,7 | 3 | 3 | 1,0 | 0,9 | 0,5 | 30 | 9 | 1 | 8 | 0,6 | 160 | 84 | 200 |
| **Sushi** | 306 | 1283 | 3,1 | 11 | 4 | 1,2 | 1,4 | 1,4 | 20 | 55 | + | 54 | 1,5 | 50 | 27 | 50 |
| **Tiroler Geröstel**, zubereitet | 128 | 537 | 1,3 | 4 | 7 | 2,7 | 3,1 | 0,9 | 60 | 11 | 1 | 10 | 0,9 | 430 | 74 | 250 |
| **Toast Hawaii** | 268 | 1120 | 2,7 | 15 | 16 | 9,9 | 4,2 | 0,6 | 45 | 20 | 3 | 17 | 1,4 | 1520 | 41 | 150 |
| **Vollkornbrot**, m. Butter u. Käse | 270 | 1130 | 2,7 | 12 | 15 | 8,8 | 4,2 | 0,8 | 35 | 23 | 2 | 21 | 4,7 | 1650 | 43 | 80 |
| m. Butter u. Salami | 275 | 1150 | 2,8 | 9 | 14 | 7,1 | 4,5 | 1,2 | 35 | 29 | 2 | 27 | 6,0 | 1520 | 40 | 70 |
| m. Magerquark u. Marmelade | 170 | 710 | 1,7 | 8 | 1 | 0,1 | 0,1 | 0,3 | 0 | 32 | 13 | 19 | 4,1 | 710 | 53 | 100 |
| **Wrap mit Salat und Hähnchen** | 160 | 670 | 1,6 | 9 | 5 | 2,3 | 1,8 | 0,8 | 20 | 19 | 3 | 16 | 2,0 | 760 | 63 | 200 |
| **Zaziki** | 70 | 293 | 0,7 | 8 | 2 | 1,0 | 0,5 | 0,2 | 10 | 5 | 4 | 1 | 0,5 | 910 | 84 | 15 (1 EL) |
| **Zwiebelkuchen** | 182 | 763 | 1,8 | 7 | 9 | 4,8 | 2,8 | 0,6 | 95 | 18 | 5 | 13 | 1,1 | 330 | 63 | 150 |

| Mineralstoffe | | | | | | | Vitamine | | | | | | | | | |
|---|---|---|---|---|---|---|---|---|---|---|---|---|---|---|---|---|
| Na mg | K mg | Ca mg | Mg mg | P mg | Fe mg | Zn mg | Ret. µg | Caro. µg | E mg | $B_1$ mg | $B_2$ mg | $B_6$ mg | $B_{12}$ µg | Fol. µg | C mg | |
| 670 | 295 | 170 | 20 | 200 | 1,5 | 2,2 | 50 | 55 | 1,0 | 0,30 | 0,15 | 0,14 | 0,7 | 20 | 1 | **Hamburger**, Cheeseburger |
| 570 | 285 | 130 | 25 | 190 | 1,4 | 1,9 | 45 | 40 | 0,7 | 0,40 | 0,22 | 0,19 | 1,2 | 10 | 1 | Doppelter Cheeseburger |
| 115 | 175 | 65 | 15 | 110 | 0,7 | 0,6 | 80 | 20 | 0,8 | 0,06 | 0,14 | 0,05 | 0,6 | 15 | + | **Kaiserschmarren** |
| 110 | 160 | 25 | 10 | 55 | 0,4 | 0,3 | 10 | 190 | 0,6 | 0,04 | 0,06 | 0,06 | 0,1 | 15 | 5 | **Lahmacun** (türk. Pizza) |
| 1050 | 135 | 60 | 25 | 375 | 0,9 | 0,8 | 70 | 50 | 0,4 | 0,08 | 0,06 | 0,07 | 0,0 | 7 | 0 | **Laugenbrezel**, mit Butter |
| 235 | 250 | 25 | 15 | 85 | 1,1 | 1,3 | 40 | 110 | 1,0 | 0,05 | 0,11 | 0,10 | 0,9 | 20 | 7 | **Moussaka** |
| 305 | 150 | 50 | 10 | 215 | 1,9 | 1,5 | 265 | 20 | 1,7 | 0,07 | 0,28 | 0,07 | 1,8 | 50 | 0 | **Omelett** |
| 120 | 120 | 10 | 15 | 75 | 0,9 | 1,2 | 6 | 140 | 0,4 | 0,07 | 0,09 | 0,11 | 0,8 | 10 | 3 | **Paella** |
| 200 | 150 | 75 | 10 | 125 | 0,7 | 0,8 | 10 | 20 | 0,6 | 0,05 | 0,16 | 0,05 | 0,7 | 20 | 0 | **Pfannkuchen** |
| 500 | 360 | 250 | 25 | 205 | 0,7 | 1,4 | 65 | 315 | 2,8 | 0,09 | 0,10 | 0,12 | 0,4 | 7 | 2 | **Pizza Margherita** |
| 550 | 140 | 65 | 15 | 120 | 1,1 | 1,2 | 40 | 130 | 1,1 | 0,10 | 0,19 | 0,06 | 0,4 | 10 | 2 | Pizza Salami |
| 355 | 190 | 535 | 30 | 365 | 0,5 | 2,4 | 125 | 260 | 0,8 | 0,06 | 0,13 | 0,07 | 1,0 | 15 | 5 | **Pizzabaguette**, Tomate u. Käse |
| 480 | 195 | 240 | 25 | 230 | 1,3 | 1,6 | 90 | 200 | 0,9 | 0,18 | 0,17 | 0,15 | 0,9 | 15 | 0 | mit Schinken |
| 310 | 75 | 100 | 10 | 100 | 0,5 | 0,7 | 85 | 35 | 0,4 | 0,05 | 0,10 | 0,06 | 0,5 | 5 | 0 | **Quiche Lorraine** |
| 100 | 15 | 5 | 10 | 25 | 0,2 | 0,3 | 5 | 7 | 0,1 | + | + | 0,02 | 0,0 | 2 | + | **Risotto** |
| 210 | 120 | 30 | 20 | 50 | 1,1 | 0,5 | 130 | 235 | 0,5 | 0,02 | 0,05 | 0,05 | 0,2 | 5 | 3 | **Schnecken**, Burgunder Art |
| 65 | 35 | 30 | 5 | 50 | 0,2 | 0,3 | 30 | 20 | 0,3 | 0,03 | 0,05 | 0,03 | 0,2 | 10 | + | **Semmelknödel**, gekocht |
| 20 | 195 | 15 | 35 | 140 | 0,9 | 1,1 | 65 | 8 | 0,6 | 0,09 | 0,09 | 0,26 | 1,2 | 20 | 1 | **Sushi** |
| 170 | 270 | 20 | 20 | 60 | 1,8 | 0,5 | 35 | 20 | 0,3 | 0,06 | 0,05 | 0,12 | 0,3 | 15 | 10 | **Tiroler Geröstel**, zubereitet |
| 600 | 160 | 245 | 20 | 230 | 0,5 | 1,6 | 105 | 75 | 0,5 | 0,11 | 0,07 | 0,07 | 0,6 | 7 | 3 | **Toast Hawaii** |
| 650 | 210 | 375 | 45 | 350 | 1,2 | 2,5 | 130 | 80 | 0,8 | 0,12 | 0,20 | 0,11 | 0,7 | 15 | 0 | **Vollkornbrot**, m. Butter u. Käse |
| 600 | 280 | 35 | 45 | 180 | 1,8 | 1,6 | 55 | 40 | 0,8 | 0,22 | 0,15 | 0,17 | 0,4 | 10 | 0 | m. Butter u. Salami |
| 280 | 190 | 50 | 30 | 150 | 1,2 | 0,9 | 0 | 65 | 0,4 | 0,10 | 0,17 | 0,10 | 0,2 | 10 | + | m. Magerquark u. Marmelade |
| 300 | 215 | 40 | 20 | 150 | 0,7 | 0,5 | 15 | 1400 | 0,8 | 0,08 | 0,06 | 0,14 | 0,1 | 15 | 4 | **Wrap mit Salat und Hähnchen** |
| 360 | 145 | 100 | 15 | 140 | 0,4 | 0,6 | 15 | 85 | 0,1 | 0,05 | 0,23 | 0,05 | 0,7 | 15 | 3 | **Zaziki** |
| 130 | 180 | 45 | 15 | 100 | 0,8 | 0,7 | 90 | 30 | 0,5 | 0,11 | 0,13 | 0,11 | 0,5 | 25 | 2 | **Zwiebelkuchen** |

# Anhang

Viele Menschen leiden unter ernährungsmitbedingten Krankheiten. Hier besetzen aber nicht nur Adipositas, Herz-Kreislauf-Krankheiten oder Diabetes mellitus die vordersten Plätze. Viele Menschen klagen beispielsweise über eine Unverträglichkeit gegenüber Laktose und/oder Fruktose mit typischen Symptomen, wie Durchfall, Völlegefühl und Blähungen. Häufig ist es aber nicht erforderlich auf spezielle „frei von ..."-Produkte auszuweichen, da oft kleine Mengen an Laktose oder Fruktose problemlos vertragen werden.

Personen mit einer Störung des Purinstoffwechsels, erhöhten Harnsäurespiegeln und gelegentlichen Gichtanfällen sollten eine purinarme Ernährung wählen.

Die Jodversorgung der deutschen Bevölkerung weist häufig Bedarfsdeckungslücken auf. Leider gibt es nur wenige gute Jodquellen.

Andere Inhaltsstoffe, wie z. B. Trans-Fettsäuren, die in einigen Lebensmitteln in größeren Mengen enthalten sein können, haben einen negativen Einfluss auf die Gesundheit und sollten daher weitgehend vermieden werden.

Hier ist es sehr hilfreich, den Gehalt an beschwerdeauslösenden bzw. gesundheitsschädlichen Inhaltsstoffen eines Lebensmittels zu kennen. Denn nur so lässt sich deren Aufnahme verringern oder gar vermeiden, um eine Besserung des Wohlbefindens zu erreichen. Im Anhang finden Sie dazu die Spezialtabellen, die aus Platzgründen nicht im Hauptteil dieser Tabelle berücksichtigt werden konnten.

## Laktoseunverträglichkeit

Um ins Blut aufgenommen werden zu können, muss die Laktose (= Milchzucker) mit Hilfe des in der Darmschleimhaut gebildeten Enzyms Laktase in ihre beiden Bausteine Glukose und Galaktose gespalten werden. Bei vielen Menschen (15–25 % der Erwachsenen) wird mit zunehmendem Alter in der Darmschleimhaut keine oder nur noch wenig Laktase produziert (= erworbene Laktoseunverträglichkeit).

Die mit der Nahrung aufgenommene Laktose kann dann im Darm nicht oder nur unvollständig gespalten werden. Die unverdaute Laktose gelangt ganz oder teilweise in den Dickdarm. Dort wird sie von den Darmbakterien abgebaut. Als Abbauprodukte entstehen Milchsäure (= Laktat) und verschiedene Darmgase, die dosisabhängig Beschwerden auslösen können, wie z. B. Flatulenzen (= Blähungen) und krampfartige Bauchschmerzen. Die Milchsäure führt zu einem Wassereinstrom in den Darm und so zu Durchfall. Oft kommt es auch zu Übelkeit und Erbrechen. Die Symptome nehmen mit der Menge der konsumierten Laktose zu. Neben der mit zunehmendem Alter erworbenen Form gibt es eine angeborene, absolute Laktoseintoleranz. Diese sehr seltene Form besteht von Geburt an und geht mit viel schwereren Symptomen einher. Ein Laktasemangel ist nicht heilbar. Die Auswirkungen können jedoch durch eine Verminderung der Laktoseaufnahme reduziert werden. Je nach Schweregrad der Verdauungsstörung muss die Kost lediglich laktosearm (bis 10 g Laktose/Tag) oder weitgehend laktosefrei (unter 1 g Laktose/Tag) sein. Dies muss im Einzelfall unter Anleitung eines Arztes ausgetestet werden. Die meisten Betroffenen vertragen jedoch kleinere Mengen an Laktose weitgehend beschwerdefrei, so dass eine völlige Meidung von Milch, Milchprodukten und Käse oft gar nicht notwendig ist.

Laktose kommt in (fast) allen Milchprodukten vor. Den höchsten Gehalt haben Milch und Molke sowie daraus direkt hergestellte Produkte. In Sauermilchprodukten und Käse ist ein Teil des Milchzuckers bei der Verarbeitung gespalten worden, so dass deren Gehalte geringer sind. Beim Käse ist der Laktosegehalt stark abhängig vom Reifegrad.

Darüber hinaus wird Laktose vielen Lebensmitteln aus technologischen Gründen zugesetzt, so z. B. vielen Wurstwaren (wie Brat- und Brühwürste, Aufschnitt), Backwaren, Süßigkeiten, vielen Fertigprodukten und -gerichten (wie Kartoffelpüree,

Konserven, Saucen), Fertig-TK-Produkten und Gewürzmischungen. In manchen Medikamenten, Nahrungsergänzungsmitteln und Süßstofftabletten wird Laktose als Trägersubstanz oder Bindemittel verwendet.

Für Personen mit Laktoseintoleranz wird heute im Handel eine ganze Palette laktosefreier Milch, Milchprodukte, Quark und Käse angeboten. Bei diesen Produkten wurde der Milchzucker bereits während der Verarbeitung in die beiden Bausteine Glukose und Galaktose gespalten.

Außerdem kann durch die Einnahme von laktasehaltigen Kautabletten oder Kapseln (Drogerie oder Apotheke) Laktase zugeführt und eine Spaltung der Laktose im Verdauungstrakt erreicht werden. Die Dosierung ist dabei der aufgenommenen Laktosemenge anzupassen.

Bei verpackten Lebensmitteln findet sich in der Regel ein Hinweis, ob das Produkt Milch bzw. Laktose enthält. Bei unverpackten Lebensmitteln kann beim Metzger, Bäcker etc. eine Auskunft über den Laktosegehalt eingeholt werden.

Laktosefrei sind alle rein pflanzlichen Lebensmittel (Gemüse, Salat, Obst, Kartoffeln, Getreide, Reis, Nudeln, Hülsenfrüchte, Nüsse, Sojaprodukte) sowie Fleisch, Geflügel, Fisch, Eier und pflanzliche Speiseöle.

| **Laktosegehalt von Lebensmitteln in g/100 g Lebensmittel** | |
|---|---|
| **Geringer Laktosegehalt (< 1 g/100 g)** | |
| Bitterschokolade | < 0,5 |
| Butter | 0,1-1 |
| Butterschmalz | < 0,1 |
| Feta-Käse | < 1,0 |
| Weich-, Schnitt- und Hartkäse (abhängig vom Reifegrad) | < 1,0 |
| Milchbrötchen | 1 |
| Laktosefreie Milch | < 0,1 |
| Parmesankäse | < 0,1 |
| Ricotta-Käse | < 1,0 |
| **Mittlerer Laktosegehalt (1–5 g/100g)** | |
| Ayran | 1-2 |
| Büffelmilch | 4,9 |
| Butterkeks | 4-5 |
| Buttermilch | 4-5 |
| Fertig-Cremesuppen | 1-2 |
| Frischkäse | 3-4 |
| Joghurt | 3-5 |
| Joghurtdressing | 2-3 |
| Kaffeesahne | 4 |
| Kartoffelpüree | 1 |
| Käsekuchen | 2 |
| Kefir | 3-4 |
| Kochkäse | 3-4 |
| Kuhmilch, entrahmt | 4,8 |
| Kuhmilch, fettarm, 1,5 % Fett | 4,8 |
| Kuhmilch, 3,5 % Fett | 4,7 |
| Mascarpone | 2-3 |
| Milchreis, Grießbrei | 3-4 |
| Molke | 4-5 |
| Nuss-Nougatcreme | 1-3 |
| Obatzda | 1 |
| Rahmgemüse | 1 |
| Sahne | 3-4 |
| Sahnetorte | 1-2 |
| Saure Sahne und Schmand | 3-4 |
| Schafmilch | 4,4 |
| Schichtkäse | 3-4 |
| Speisequark | 2-4 |
| Vanillesauce | 3 |
| Ziegenmilch | 4,2 |
| **Hoher Laktosgehalt (>5 g/100 g)** | |
| Cappuchinopulver | 18-20 |
| Eiscreme | 3-8 |
| Kondensmilch | 5-13 |
| Milchpulver, aus Vollmilch | 35 |
| Milchpulver, aus Magermilch | 50 |
| Molkenpulver | 66 |
| Pralinen | 5-8 |
| Schmelzkäse | 1-9 |
| Vollmilchschokolade | 3-10 |
| Weiße Schokolade | 7-8 |

Fruktose

## Fruktoseunverträglichkeit

Die mit der Nahrung aufgenommene Fruktose (= Fruchtzucker) wird im Dünndarm mit Hilfe spezieller Transporter der Darmschleimhaut in die Blutbahn aufgenommen. Bei einer Fruktoseunverträglichkeit (= Fruktosemalabsorption) liegt eine Störung des Transportes von Fruktose aus dem Darm ins Blut vor, so dass Fruktose nicht oder nur unvollständig aus dem Darm aufgenommen wird. Die nicht resorbierte Fruktose gelangt in tiefere Darmabschnitte und wird dort von Darmbakterien abgebaut. Die damit verbundene Gasproduktion und andere Abbauprodukte führen zu den bekannten Verdauungsbeschwerden, wie Völlegefühl, Flatulenz (= Blähungen), krampfartigen Bauchschmerzen und Diarrhö (= Durchfall). Die Beschwerden treten regelmäßig nach dem Verzehr fruktosehaltiger Lebensmittel auf.

In Deutschland sind ca. 30 % der Erwachsenen betroffen. Bei einem Verdacht auf eine Fruktoseunverträglichkeit sollte die Diagnose durch den Hausarzt abgesichert werden.

Durch Vermeiden oder Vermindern der Fruktosezufuhr sind die Beschwerden relativ leicht in den Griff zu bekommen. Die Kost darf insgesamt nur sehr wenig Fruktose enthalten. Die individuell vertragene Fruktosemenge kann allerdings sehr unterschiedlich sein. Die Verträglichkeitsschwelle liegt oft schon bei 15 g, in manchen Fällen sogar bei nur 1 g.

Fruktose ist vor allem in süßen Früchten und daraus hergestellten Produkten enthalten. Lebensmittel mit Fruchtanteilen (z. B. Fruchtjoghurt, Rosinenbrot, Müsli mit Trockenfrüchten) enthalten ebenfalls Fruktose. Auch zum Süßen verwendetes Apfelkraut, Birnendicksaft oder Honig enthalten Fruktose. Oft werden Lebensmittel mit gleichen Gehalten an Fruktose und Glukose vertragen.

Neuerdings wird in der Lebensmittelindustrie vermehrt isolierte Fruktose und fruktosehaltiger Sirup eingesetzt, und zwar besonders zum Süßen von Erfrischungsgetränken, Obstkonserven, Konfitüren, Süßwaren, Speiseeis, den sogenannten „Kinderprodukten" und Backwaren. Dadurch ist die Gesamtfruktoseaufnahme deutlich angestiegen.

Lebensmittel tierischen Ursprungs (Fleisch, Fisch, Milch, Eier und daraus hergestellte Produkte) sind von Natur aus fruktosefrei. Getreideprodukte (z. B. Brot, Nudeln, Reis) und Kartoffeln enthalten lediglich sehr kleine Mengen (< 1g Fruktose/100 g Lebensmittel).

In der folgenden Zusatztabelle finden Sie eine Auswahl an fruktosehaltigen Lebensmitteln. Achten Sie bei verpackten Lebensmitteln auf die Zutatenliste! Fruktose wird dort auch als Fruktose- oder Maisstärkesirup bezeichnet.

| **Fruktosegehalt von Lebensmitteln in g/100g Lebensmittel** | |
|---|---|
| **Obst und -produkte** | |
| Ananas | 2 |
| Ananas, in Dosen | 5 |
| Apfel | 6 |
| Apfel, getrocknet | 28 |
| Apfelmus | 8 |
| Apfelsaft | 6 |
| Aprikose | 1 |
| Aprikose, getrocknet | 5 |
| Avocado | <1 |
| Banane | 3 |
| Birne | 7 |
| Brombeere | 3 |
| Cranberry | 1 |
| Dattel, getrocknet | 25 |
| Erdbeere | 2 |
| Feige | 6 |
| Feige, getrocknet | 24 |
| Granatapfel | 8 |
| Grapefruit | 2 |
| Grapefruitsaft | 4 |
| Guave | 3 |
| Heidelbeere | 3 |
| Himbeere | 2 |
| Johannisbeere, rot | 2 |
| Johannisbeere, schwarz | 3 |
| Johannisbeernektar | 3 |
| Kaki | 8 |

| | |
|---|---|
| Karambole (Sternfrucht) | 1 |
| Kirsche, Sauer- | 4 |
| Kirschsaft | 5 |
| Kirsche, Süß- | 6 |
| Kiwi | 5 |
| Limette | 1 |
| Litchi | 3 |
| Mandarine | 1 |
| Mango | 3 |
| Marone | 0 |
| Mirabelle | 4 |
| Orange (Apfelsine) | 3 |
| Orangensaft | 2 |
| Papaya | 4 |
| Passionsfrucht | 3 |
| Pfirsich | 1 |
| Pfirsich, in Dosen | 4 |
| Pflaume | 2 |
| Pflaume, getrocknet | 9 |
| Preiselbeere | 3 |
| Rosine | 33 |
| Stachelbeere | 3 |
| Wassermelone | 4 |
| Weintraube | 7 |
| Traubensaft | 8 |
| Zitrone | 1 |
| Zuckermelone | 1 |
| **Gemüse und -produkte** | |
| Artischocke | 2 |
| Aubergine | 1 |
| Blumenkohl | 1 |
| Bohnen, dick | 2 |
| Bohnen, grün | 1 |
| Bohnen, weiß | < 1 |
| Broccoli | 1 |
| Chicoree | 1 |
| Chinakohl | < 1 |
| Endivien | < 1 |
| Erbsen, grün | < 1 |
| Feldsalat | < 1 |
| Fenchel | 1 |
| Grünkohl | 1 |
| Gurke | 1 |
| Knollensellerie | < 1 |
| Kopfsalat | < 1 |
| Lauch | 1 |
| Linsen | < 1 |
| Mangold | < 1 |
| Möhre (Karotte) | 1 |
| Paprika | 1 |
| Radieschen | 1 |
| Rhabarber | < 1 |
| Rosenkohl | 1 |
| Rotkohl | 1 |
| Sauerkraut | < 1 |
| Spargel | 1 |
| Spinat | < 1 |
| Tomate | 1 |
| Tomatensaft | 2 |
| Weißkohl | 2 |
| Wirsing | 1 |
| Zucchini | 1 |
| Zuckermais | < 1 |
| Zwiebel | 1 |
| **Brotaufstriche** | |
| Apfelgelee | 27 |
| Aprikosenkonfitüre | 14 |
| Brombeerkonfitüre | 20 |
| Erdbeerkonfitüre | 19 |
| Himbeerkonfitüre | 14 |
| Honig | 39 |
| Johannisbeerkonfitüre | 16 |
| Kirschkonfitüre | 22 |
| Orangenmarmelade | 15 |
| Pflaumenmus | 16 |
| **Getränke** | |
| Bitterlimonade | 4 |
| Colagetränke | 2 |
| Malzbier | < 1 |
| Orangenlimonade | 3 |
| Wein | 2 |
| Zitronenlimonade | 3 |
| **Getreide und -produkte** | |
| Brot und Brötchen | < 1 |
| Cornflakes | 3 |
| Müsli mit Trockenfrüchten | 5 |
| Rosinenbrot | 3 |

## Puringehalt von Lebensmitteln

Purine sind Bestandteile der Nukleinsäuren, die u.a. in den Zellkernen aller pflanzlichen und tierischen Lebensmittel vorkommen. Zellreiche Lebensmittel, wie z. B. Pflanzensamen, die Haut von Geflügel und Fisch oder Innereien haben sehr hohe Puringehalte. Milch und viele Milchprodukte sind dagegen purinfreie Lebensmittel. Purine werden im Körper in Harnsäure umgewandelt und hauptsächlich über den Urin ausgeschieden. Personen mit einer Störung des Purinstoffwechsels haben oftmals einen erhöhten Harnsäurespiegel, der zu Gichtanfällen führen kann. Die Behandlung der Gicht hat eine Senkung des Harnsäurespiegels zum Ziel. Dies kann – neben entsprechenden Medikamenten – durch eine purinarme Ernährung erfolgen, bei der maximal 500 mg Purine pro Tag in Form von Harnsäureäquivalenten zugeführt werden sollten. Die in der folgenden Tabelle angegebenen Puringehalte wurden bereits in entsprechende Harnsäureäquivalente umgerechnet.

| **Puringehalt von Lebensmitteln in mg/100 g Lebensmittel (angegeben als Harnsäureäquivalente)** | |
|---|---|
| **Getreide und Mehle** | |
| Buchweizen, geschält | 150 |
| Cornflakes | 75 |
| Grünkern, Vollkorn | 125 |
| Haferflocken | 100 |
| Maisgrieß (Polenta) | 30 |
| Reis, poliert | 85 |
| Roggenmehl, Type 1150 | 65 |
| Weizenmehl, Type 405 | 40 |
| Weizenmehl, Type 1700 | 80 |
| Weizenkleie | 140 |
| **Brot- und Backwaren** | |
| Brötchen | 20 |
| Kekse und Gebäck | 20-40 |
| Graubrot | 55 |
| Knäckebrot, Roggen | 90 |
| Obstkuchen | 20-40 |
| Sahnekuchen | 10-20 |
| Vollkornbrot | 60 |
| Weißbrot | 20 |
| **Gemüse und Salat** | |
| Aubergine | 20 |
| Blumenkohl | 50 |
| Bohnen, frisch | 35-40 |
| Brokkoli | 80 |
| Chinakohl | 20 |
| Eisberg-/Endivien-, Kopfsalat | 10-15 |
| Erbsen, grün, frisch | 85 |
| Feldsalat, Rucola | 30-35 |
| Gurke | 7 |
| Kohlrabi | 25 |
| Möhre | 15 |
| Paprika | 15 |
| Porree (Lauch) | 75 |
| Rosenkohl | 70 |
| Rote Bete | 20 |
| Rot-/Weißkohl, Wirsing | 20-35 |
| Spargel | 25 |
| Spinat | 55 |
| Tomate | 10 |
| Zucchini | 25 |
| Zuckererbsen | 150 |
| Zwiebel | 15 |
| **Hülsenfrüchte und Kartoffeln** | |
| Bohnen, weiß, getrocknet | 130 |
| Erbsen, getrocknet | 95 |
| Kartoffel | 15 |
| Kichererbsen, getrocknet | 110 |
| Kidneybohnen, getrocknet | 160 |
| Linsen, getrocknet | 125 |
| Saubohnen, getrocknet | 165 |
| Sojabohnen, getrocknet | 190 |
| Tofu | 70 |
| **Obst** | |
| Ananas | 20 |
| Apfel | 15 |
| Aprikose | 20 |
| Avocado | 20 |
| Banane | 55 |
| Beerenobst | 20 |
| Birne | 10 |

| | |
|---|---|
| Kiwi | 20 |
| Rosinen | 105 |
| Steinobst | 15-25 |
| Weintraube | 25 |
| Zitrusfrüchte | 20 |
| **Nüsse und Samen** | |
| Cashewnuss | 15 |
| Erdnuss | 75 |
| Haselnuss | 35 |
| Leinsamen | 105 |
| Mandel | 40 |
| Mohnsamen | 170 |
| Pinienkerne | 45 |
| Sesamsamen | 60 |
| Sonnenblumenkerne | 145 |
| Walnuss | 25 |
| **Getränke** | |
| Bier | 10-15 |
| Limonade | 0 |
| Fruchtsäfte | < 5 |
| Kaffee | 0 |
| Sekt | 0 |
| Tee | 0 |
| Wein | 0 |
| **Milch, Milchprodukte und Käse** | |
| Frischkäse, Speisequark | 0 |
| Weich-, Schnitt-, Hartkäse | 5-15 |
| Kuhmilch | 0 |
| Joghurt | 0 |
| **Fleisch und Wurstwaren** | |
| Bock- oder Bratwurst | 90-100 |
| Kalbsbries | 1260 |
| Kalbfleisch, mager | 140 |
| Kalbsleber | 460 |
| Kalbsniere | 220 |
| Lammfleisch, mager | 120 |
| Lammkotelett | 180 |
| Leberkäse | 120 |
| Leberwurst | 150 |
| Rindfleisch, mager | 135 |
| Rinderleber | 555 |
| Salami | 110 |
| Schweinefleisch, mager | 150 |
| Schwein, Speck | 4 |
| **Geflügel und Eier** | |
| Brathähnchen | 115 |
| Entenfleisch, mit Haut | 140 |
| Hähnchenbrust, mit Haut | 115 |
| Hühnerei | 5 |
| Hühnereiklar | 0 |
| Putenfleisch, ohne Haut | 120 |
| **Fisch und Krustentiere** | |
| Forelle | 295 |
| Hering | 210 |
| Kabeljau | 110 |
| Krabben, Garnelen | 145 |
| Lachs | 170 |
| Makrele | 145 |
| Muscheln | 300 |
| Pangasius | 100 |
| Rotbarsch | 240 |
| Sardelle | 240 |
| Scholle | 80 |
| Seelachs | 140 |
| Thunfisch | 180 |
| Zander | 110 |
| **Öle und Fette** | |
| Butter | 0 |
| Margarine | 0 |
| Pflanzenöle | 0 |

## Jodgehalt von Lebensmitteln

Deutschland zählt zu den endemischen Jodmangelgebieten, da der Jodgehalt der meisten Lebensmittel sehr gering ist. Daher wird generell die Verwendung von jodiertem Kochsalz empfohlen. Insgesamt stellen nur wenige Lebensmittel gute Jodquellen dar. Meeresfische haben deutlich höhere Jodgehalte als Süßwasserfische.

| **Jodgehalt von Lebensmitteln in µg/100 g Lebensmittel** | |
|---|---|
| **Fische und Krustentiere** | |
| Aal | 4 |
| Alaska Seelachs (Pollack) | 88 |
| Auster | 60 |
| Barsch | 4 |

| | |
|---|---|
| Dorade | 24 |
| Flusskrebs | 6 |
| Forelle | 3 |
| Hecht | 4 |
| Heilbutt | 37 |
| Hering | 50 |
| Hummer | 100 |
| Jakobsmuschel | 120 |
| Kabeljau | 230 |
| Karpfen | 2 |
| Krabben | 130 |
| Lachs | 35 |
| Languste (Scampi) | 50 |
| Makrele | 50 |
| Miesmuschel | 150 |
| Nordseegarnele | 90 |
| Rotbarsch | 35 |
| Sardine und Sardelle | 30 |
| Schellfisch | 135 |
| Scholle | 180 |
| Seelachs (Köhler) | 120 |
| Seelachs (Alaska Pollak) | 260 |
| Seeteufel | 25 |
| Seezunge | 24 |
| Shrimps | 130 |
| Thunfisch | 50 |
| Tintenfisch | 20 |
| Zander | 4 |
| **Fleisch und Eier** | |
| Hühnerei | 9 |
| Hühnerfleisch | 10 |
| Lammfleisch | 1 |
| Rindfleisch | 5-6 |
| Schweinefleisch | 4-5 |
| **Getränke** | |
| Bier | 3 |
| Frucht-/Gemüsesaft | 3 |
| Limonade | 0,5 |
| Mineralwasser | 1-2 |
| **Milchprodukte und Käse** | |
| Frischkäse | 8-10 |
| Hartkäse | 40-80 |
| Milch | 12 |
| Milchprodukte | 10-15 |
| Schnittkäse | 10-30 |
| Speisequark | 8-10 |
| Ziegenkäse | 5-10 |
| **Sonstiges** | |
| Jodsalz | 1500-2500 |

## Trans-Fettsäuren

Trans-Fettsäuren sind ungesättigte Fettsäuren mit einer oder mehreren Doppelbindungen in trans-Konfiguration. Sie entstehen durch natürliche oder durch lebensmitteltechnologische Prozesse. Auch durch starkes Erhitzen von Ölen und Fetten können die in Lebensmitteln unerwünschten trans-Fettsäuren entstehen. Für den Verzehr von trans-Fettsäuren sind eindeutig negative Auswirkungen auf den Stoffwechsel belegt (z. B. Erhöhung des LDL- und Senkung des HDL-Cholesterols, Erhöhung der Triglyceride im Blut).

Die wichtigsten beeinflussbaren Quellen von trans-Fettsäuren sind partiell gehärtete Öle. Fette aus Rind- und Lammfleisch sowie Butter, Milch und andere Milchprodukte weisen natürlich vorkommende trans-Fettsäuren auf. Viele Hersteller haben in den letzten Jahren den Anteil an trans-Fettsäuren in Lebensmitteln deutlich gesenkt. Weitere Anstrengungen zur Reduzierung des Gehalts sind jedoch notwendig. Wo immer möglich sollte gleichzeitig der Anteil an ungesättigten Fettsäuren gesteigert werden.

| **Trans-Fettsäurengehalt von Lebensmitteln in g/100g Lebensmittel** | |
|---|---|
| **Milch, -produkte, Käse** | |
| Kondensmilch | 0,2-0,3 |
| Milch, -produkte, 3,5 % Fett | 0,1-0,2 |
| Käse, nach Fettgehalt | 0,3-1,1 |
| Sahne, 30 % Fett | 1,2-1,3 |
| Sauerrahm | 0,6-0,7 |
| Vollmilch | 0,1-0,2 |
| **Fleisch** | |
| Kalbfleisch | < 0,1 |

| | |
|---|---|
| Lammkotelett | 2,5-3,0 |
| Rindfleisch | 0,1-0,2 |
| Schweinefleisch | < 0,1 |
| **Backwaren** | |
| Berliner, Donuts | 0,1-3,7 |
| Blätterteig | 0,1-13,7 |
| Croissants | 0,0-10,0 |
| Eiscreme | 0,0-1,9 |
| Kekse | 0,1-2,4 |
| Kremtorte | 0,1-2,0 |
| Kuchengebäck (z. B. Muffins) | 0,1-0,8 |
| Plunder | 0,1-8,1 |
| Schweinsohren | 0,1-7,0 |
| Stollen | 0,1-8,4 |
| Waffeln | 0,1-0,7 |
| **Süßwaren** | |
| Müsliriegel | 0,1- 4,0 |
| Schokoladenriegel | 0,1-1,9 |
| **Fette** | |
| Backmargarine | 0,1- 31,0 |
| Butter | 2,8-4,1 |
| Erdnussöl | 0,2-1,9 |
| Frittierfett | bis 3,8 |
| Halbfettbutter | 1,8 |
| Halbfettmargarine | 0,9 |
| Olivenöl | < 0,1 |
| Pflanzencreme | 0,2-29,3 |
| Pflanzenmargarine | 0,9-3,6 |
| Rapsöl | 0,1-0,6 |
| Rindertalg | 1,9-5,5 |
| Schweineschmalz | 0,3-0,4 |
| Sonnenblumenöl | 0,1-0,7 |
| Ziehmargarine | 0,1- 11,3 |
| **Aufstriche** | |
| Nuss-Nougat-Creme | 0,1-0,4 |
| **Kartoffelprodukte** | |
| Kartoffelchips | 0,0-7,2 |

## Literaturhinweise

Biesalski, H.K. et al.: Ernährungsmedizin. 4. Auflage. Georg Thieme Verlag, Stuttgart (2010)

Bognar, A.: Nährwerttabellen für verzehrsfertige Speisen. AID Verbraucherdienst, Bonn (1988)

Deutsche Gesellschaft für Ernährung, et al.: Referenzwerte für die Nährstoffzufuhr. 1. Auflage, 5. Korrigierter Nachdruck. Neuer Umschau Buchverlag, Neustadt an der Weinstraße (2013)

Deutsche Gesellschaft für Ernährung: Ernährungsbericht 2008. Bonn (2008)

Deutsche Gesellschaft für Ernährung: Ernährungsbericht 2012. Bonn (2012)

Deutsche Gesellschaft für Ernährung: Die Dreidimensionale Lebensmittelpyramide. Bonn, (2013)

Deutsche Gesellschaft für Ernährung: Die Nährstoffe. Bausteine für Ihre Gesundheit. Bonn (2011)

Deutsche Gesellschaft für Ernährung: Leitlinie Fett kompakt. Bonn (2010)

Deutsche Gesellschaft für Ernährung: Leitlinie Kohlenhydrate kompakt. Bonn (2011)

Max Rubner-Institut, Bundeslebensmittelschlüssel. Version 3.01. Karlsruhe (2011)

Schweizer Nährwertdatenbank. http://www.swissfir.ethz.ch/datenbank

Souci, S.W./Fachmann, W./Kraut, H.: Die Zusammensetzung der Lebensmittel. Nährwert-Tabellen. 7. Auflage. Medpharm Scientific Publ., Stuttgart (2008)

Ternes, W., Täufel, A., Tunger, L., Zobel, M., Lebensmittel-Lexikon. Behr's Verlag, Hamburg (2005)

USDA Handbook No.8: Composition of Foods. Government Printing Office, Washington. http://www.nal.usda.gov/fnic/foodcomp/search/

## Register

**A**al 90, 94, 135
Acerola 54
Adipositas 12
Ahornsirup 114
Alaska pollack 92
Alfalfasprossen 52
Alkohol 9
Allgäuer Hartkäse 72
Altbier 104
Altbierbowle 104
Amaranth 22
Amerikaner 30
Ananas 54, 132, 134
Ananaskaltschale 110
Anglerfisch 92
Anisplätzchen 28
Apfel 56, 132, 134
Apfelkraut 114
Apfelkuchen 30
Apfelmus 56, 132
Apfelsaftschorle 100
Apfelsine 60
Apfelstrudel 30
Apfelwein 104
Appenzeller 72
Aprikose 56, 132, 134
Artischocke 38, 133
Aubergine 38, 133, 134
Auster 94, 135
Austernpilz 52
Avocado 56, 132, 134
Ayran 70, 131

**B**ackmargarine 98, 137
Backobst 56
Backpulver 118
Baguette 24, 126

Baguette/-brötchen 24
Baiser 30
Ballaststoffe 8
Balsamico-Essig 116
Bambussprossen 52
Banane 56, 132, 134
Bananenmilch 66
Barbecuesauce 116
Bärlauch 54
Barsch 90, 135
Basilikum 54
Batate 46
Bauch 80
Baumkuchen 32
Bayerische Creme 110
Béchamelsauce 116
Berliner 32, 104, 137
Berliner Weiße 104
Bienenstich 32
Bierkäse 76
Bier mit Cola 104
Bier mit Limonade 104
Bier, Pils 104
Bierschinken 86
Bierwurst 86
Birkenpilz 52
Birne 56, 132, 134
Biskuitboden 32
Biskuitrolle 32
Bitterlikör 106
Blätterteig 32, 137
Blaubeere 58
Blauschimmelkäse 72
Bleichsellerie 38
Blumenkohl 38, 133, 134
Blutwurst 86
Bockbier 104
Bockwurst 82
Body-Mass-Index (BMI) 13
Bohnen 38, 50, 133, 134
Bohneneintopf 122
Bohnenkaffee 102
Bohnenkraut 54
Bohnensalat 120
Bohnensprossen 52
Bohnensuppe 122
Borretsch 54
Bouillabaisse 122
Bouillon 122
Brasse 90
Bratensauce 116
Brathering 94
Bratkartoffeln 48
Bratwurst 82, 135
Brennnessel 38
Breslauer 86
Brie 74
Bries 78, 80, 82
Brokkoli 40, 134
Brombeere 56, 132
Brötchen 24, 126, 133, 134
Brühe 116
Brühwürfel 116
Brühwürstchen 82
Brunnenkresse 54
Brust 78, 80, 82
Buchweizen 22, 134
Bückling 94
Bulgur, Weizen- 22
Bündnerfleisch 88
Butter 100, 131, 135, 137
Buttercremetorte 32
Butterfisch 90
Butterkäse 74
Butterkekse 28
Butterkuchen 32
Buttermilch 66, 131
Buttermilchkaltschale 110
Butterpilz 52
Butterschmalz 100, 131

**C**abanossi 86
Calcium 9
Camembert 74, 126
Cannelloni 124
Cappuccino 102
Cashewnuss 62, 135
Cervelatwurst 86
Champagner 104
Champignon 52
Cheddar 74
Cheeseburger 128
Cherimoya 56
Chester 74
Chickenburger 126
Chicorée 40
Chinakohl 40, 133, 134
Cholesterin 7
Cidre 104
Clementine 56
Clubsandwich 126
Cognac 106
Colageträ nk 100
Cola-Mixgetränk 100
Cordon bleu 86
Corned Beef 86
Cornflakes 36, 133, 134
Cracker 28
Cranberry 56, 132
Creme 66
Crème brulée 110
Crème fraîche 66
Crêpe Suzette 126
Croissant 26
Cumberlandsauce 116
Currybratwurst 82
Curryketchup 116

**D**ampfnudeln 126
Dattel 56, 132
Diätbier 104
Diät-Halbfettmargarine 98
Diätmargarine 98
Dickmilch 68
Dill 54
Dinkel 22
Distelöl 96
Donauwellen 32
Döner Kebab 126
Donut 32
Doppelbockbier 104
Doppelkekse 28
Dorade royal 90
Dornhai 90
Dorsch 90
Dunkle Sauce 116

**E**damer 74
Eichblattsalat 40
Eierlikör 106
Eiersalat 120
Eierteigwaren 38
Einfacheiscreme 108
Eis 108
Eisbergsalat 40
Eiscreme 108, 131, 137
Eisen 9
Eiskaffee 100
Eiskonfekt 110
Eistee 100
Eistorte 108
Eiweiß 8
Emmentaler 74
Endivie 40
Energiedichte 12
Energydrink 100
Ente 80
Entenei 90
Erbsen 40, 50, 133, 134
Erbseneintopf 122
Erbsensuppe 122
Erbsen und Möhren 40
Erdbeercreme 110
Erdbeere 58, 132
Erdbeermilch 66
Erdbeersahnetorte 32
Erdnuss 62, 135
Erdnussbutter 114
Erdnüsse 110
Erdnussflips 28
Erdnusslocken 28
Erdnussöl 96, 137
Ernährungskreis, DGE 15
Essig 116
Essig-Öl-Dressing 116
Esskastanie 64
Estragon 54
Exportbier 104

**F**asan 80
Federweißer 104
Feige 58, 132
Felchen 92
Feldsalat 40, 133, 134
Fenchel 40, 133
Fenchelgemüse 40
Feta 76
Fett 7
Filet 78, 80
Fischburger 126
Fischfrikadelle 94
Fischstäbchen 94
Fladenbrot 26
Flädlesuppe 122
Flammkuchen 126
Fleischbrühe 122
Fleischkäse 82
Fleischpastete 82
Fleischsalat 120
Fleischwurst 86
Fleischwurstsalat 120

Register

Flügel 80, 84
Flusskrebs 94, 136
Folat 11
Forelle 90, 135, 136
Forellenfilet 94
Frankfurter Kranz 32
Frankfurter Rindswurst 82
Frankfurter Würstchen 82
Frauenmilch 66
Frikadelle 82
Frischkäse 70, 131, 135, 136
Frischkornbrei 36
Frittierfett 98, 137
Fruchtbärchen 112
Fruchtbuttermilch 66
Fruchtdickmilch 68
Früchte 110
Früchtebrot 32
Fruchteis 108
Fruchteiscreme 108
Früchtequark 70, 72
Früchtetee 102
Fruchtgummi 112
Fruchtjoghurt 68
Fruchtsaftgetränk 100
Fruchtsaftlikör 106
Fruchtzucker 7, 114
Fruchtzwerg 68
Frühlingsrolle 126
Fruktose 114
Fruktoseunverträglichkeit 132

Gans 80
Gänseleberpastete 82
Gänseschmalz 100
Ganzfruchtgetränk 58
Geflügelmortadella 86
Geflügelsalat 120
Gefüllte Paprika 126
Geheimratskäse 74
Gelatine 118
Gelbwurst 86
Gelee 114
Gemüsebratling 126
Gemüsebrühe 122
Gemüseeintopf 122
Gemüsesuppe 122
Germknödel 126
Gerste 22
Getreidebratling 126
Getreideflocken 36
Gin 106
Glühwein 104
Glukose 114
Gnocchi 48
Goabohnen 50
Goldbrasse 90
Gorgonzola 74
Götterspeise 110
Gouda 74
Grahambrot 26
Granatapfel 58, 132
Grapefruit 58, 132
Grappa 106
Graubrot 26
Greyerzer 74
Griechischer Salat 120
Grießklößchensuppe 122
Grießpudding 110
Grissini 26
Grünkernbratling 126
Grünkern/Dinkel 22
Grünkernsuppe 122
Grünkohl 40, 133
Guave 58, 132
Gugelhupf 32
Gulaschsuppe 122
Gurke 40, 133, 134
Gurkensalat 120
Gyros 82

Hackbraten 84
Hackfleisch 78, 80
Hackfleischsauce 116
Hafer 22
Haferflakes 36
Haferflockengebäck 28
Hähnchen 84
Hai 90
Halbfettmargarine 98, 137
Hamburger 126, 128
Hartkaramelle 112
Harzer 76
Hase 78
Haselnuss 64, 135
Hecht 90, 136
Hefe 118
Hefestückchen 32
Hefeteigschnecke 32
Hefezopf 32
Heidelbeere 58, 132
Heilbutt 90, 94, 136
Helle Sauce 116
Hering 90, 94, 135, 136
Heringssalat 94
Himbeere 58, 132
Hirsch 78
Hirse 22
Hochrippe 78
Holländische Sauce 116
Holunderbeersaft 58
Honig 114, 133
Honigkuchen 28
Honigmelone 58
Hörnchen 32
Hot Dog 84
Huhn 80, 82
Hühnerbrühe 122
Hühnerei 90, 135, 136
Hühnerfett 100
Hummer 94, 136
Hummersuppe 122
Hüttenkäse 72

Ingwer 54
Instantkaffee 102
Invertzuckercreme 114

Jackfrucht 58
Jagdwurst 86
Jägersauce 118
Jägerschnitzel 84
Jakobsmuschel 94, 136
Jarlsberg 74
Jod 10, 135
Joghurt 68, 131, 135
Joghurteis 108
Johannisbeere 58, 132

Kabeljau 90, 135, 136
Kabeljaufilet 96
Kaffee 102, 135
Kaffee-Ersatz 102
Kaffeesahne 68, 131
Kaffeeweißer 68
Kaiserschmarren 128
Kakaobutter 98
Kakaogetränkepulver 120
Kakaopulver 120
Kakaotrunk 66
Kaki 58, 132
Kaktusfeige 58
Kalb 78
Kalbsgeschnetzeltes 84
Kalbshaxe 84
Kandiszucker 114
Kaninchen 78
Kapstachelbeere 58
Karambole 62
Karamellpudding 110
Karotte 42
Karottensalat 120
Karpfen 90, 136
Kartoffelchips 28, 137
Kartoffelgratin 48
Kartoffeln , 48, 15
Kartoffelpuffer 48
Kartoffelpüree 48, 131
Kartoffelsalat 120
Kartoffelstärke 48
Kartoffelsuppe 122
Kartoffeltaschen 48
Kartoffelwedges 48
Käsegebäck 28
Käsekuchen 32, 131
Käsepastete 74
Käsesahnetorte 32
Käsesalat 120
Käsesauce 116
Käsespätzle 124
Kasseler 84, 86
Kasseler Aufschnitt 86
Katfisch 92
Kaugummi 112
Kaviar 96
Kaviarersatz 96
Kefir 68, 131
Kekse 28, 134, 137
Keule 78, 80, 82, 84
Kichererbsen 50, 134
Kidneybohnen 50, 134
Kinderschokolade 112
Kirsche 58, 60, 133
Kirschstrudel 32
Kiwi 60, 133, 135
Klarer 106
Kleiebrötchen 24
Kleieflocken 36
Klöße 50
Knäckebrot 26, 134
Knoblauch 40

Knoblauchsauce 116
Knoblauchwurst 86
Knollensellerie 42, 133
Kochsalz 9
Kohlenhydrate 7
Köhler 92
Kohlrabi 42, 134
Kokosfett 98
Kokosmakronen 28
Kokosmilch 64
Kokosnuss 64
Kölschbier 104
Kondensmilch 70, 131, 136
Konfitüre 116
Königskuchen 32
Kopfsalat 42, 133, 134
Korn 106
Kotelett 78, 80
Krabben 94, 135, 136
Krapfen 32
Kräuterbutter 100
Kräuterlikör 106
Kräuterquark 72
Kräutersalz 118
Kräutertee 102
Krautsalat 120
Kresse 54
Kroketten 50
Kuhmilch 66, 131, 135
Kumquat 60
Kürbis 42
Kürbiscremesuppe 122
Kürbiskern 64
Kürbiskernöl 96

Lachs 92, 96, 135, 136
Lachsschinken 86
Lahmacun 128
Lakritze 112
Laktose 114
Laktoseunverträglichkeit 130
Lamm 78
Landjäger 86
Languste 94, 136
Lasagne 124
Latte macchiato 102
Lauch 44
Lauchcremesuppe 122
Laugenbrezel 26, 128
Laugenbrezel/-brötchen 26
Laugencroissant 26
Lebensmittelpyramide, DGE 16
Leber 78, 80, 82
Leberkäse 84, 135
Leberknödel 84
Leberknödelsuppe 122
Leberpastete 86
Lebertran 100
Leberwurst 86, 88, 135
Lebkuchen 28
Leinöl 96
Leinsamen 64, 135
Limabohnen 50
Limburger 74
Limette 60, 133
Limonade 100, 135, 136
Linsen 50, 133, 134
Linseneintopf 122
Linsensprossen 52
Linsensuppe 122
Linzertorte 34
Litschi 60
Löffelbiskuit 30
Loganbeere 60
Longane 60
Löwenzahnblätter 42
Lyoner 86

Maasdamer 74
Macadamianuss 64
Magermilchpulver 70
Maggi-Würze 118
Mais 22
Maiskeimöl 96
Makkaroni 124
Makrele 92, 96, 135, 136
Malzbier 104, 133
Mandarine 60, 133
Mandel 64, 135
Mandeln 112
Mango 60, 133
Mangold 42, 133
Marmorkuchen 34
Marone 64
Marzipan 112
Marzipantorte 34
Mascarpone 72, 131
Matjesfilet 94
Maultaschen 124
Maultaschensuppe 122
Mayonnaise 98
Meeräsche 92
Meerrettich 54
Meerrettichsauce 118
Mehrfruchtnektar 60
Mehrkornbrot 26
Mehrkornflocken 36
Melde 42
Merlan 92
Mettwurst 88
Miesmuschel 94, 136
Milchpulver 70, 131
Milchreis 110, 131
Milchschnitte 112
Milchschokolade 112
Milchspeiseeis 108
Milchzucker 7, 114
Mineralstoffe 9
Mineralwasser 100, 136
Mirabelle 60, 133
Mohnbrötchen 24
Mohnkuchen 34
Mohnsamen 64, 135
Möhre 42, 133, 134
Mokkacreme 110
Mokkacremetorte 34
Molke 66, 131
Moosbeere 56
Morchel 52
Mortadella 88
Most 104
Moussaka 128
Mozzarella 76
Mungobohnen 50
Münsterkäse 76
Mürbeteiggebäck 30
Müsli 36, 133
Müslikekse 30
Müsliriegel 112, 137
Muttermilch 66

Napfkuchen 32
Natrium 9
Nektarine 60
Niere 80
Nordseegarnele 94, 136
Nougat 112, 116, 137
Nudelauflauf 124
Nudeln mit Pesto 124
Nudelsalat 120
Nudelsuppe 122
Nürnberger Würstchen 84
Nussecke 34
Nusseis 108
Nusshörnchen 34
Nusskuchen 34
Nuss-Nougat-Creme 116
Nussplätzchen 30
Nusssahnetorte 34
Obstbrand 106
Obstcocktail 60
Obstkuchen 34, 134
Ochsenschwanzsuppe 122
Olive 60
Olivenöl 98, 137
Omelett 128
Opuntie 58
Orange 60, 133
Orangeat 120
Orangenmarmelade 116, 133
Orangenplätzchen 30
Oregano 54

Paella 128
Palmkernfett 98
Palmöl 98
Pangasius 92, 135
Paniermehl 26
Pannacotta 110
Papaya 60, 133
Paprika 42, 118, 126, 133, 134
Paprika-Rahm-Sauce 118
Paranuss 64
Parfait 108
Parmesan 76
Passionsfrucht 60, 133
Pasta asciutta 124
Pastinake 42
Pekannuss 64
Pellkartoffeln 48
Perlhuhn 82
Pesto 118, 124
Petersilie 54
Petersilienwurzel 42
Pfälzer Saumagen 88
Pfannkuchen 128
Pfefferminzbonbon 112
Pfeffernüsse 30
Pfefferschote 42

Pferde 78
Pfifferling 52
Pfirsich 62, 133
Pflanzencreme 98, 137
Pflanzenmargarine 98, 137
Pflaume 62, 133
Pflaumenmus 116, 133
Physalis 58
Pichelsteiner 122
Pils 104
Pilzcremesuppe 124
Pinienkern 64
Pistazienkern 64
Pizzabaguette 128
Pizza Margherita 128
Plockwurst 88
Plundergebäck 34
Pommes frites 50
Popcorn 112
Porree 44, 134
Portulak 44
Portwein 104
Praline 112
Preiselbeere 62, 133
Printen 30
Protein 8
Provolone 76
Puddingpulver 120
Puffmais 112
Puffreis 112
Puffweizen 112
Pumpernickel 26
Purin 134
Pute 82
Putenbrust 88
Putensalami 88
Putenschnitzel 84

**Q**uark 72
Quarkspeise 110
Quiche Lorraine 128
Quinoa 22
Quitte 62

**R**aclettekäse 76
Radicchio 44
Radieschen 44, 133
Rahmeis 108
Rapsöl 98, 137
Ratatouille 44
Rauchfleisch 88
Rauke 44
Ravioli 124
Red Snapper 92
Referenzwerte
  Energie und Nährstoffe 18
  Mineralstoffe und
    Spurenelemente 19
  Vitaminzufuhr 20
Reh 78
Reis 22, 24, 134
Reiscrispys 112
Reismelde 22
Remoulade 98
Renke 92
Rettich 44
Rhabarber 44, 133
Rhabarberkuchen 34
Ricotta 72, 131
Rind 78, 80
Rindergulasch 84
Rinderroulade 84
Rindersteak 84
Rindertalg 100, 137
Rindfleisch 116
Rindfleischsuppe 124
Rippchen 84
Risotto 128
Roastbeef 78
Roggen 24, 134
Roggenbrot 26
Roggenbrötchen 26
Roggenmischbrot 26
Roggenschrotbrot 26
Roggenvollkornbrot 26
Rollmops 94
Romadur 76
Roquefortkäse 76
Rosenkohl 44, 133, 134
Roséwein 106
Rosinen 62, 135
Rosinenbrötchen 24
Rosmarin 54
Rösti 50
Rotbarsch 92, 135, 136
Rote Bete 44
Rote Grütze 110
Rote Rübe 44
Rotkappe 52
Rotkohl 44, 133
Rotwein 106
Rotwurst 86, 88
Rübenkraut 116
Rüblitorte 34
Rücken 78, 80, 82
Rucola 44, 134
Rührei 90
Rum 106
Rumkugeln 112
Rumpsteak 84

**S**achertorte 34
Safloröl 96
Sago 24
Sahnesauce 118
Salami 88, 135
Salatcreme 98
Salatmayonnaise 98
Salatsauce 118
Salbei 54
Salzstangen 30
Sanddornbeerensaft 62
Sandkuchen 34
Sardelle 92, 96, 135, 136
Sardine 92, 96, 136
Sauce béarnaise 118
Sauce hollandaise 118
Sauerampfer 44
Sauerkraut 44, 133
Sauermilchkäse 76
Sauerrahm 70
Saure Sahne 70, 131
Scampi 94, 96, 136
Schabefleisch 78
Schafskäse 76
Schafsmilch 66
Schaschlik 84
Schaschliksauce 118
Scheiblettenkäse 76
Schellfisch 92, 136
Schenkel 82
Schichtkäse 72, 131
Schillerlocke 96
Schinkenhörnchen 26
Schinkenwurst 88
Schlagsahne 70
Schleie 92
Schlemmerfilet 96
Schmand 66
Schmelzkäse 76, 131
Schnappfisch 92
Schnecken 128
Schnittlauch 54
Schnittsalat 44
Schnitzel 80, 84, 86
Schokokuss 112
Schokoladeneis 108
Schokoladenkuchen 34
Schokoladenmousse 110
Schokoladenpudding 110
Schokolinsen 114
Schokoriegel 114
Schokosahnetorte 34
Scholle 92, 96, 135, 136
Schupfnudeln 50
Schwartenmagen 88
Schwarzwälder Kirschtorte 34
Schwarzwurzel 44
Schwein 80
Schweinebauch 84
Schweinefleisch 116
Schweinehaxe 84
Schweinekotelett 84
Schweineschinken 88
Schweineschmalz 100, 137
Schweineschnitzel 86
Schweinespeck 88
Schweinsohren 34, 137
Schwertfisch 92
Sechskornbrot 26
Seehecht 92
Seelachs 92, 96, 135, 136
Seeteufel 92, 136
Seezunge 92, 136
Sekt 104, 106, 135
Sekundäre Pflanzenstoffe 11
Semmelknödel 128
Semmeln 24
Senf 118
Sesambrötchen 24
Sesamöl 98
Sesamsamen 64, 135
Sheabutter 98
Sheafett 98
Sherry 106
Shrimps 94, 136
Silberzwiebeln 48
Softeis 108
Sojabohnen 52, 134
Sojaöl 14, 98

Sojasauce 118
Sojasprossen 52
Sonnenblumenkern 64
Sonnenblumenmargarine 98
Sonnenblumenöl 98, 137
Spaghetti 124
Spargel 46, 133, 134
Spargelcremesuppe 124
Spätzle 124
Speck 80
Spekulatius 30
Spiegelei 90
Spinat 46, 133, 134
Spitzkohl 46
Spritzgebäck 30
Sprotte 96
Spurenelemente 9
Stachelbeere 62, 133
Stadtwurst 86
Standardmargarine 98
Steckrübe 46
Steinbeißer 92
Steinpilz 52
Sternfrucht 62, 133
Stielmus 46
Stilton 76
Stollen 34, 137
Straußenfleisch 82
Streuselkuchen 34
Streuselschnecke 34
Stutenmilch 66
Sülze 84
Suppenhuhn 82
Sushi 128
Süße Sahne 70
Süßkartoffel 46
Süßkirsche 58, 60

**T**agliatelle 124
Tapiokastärke 24
Taro 46
Tatar 78
Taube 82
Tee 102, 135
Teewurst 88
Teigwaren 38
Thunfisch 92, 96, 135, 136
Thymian 54
Tiefseegarnele 94
Tilsiter 76
Tintenfisch 94, 96, 136
Tiramisu 110
Tiroler Geröstel 128
Toastbrot 28
Toast Hawaii 128
Tofu 52, 134
Tomate 46, 133, 134
Tomatencremesuppe 124
Tomatenketchup 118
Tomatensalat 120
Tomatensauce 118, 124
Tomatensuppe 124
Tortellini 124
Tortengusspulver 120
Trans-Fettsäuren 136
Traubenkernöl 98
Traubenzucker 114
Trinkjoghurt 70
Trinkschokolade 66
Trinkwasser 100
Trockenvollei 90
Trüffel 52
türk. Pizza 128

**V**anilleeis 108
Vanillekipferl 30
Vanillemilch 66
Vanillepudding 110
Vanillesauce 110, 131
Vanillinzucker 114
Vitamin A 10
Vitamin B1 10
Vitamin B2 11
Vitamin B6 11
Vitamin B12 11
Vitamin C 11
Vitamin D 10
Vitamine 10
Vitamin E 10
Vollkornbrot 28, 128, 134
Vollkornbrötchen 26
Vollkornkekse 30
Vollkornnudeln 124
Vollkornteigwaren 38
Vorzugsmilch 66

**W**achtel 82
Wachtelei 90
Waffelkekse 30
Waffeln 34, 137
Waffelschnitte 114
Waldorfsalat 120
Waller 92
Walnuss 64, 135
Walnussöl 98
Wasser 9
Wasserbrotwurzel 46
Wassereis 108
Wassermelone 62, 133
Weichkaramelle 114
Weinbrand 106
Weinbrandbohne 114
Weincreme 110
Weinkäse 76
Weintrauben 62
Weißbier 104
Weißbrot 28, 134
Weiße Rübe 46
Weiße Schokolade 114, 131
Weißkohl 46, 133, 134
Weißlacker 76
Weißwein 106
Weißweinschorle 106
Weißwurst 86
Weizen 22, 24, 104
Weizenbier 104
Weizenbrot 28
Weizenkeimöl 98
Weizenmischbrot 28
Weizenschrotbrot 28
Weizenvollkornbrot 28
Wels 92
Wermut 106
Whisky 106
Wiener Schnitzel 86
Wiener Würstchen 86
Wildente 82
Wildreis 24
Wildschwein 80
Wirsing 46, 133, 134
Wodka 106
Worcestersauce 118
Wrap 128
Würstchen im Schlafrock 86
Wurst-Käse-Salat 120

**Z**ander 92, 135, 136
Zartbitterschokolade 114
Zaziki 72, 128
Ziegen 80
Ziegenmilch 66, 131
Ziegenschnittkäse 76
Zigeunersauce 118
Zimtsterne 30
Zink 9
Zironen-Sahne-Torte 36
Zitronat 120
Zitrone 62, 133
Zitronencreme 110
Zitroneneis 108
Zitronenkuchen 36
Zitronenmelisse 54
Zitronensorbet 108
Zitrussaftgetränk 100
Zucchini 48, 133, 134
Zucker 114
Zuckererbsenschoten 48
Zuckerkuchen 36
Zuckermais 48, 133
Zunge 80
Zungenwurst 88
Zwetschgenkuchen 36
Zwieback 30
Zwiebel 48, 133, 134
Zwiebelkuchen 128
Zwiebelsauce 118
Zwiebelsuppe 124
Zwiebelwurst 88

Umschau

© 3. vollständig überarbeitete Auflage 2014
Neuer Umschau Buchverlag, Neustadt an der Weinstraße



Die Inhalte dieses Buches sind von Autoren und Verlag sorgfältig erwogen und geprüft, dennoch kann eine Garantie nicht übernommen werden. Eine Haftung von Autoren und Verlag für Personen-, Sach- und Vermögensschäden ist ausgeschlossen.
Ein Markenzeichen kann warenrechtlich geschützt sein, auch wenn ein Hinweis auf etwa bestehende Schutzrechte fehlt.
Die Angaben in diesem Werk entsprechen dem Wissens- und Forschungsstand bei Fertigstellung.

Lektorat: Sibille Hoffmann, Baden-Baden
Herstellung: Janine Becker, Neustadt an der Weinstraße
Umschlaggestaltung: Atelier Bea Klenk, Berlin
Innengestaltung: Horst Becker, komplus, Heidelberg
Satz: Johannes Steil, Hamburg
Druck: Finidr, s.r.o., Cesky Tesin

Bildnachweis
Umschlag: fotolia (Ei: Bizrong; Milch: NM; Ähre: Ewa Brozek; Spargel: Janus Z. Kobylanski; Nüsse: Vitaly Palehnynshchyy; Fisch: Comughero Silvana; Öl: Natalia Klenow; Brot: Irina Fischer; Tomate: Christian Jung)
Auf den Seiten 15, 16, 17: Deutsche Gesellschaft für Ernährung e. V.

Printed in Czech Republic
ISBN 978-3-86528-150-0

Besuchen Sie uns im Internet
www.umschau-buchverlag.de